U0251162

LIGHT ON LIFE
光耀生命

［印］B.K.S. 艾扬格　著

王春明 金焰 译　王冬 审译　郭运波 校对

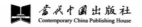

当代中国出版社
Contemporary China Publishing House

致谢博达著作权代理有限公司（Bardon-Chinese Media Agency）
©2016 中文简体字版专有出版权属当代中国出版社
未经版权所有者的书面同意，不得以任何手段复制本书任何部分
版权合同登记号 图字：01-2017-2263

如果对本书译文有任何建议，请联系 chrysan@yeah.net，欢迎讨论和指正。

图书在版编目(CIP)数据

　　光耀生命 /（印）B.K.S. 艾扬格 (B.K.S.Iyengar)
著；王春明，金焰译 . -- 北京：当代中国出版社，
2022.1
　　书名原文：LIGHT ON LIFE
　　ISBN 978-7-5154-1007-4

　　Ⅰ .①光… 　Ⅱ .① B… ②王… ③金… 　Ⅲ .①瑜伽—
基本知识 　Ⅳ .① R793.51 ② G883

中国版本图书馆 CIP 数据核字 (2019) 第 291977 号

出 版 人　冀祥德
策　　划　未里雅堂
特约编辑　王　冬　孙小宁
特约审订　王　冬
责任编辑　焦晓萍
责任校对　康　莹
印刷监制　刘艳平
封面设计　叁佰工作室
封面手绘　常识书房
出版发行　当代中国出版社
地　　址　北京市地安门西大街旌勇里 8 号
网　　址　http://www.ddzg.net　邮箱：ddzgcbs@sina.com
邮政编码　100009
编 辑 部　（010）66572264　66572154　66572132　66572180
市 场 部　（010）66572281　66572161　66572157　83221785
印　　刷　天津图文方嘉印刷有限公司
开　　本　720 毫米 × 1020 毫米　1/16
印　　张　21 印张　255 千字
版　　次　2022 年 1 月第 1 版
印　　次　2022 年 1 月第 1 次印刷
定　　价　78.00 元

本书献给
我的父亲百勒尔·克里希那玛查
我的母亲舍莎玛
以及我的出生地百勒尔

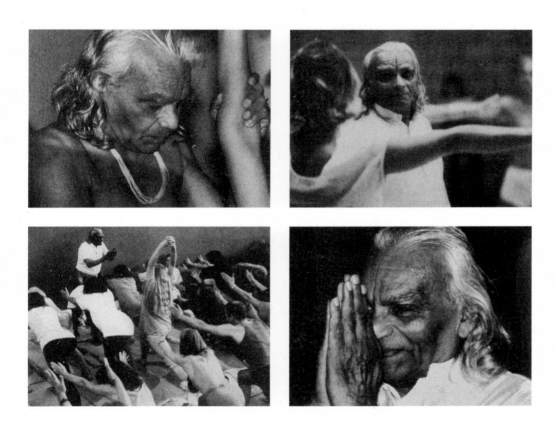

自　序

　　如果要声称本书真实可信的话，就必须首先说清楚一点，那就是：通过坚持不懈的修行，任何人都可以完成瑜伽之旅，抵达光明与自由。克里希那、佛陀和耶稣存在于所有人的心中。他们不是电影明星，也不是供人们崇拜的偶像，他们是给人以启示的伟大人物，是世人的典范。他们能达成自我实现，终有一天我们也能。

　　你们中的很多人或许都会担心自己无法面对前方的挑战。我想向你保证：你可以的。我当初的起点曾是那么的卑微，各方面的不利因素，可经过漫长的时间和努力，我开始有了一些成就。我经历了从黑暗到光明、从重病缠身到身体健康、从无知无识到沉浸于知识的海洋，而我的方法只有一个，那就是充满热忱地坚持瑜伽习练这门艺术和科学。瑜伽的益处在我身上得到了验证，在你身上也可以。

　　今天，你们身边还有那么多有才华的瑜伽老师。很遗憾地讲，我在开始学习瑜伽的时候，并没有一位亲切而有智慧的老师从旁指引。实际上，我的古鲁也拒绝回答我关于瑜伽的那些天真的问题。他从没有像我指导我的学生那样指导过我，在体式中给出一步一步的指导。他只是简单地要求学生做某一个体式，然后让我或其他学生自己搞明白怎么才能完成这个体式。或许这激发了我性子中的倔强，这股倔强劲儿连同我对瑜伽不可动摇的信念将我点燃、使我前进。我虔诚而热情，或许我需要向这个世界展示，我并非一无是处。但是，远比这重要的是，我想要知道"我是谁"。我想要理解"瑜伽"，它神秘而非凡，既能向我们揭示我们生命最深的奥秘，又能展现出周围宇宙的奥妙，还让我们了解到我们这些快乐的、痛苦的、困惑的人类在宇宙中的位置。

我通过习练来学习，获得了一些体验性的知识，并将这些知识和我的理解重新运用于习练之中，以期学到更多。循着正确的方向，加上天生敏锐的感知力，我一步步精进。日复一日，年复一年，我积累了越来越丰富、凝练的经验。最终，这些经验向我展现出瑜伽的本质。

我花了数十年的时间才认识到瑜伽的深邃和它真正的价值。神圣的经典验证了我的发现，但是给我指路的并非经典。我从瑜伽中学到的一切，是我亲身实践得来的。但真正成就我的并不是我自己，而是我这72年来虔诚的瑜伽修行。如果说我对这个世界有任何贡献，那也都是我苦修瑜伽所结出的果实。

我的修行让我有了坚定不移的目标，让我在艰难的岁月里依然坚持下来。我对散漫懒怠的生活方式的舍离让我从未偏离正轨，但我从不回避任何人，因为，我看到了所有人的灵魂之光。瑜伽把我从无知无明的此岸驶向光明和智慧的彼岸。我可以毫不夸张地讲，瑜伽习练给我带来了智慧，而神的恩典点燃了我内在核心之灯。这让我看到无差无别的灵魂之光在其他一切存在中闪耀。

我的读者们，请你们一定要明白，你们已经或多或少开始了瑜伽之旅。你们的开始已经展现在你们面前，没有人知道你们最终能达到怎样的圆满和幸福。如果你选择了一条崇高的路，不管它是什么，只要坚持下去，你就一定能抵达终点。请你斗志昂扬，但莫要骄傲。不要瞄准低处，那会让你错过成就圆满。目标高远，你才能跨入喜乐之门。

帕坦伽利，被世人誉为"瑜伽之父"，你将在本书中反复看到他的名字。据我们所知，他本人既是一位瑜伽士（yogi，瑜伽行者），也是一位博学家。他生活在公元前 5 世纪左右的印度，他整理并详细阐述了当时关于瑜伽士生活和习练的既有知识。他编撰了《瑜伽经》（Yoga Sutras），书名的字面意思是"关于瑜伽、意识和人类现状的系列箴言"。帕坦伽利还解释了外在的原质世界与最内在的超然灵魂之间的关系。（如果你想进一步研读经典，可以参考我对《瑜伽经》这部伟大作品的注释——《帕坦伽利瑜伽经之光》一书）

帕坦伽利的讲述适用于我，也将适用于你。他说："这充满真理的光芒会开启新的生命。错误的旧印象已被抛弃，我们受到保护，免于新经验造成的恶果。"（《瑜伽经》第 1 章第 50 节）

我希望，在你寻求真理、开启新生活的时候，我卑微的起点和平凡的人生能始终鼓舞着你。瑜伽转化了我的生命，从原先靠他人生活，转变成一种有目的的生活。后来，瑜伽启发我将生命的喜悦和高贵带给千千万万人，无论他们是何宗教、种姓、性别或国籍。我今日的生命乃瑜伽所造，对此我感激至深，也一直在努力分享。

本着这样的精神，我把我的经验都收入了这本书，希望你也可以怀着信念与爱，坚持不懈地习练，品尝到瑜伽的甘甜滋味。让我们擎着瑜伽之火向前，将真知的喜乐之光传递给后代。

本书的创意和最终完成要感谢许多人，是他们的共同努力使它达到了最终的状态，使我能够把它献给你。我要特别感谢观点设计公司的道格·阿布兰（Doug Abrams）以及约翰·J. 伊文思（John J. Evans）、吉塔·S. 艾扬格（Geeta S. Iyengar）、乌玛·达威尔（Uma Dhavale）、斯黛福妮·夸克（Stephanie Quirt）、丹尼尔·利沃摩尔（Daniel River-Moore）、杰基·华度（Jackie Wardle）、斯黛福妮·泰德（Stephanie Tade），还有克里斯·波塔什（Chris Potash）。我还要感谢罗代尔（Rodale）

公司把这本书带给大众。我将与他们共享本书的成就与荣耀。

瑜伽是我的宿命，在过去70年中，瑜伽已经成为我的生活，一种融合了修行、哲学和瑜伽教学艺术的生活。如同所有命运，如同所有的伟大探险，我经历了许多出发前不曾想到的地方。对我来说，瑜伽是一场发现之旅。用历史学的词汇来讲，这是一场重新发现的旅程，不过来自独特的视角：在传统框架中创新。这70年的向内的旅程，趋近宇宙之灵魂。这本书中有我的胜利、挣扎、战斗、痛苦和喜悦。

50年前，我来到西方，向人们阐明瑜伽。现在通过这本书，我将呈现自己半个世纪的经验，以阐明生命。如今，瑜伽的普及和我所做的瑜伽教学传播的部分，给我带来极大的满足感。但是我不希望瑜伽的盛行遮盖了它能带给习练者的体验的深度。距离我首次西行已有50年了，这期间有许许多多的习练者进行了无数虔诚的习练。现在，我要把我自己瑜伽之旅的全部经验与你们分享。

我深切地期望，我的终点会成为你们的起点。

B. K. S. 艾扬格

推荐序

为瑜伽阿查尔雅 B. K. S. 艾扬格之《光耀生命》（*Light on Life*）的中文版撰写序言，我十分欢喜。

这本书是古鲁吉（Guruji）一生所遵循、践行并传播的瑜伽哲学之体现，是古鲁吉的最后一部作品，包含了他一生的全部智慧。这本书必将会拓宽中国读者的眼界，加深大家对大师的哲学及其一生的认识，并能成为习练者的有力指引，值得研读，细细汲取。

本书的翻译、审译和校对工作一定极为艰辛，这是毫无疑问的。其中的付出更是无法估量。对此，我深表感激。

我还要特别感谢当代中国出版社的前总编辑曹宏举、未里雅堂图书策划人王冬。感谢王春明和金焰两位译者对本书的翻译，感谢王冬的审译和编辑，郭运波的校对。感谢常识书坊为本书手绘并设计了新的封面，感谢编辑孙小宁、焦晓萍，感谢胡梦志的排版和潘文彬的支持。

我相信中国的瑜伽习练者，尤其是艾扬格瑜伽习练者及广大读者，将饱受其益。

最后，对于《光耀生命》中文版的面世，我由衷地感到喜悦。

普尚·S. 艾扬格（B. K. S. 艾扬格之子）

拉玛玛妮艾扬格纪念瑜伽学院

印度 普纳

目录

001　　**导言：自由就在前方**

011　　**第一章　向内的旅程**

013　　生命之鞘
016　　活在天地间
019　　宇宙灵魂（Purusa）和原质（Prakrti）
021　　瑜伽八支
030　　学着活在尘世间

033　　**第二章　稳定——粗身鞘**

036　　健康的真意
042　　觉知：皮肤上的每一个毛孔都要化作内在之眼
048　　动态延伸：始于你存在的核心
052　　放松：安住在每一个体式中
056　　轻盈：思想轻盈，感受轻盈
059　　平衡：均匀即和谐
065　　疼痛：于不适中找到舒适
073　　完善：总满足于最不起眼的进步
081　　神圣瑜伽：以大我行体式

085　　**第三章　活力——能量鞘**

090　　呼吸和调息
099　　压力
104　　六大情感困扰
108　　情欲
111　　傲慢与执迷
113　　愤怒
116　　憎恨
117　　贪婪
121　　健康的品质
126　　摄感

133　　**第四章　清明——心意鞘**

137　　意识的内在运作
141　　心：人类电脑
146　　我相：小我之相

I

153　智性：辨别之源
162　业力：从习性中解脱
169　记忆：解脱还是禁锢

177　第五章　智慧——智性鞘

180　检视你的智性
183　意识的透镜
185　心之转变
195　般若：洞见和直觉
198　心之五质
200　智性的修养
205　力量和智慧
208　智性之杂质
213　良知
216　专注
219　禅定

225　第六章　极乐——喜乐鞘

230　五大烦恼
241　目标可达成
243　最后的飞升
249　原质的演化
253　瑜伽：归元
257　三摩地

269　第七章　活在自由中

273　力量
275　挺尸式和时间
281　人生的四个目标
286　生命四阶段
292　道德准则：普世和个人
296　制戒：真正的道德生活
304　内修：净化自身
306　净化和洁净
313　生命即学习

316　附录：情绪稳定的体式习练

导言：自由就在前方

半个世纪以前，当我离开印度来到欧洲和美国的时候，震惊的观众张大了嘴巴看着眼前的瑜伽体式表演，把它当成来自异国的某种柔术表演。如今，正是那些同样的瑜伽体式，在全世界范围内被数以百万计的人们欣然接受，而这些体式在身体和医疗方面的益处也已经得到广泛认可。这本身就是一个非凡的转变，瑜伽已经点亮了无数人的内心。

70 年前，当我开始瑜伽之路的时候，即便是在印度本土，大部分瑜伽行者都备受嘲笑、排斥，甚至公然谴责。确实，如果我当时成了一位苦行僧（sadhu），托钵行走在英国治下的印度马路上，那我会少受到很多嘲笑，多赢得一些尊重。曾经我有过这样的机会，可以成为一位出家修行者，但是，我拒绝了。我想过普通的居家过日子生活，经历种种生活的苦难和磨炼，把我的瑜伽习练分享给和我一样工作、结婚和生子的普通人。我是个有福气的人，同时拥有此三者，与已离世的我挚爱的拉玛玛妮共同走过了一段长久而快乐的婚姻，我们养育了自己的孩子，如今儿孙满堂。

普通人的生活是艰难的，向来如此。大部分人都会遭遇艰辛和痛苦，很多人饱受身体和情感之苦，经历着压力、悲伤、孤独和焦虑。我们常常以为这些是现代生活引发的问题，其实人类生活一直面临着同样的艰苦和挑战——养家糊口，寻找人生的意义和目的。

人类一直在面对这些挑战，未来还得继续面对它们。身为动物，我们行走在大地上。身为神圣本质的承载者，我们跻身于繁星间。身为人类，我们被夹在两者之间，寻觅着和解的方法，既期许大地上的生活和成就，又努力探索寻求更恒久、更深刻的东西。于是，很多人想在天堂里找到这些更伟大的真理，但真理其实离我们比云端近得多，它就存在于我们内在，任何踏上向内的旅程的人都能找到它。

大多数人的愿望都是相同的。大多数人只希望身心健康，只想要觉悟和智慧、和平与自由。然而我们追求这些人类基本需求的方法往往让我们崩溃，因为我们会被千差万别而又相互竞争的生活需求所撕扯。根据瑜伽圣人的理解，瑜伽旨在以一种全面的方式满足所有这些需求，呈现出无缝的整体。瑜伽的目的是整体的"一"——与自己合一，与自我之外的万有合一。我们成为浩瀚的宏观宇宙中和谐的微观宇宙。我常说的整合，也就是"一"，是整全圆满、内在和平与终极自由的基础。

瑜伽让你在生活中重新发现一种完整感，在那儿你不再觉得自己是在不断试图把各种碎片拼凑在一起。瑜伽让你找到一种内在的平静，而不会受到无休止的生活压力和挣扎的干扰。瑜伽让你找到一种新的自由，你甚至可能不知道还存在这样的自由。对于瑜伽士来说，自由意味着不被生活的二元对立所干扰，生活的起伏和悲喜都无法撼动这种自由。它意味着平静，意味着我们生命的内在存在着一个宁静的核心，一直与不变而永恒的无尽相连接。

正如我所说，每个人都可以踏上向内的旅程。生命本身就追求圆满，就像植物寻找阳光一样。宇宙创造生命可不是为了用大多数人的失败突显极少数人的成功。至少在灵性层面，我们生活在一个民主而又机会均等的社会里。

瑜伽并不是要成为一种宗教，也不会成为任何文化的教条。尽管瑜伽源自印度这片土地，但瑜伽却是普世的修行之道，开放给整个人类，不分出身和背景。2500年前，帕坦伽利就说出了普世（sarvabhauma）这个词。我们同样是人，却被教导着认为我们是西方人或东方人。如果我们都回归自身，我们便只是一个个独立的人，不会有什么非洲人、印度人、欧洲人或是美国人。来自印度的我，不可避免地发展出了某些养育我的文化所特有的印度特征。我们都是如此。但我们的灵魂没有差别——我称其为"观者"。不同的只是"观者"的外衣，即我们关于自我的种种观点。打破这些观念，不要用分别心去喂养它们，这就是瑜伽的教导。当你我相遇的时候，我们要忘掉自我，忘记我们的文化或阶层。我们之间便不再有隔阂，有的只是心与心、灵魂与灵魂的对话。就最深层的需求而言，我们之间没有分别，我们同属于人类。

瑜伽认识到，我们身心的工作方式数千年来几乎没有发生什么改变。我们皮肤之内的运作方式，既不受时间影响，也不随地点而变迁。不管是心的运作，还是我们与他人的关系中，都存在着固有的压力，它们就像地质断裂带，如果不加处理，最终会出问题，不管是单个的事件，还是集体的崩溃。因此，瑜伽哲学和科学探索的全部重点就在于考察我们存在的本质，考察时应带着这样一种视角：学着用一种没有过多的动荡和麻烦的方法回应生活的压力。

瑜伽并不认为贪婪、暴力、懒惰、放纵、傲慢、色欲、恐惧是人类无法根除的原罪，仿佛它们的存在就是为了破坏我们的快乐，或者成为我们快乐的基础。它们或许不被欢迎，但瑜伽却把它们视为人类性情和处境的自然呈现，它们应当得到解决，而不是被压抑或否认。

我们的感知和思维机制虽不完备，却不是悲痛产生的原因（尽管它们也会给我们带来悲痛），反而是演化的机会，这种演化是意识的内在演化，它以一种可持续的方式，让我们所渴望的个体成功和全球发展成为可能。

瑜伽是生命游戏的规则手册，但这是没有输家的游戏。这个游戏的确艰难，你需要努力训练。我们要有自我思考的意愿，观察并改正，还要克服偶尔的挫折。生命游戏还要求我们诚实，坚持学有所用，除此之外，最重要的是心中有爱。如果你有兴趣了解生而为人、置身于天地间的意义，如果你想弄明白自己从何处来、又将到何处去，如果你想要快乐、渴望自由，那么你就已经踏上了向内的旅程。

自然法则不可改变，冷漠无情，但我们却可以运用它。接受自然的挑战，参与这场游戏，我们就进入了这场风雨飘摇却激动人心的旅程。我们付出的时间和努力会得到相称的回报，最低的收效或许是在80岁的时候还能自己系鞋带，而最高的回报则是品味生命的本质。

我的瑜伽之旅

大多数人开始习练瑜伽体式都是出于比较实际的原因，而且往往是身体上的原因，或许是某种病痛，比如背痛、运动伤害、高血压或关节炎。还有一些人有更宽泛的考虑，比如想要改善生活方式，或能够更好地应对压力、体重或上瘾等问题。极少人开始习练瑜伽是因为相信这是一种获得精神觉悟的途径；而且确实，很多人对灵性上的自我实现的整个想法都抱持怀疑态度。这不是什么坏事，这表明大部分走进瑜伽的人都是讲求实际的人，他们有着实际的问题和实际的目标，都是对生活脚踏实地的人、明智的人。

我开始瑜伽之路的时候，哪里懂得什么瑜伽更伟大的荣耀。当时我为的也是瑜伽对身体的好处，而且正是这些好处救了我的命。我说瑜伽救了我的命，这话毫不夸张。瑜伽给了我新生，让我从疾病走向健康，于柔弱中练就稳定。

我出生于 1918 年 12 月，那时的印度，和许多国家一样，也正经受着世界性大流感疫情的摧残。我的母亲舍莎玛当时正怀着我，她也没躲过这场疫病，于是我一出生就病恹恹的。我的四肢细弱，肚子却大得出格。我是那么纤弱，家人甚至都没指望我能活下来。我的头总是耷拉着，抬个头都要费很大的劲儿。而且我的头大得跟身体不成比例，哥哥姐姐们常常取笑我。我家有 13 个孩子，我排行 11，最后只有 10 个孩子活了下来。

这种虚弱和疾病一直伴随我整个生命的早年。还是小男孩的时候，我就经历了好些病，包括时常发作的疟疾、伤寒和肺结核。我糟糕的健康状况还伴随着糟糕的情绪，对于病人来说这很常见。一种深深的忧郁常常笼罩着我，有时我会问自己，活着这么艰难，人生到底值不值得过下去？

我在南印度卡纳塔克邦（Karnataka）卡拉尔区一个叫百勒尔（Bellur）的小村庄长大，村子以农业为生，村民大概 500 人，大家靠种植大米、小米，还有一些蔬菜为生。我们家的境况还算稍好一些，我的父亲继承了一小块土地，而且还在附近一个更大的村子里任学校的校长，所以还有一份政府发放的工资。那时候，百勒尔还没有自己的学校。

在我 5 岁的时候，我们全家从百勒尔搬到了班加罗尔（Bangalore）。我父亲小时候得过阑尾炎，当时没有进行任何医治。在我即将过 9 岁生日的时候，父亲的阑尾炎再度发作，而这次发作夺走了他的生命。在病榻之上，父亲把我叫到床前，他告诉我，他的父亲就是在他快到9岁的时候去世的，所以他也会在我9岁之前去世。他还说，他在年轻时经历了许多挣扎努力，我长大也会辛苦挣扎，不过我最终会过上幸福的生活。我敢说，父亲关于挣扎和幸福的预言都在我身上应验了。父亲的离开给家里留下了巨大的空白，再也不会有一双强壮的手指引和帮助我面对疾病和完成学业。因为生病，我又时常缺课，所以学习也落下了。

尽管我的父亲是一名学校教师，但我的家族属于婆罗门种姓，属于印度的祭司阶层，生来就要行使宗教职责的。通常，婆罗门的生活来源是大众的供养以及主持宗教仪式的报酬所得，或者依靠富户、贵族或个人的资助。在印度传统中，婆罗门一般与其他婆罗门家庭以包办婚姻的形式联姻。我的一个姐姐在11岁时就被包办嫁给了我们的一位远房亲戚，室利曼·T.克里希那玛查雅。这是一桩圆满的婚姻。因为我的姐夫是一位受人尊重的哲学家和梵文学者。完成学业之后，克里希那玛查雅在尼泊尔和中国西藏地区交界的喜马拉雅山区追随瑜伽行者室利·罗摩莫汗修行瑜伽多年。

那时候，印度的大公们（Maharajas）生活在巨大的城堡之中，骑着大象在自己的私人领地中狩猎老虎，这些领地比许多欧洲国家还大。迈索尔大公听闻我姐夫在瑜伽上的杰出成就，对他产生了浓厚的兴趣。大公邀请我的姐夫在他的梵文学院任教，后来又在他宏伟的焦贡莫汗王宫里设立了瑜伽学校。大公还时常邀请姐夫到不同的城市中，面向更大范围的公众传播瑜伽。1934年，当时我大约14岁，在一次这样的外出讲学期间，我的姐夫要我从班加罗尔到迈索尔（Mysore）陪伴他的妻子（我的姐姐）及家人。姐夫回来之后，我就请求他允许我回到母亲和其他兄弟姐妹身边，他却建议我留在迈索尔继续习练瑜伽，以改善我的健康。

看到我如此糟糕的健康状况，姐夫建议我通过严格的瑜伽习练来改善健康，以使我在成长过程中有力量面对生活的磨炼和挑战。我不知道姐夫是不是在我身上看到了某种更深的灵性或个人成长的潜质，但他当时什么也没有说。事情看起来是对的，时间也挺合适，于是我就开始在姐夫的瑜伽学校进行训练。

这将成为我生命重大的转折点，在那一刻我的命运降临，我可以选择拥抱它，也可以转身离去。和许多人一样，生命中如此关键的时刻发生得波澜不惊，却成为之后多年稳定工作和成长的起点。所以，我的姐夫室利曼·T.克里希那玛查雅成为我尊贵的老师和古鲁，代替我的母亲和已故的父亲，成为我事实上的监护人。

在我生命的这段时间，我的任务之一就是在大公和他的官员或者到访的权贵和客人面前展示瑜伽。我古鲁的职责是为大公和他的身边人提供启迪和娱乐，让他的学生们——我也是其中最年轻的一个——快速地展示出惊人的能力，把身体伸展和弯曲成最令人震惊和炫目的姿势。在习练中，我将自己的身体逼到极限，以完成我的老师和监护人对我的要求，满足他严苛的期待。

18岁时，我被派往普纳（Pune）传播瑜伽。在那里，我既不懂当地的语言，也没有熟悉的社团、家人、朋友，甚至工作也没有保障。当时我唯一拥有的就是我的体式习练——连调息的呼吸习练也不会，没有学过经典，更不懂瑜伽哲学。

开始习练体式的时候，就像驾驶着一艘我几乎不懂得操控的小船去环游世界，我拼命地抓住船板，并从星空中找到一些慰藉。我知道有人曾经驾船环游世界，但我没有他们的航海图。这是一场发现之旅。

有时，我会遇到几百年前，甚至几千年前绘制的航海图，我发现的路线与他们一致，也印证了他们的发现。为此我感到振奋并备受鼓舞，于是继续前行，我想知道自己是否也能到达他们曾经发现的遥远陆地，而且最好能学会操控我的小船。我想要精确地绘制出每一条海岸线，测量出每一片海洋的深度，遇见每一座美丽的未知岛屿，记录下威胁我们生命之旅的每一处险恶的暗礁和洋流。

就这样，身体成了我了解瑜伽的第一个工具。这个缓慢的淬炼过程从那时就开始，一直持续到我今天的瑜伽修炼。瑜伽体式的习练带来了巨大的身体上的好处，我从一个疾病缠身的少年，成长为一个健康敏捷的年轻人。我自己的身体就是实验室，我从中见证了瑜伽对健康的益处，同时我也明白，瑜伽对于我的大脑和心也有不亚于对身体的好处。对于瑜伽这个拯救并提升我的伟大学科，我的感激之情无以言表。

你的瑜伽之旅

这本书的主题是生命。它是一个尝试，想要为你和其他所有灵性（精神）的探索者们照亮道路，制订出一条人人都可以遵循的道路。它提供了建议、方法，还有一套即便是刚入门的新手都能理解的哲学框架。书中没有提供捷径，也没有那些让人轻信的空头许诺。我用了70多年不间断的习练才成为今天的样子，但这并不意味着你也需要70年才能收获瑜伽的成果。你在习练的第一天就能收到瑜伽带来的礼物。哪怕是完全的初学者都能体验到这些益处，他们会感到身、心，甚至灵都开始发生一些深层的变化。有人把这些最初的礼物描述成一种轻盈或平静或喜悦的感受。

奇迹在于，即便是70年后的今天，我依然感到这种礼物的增长。习练的有些好处是我们预料不到的，它们丰厚无比，但到来的方式又出乎意料。但如果你觉得能摸到脚趾或者能做到头倒立就是瑜伽的全部的话，那你就错失了瑜伽的大部分恩典、祝福和美好。

瑜伽释放生命（Life）的创造性潜能。它建立了一个自我实现的架构，向我们展示该如何前行在这条道路上，为我们打开了一种神圣的视野，让我们看到终极的奥秘，看到神圣的源头，看到自己的最终命运。瑜伽播撒在生命之上的光是特别的——它具有转化性。它改变的不仅是我们看事情的方式，它还转变了在看的人。它带来知识，并将知识提升为智慧。

我们在此处所展望的生命之光是毫无杂质的见地，是纯粹的真实（satya）。生命之光与非暴力相结合，正是圣雄甘地坚守的原则，这个原则曾经为世人改变了世界。

苏格拉底奉劝世人要"认识你自己"。而认识自己就是要认识自己的身、心和灵。我常说，瑜伽就像音乐，身体的节奏、心的旋律，还有灵魂的和声共同创造了生命交响曲。向内的旅程让你探索并整合自身生命的所有这些元素。从物质的身体开始，你向内行进，发现自己的更精微的身体——能量的身体，这是呼吸和情感栖居之地；精神的身体，这是征服思想和执念的地方；智性的身体，这是找到智性和智慧的场所；还有神圣的身体，这是瞥见宇宙灵魂之地。在下一章中，我们将会了解瑜伽对我们存在各层面的古老认知。在逐章学习每一层之前，我们首先要深化自己对这场向内旅程的理解，理解它是怎样与传统的瑜伽八支相协调的。我们还有必要探究一下原质（Prakrti）与灵魂的关系；瑜伽并没有接纳一个而否定另一个，瑜伽将二者看作不可分割的整体，就如同天与地在地平线上交汇一般。

　　你无须去远方寻找自由，因为自由就存在于你的身、心、思想与灵之中。启悟之后的解脱、自由、纯粹无垢的喜乐就在前方等着你。要想发现它，你必须踏上向内的旅程。

B. K. S. 艾扬格

第一章　向内的旅程

我们每个人心中都有一个灵性觉悟的目标，目的是发现我们内在神圣的核心（divine core）。这一神圣的核心虽然存在于每个人的精神之中，却一直潜藏着。我们将要进行的这场旅程不是向外寻求远方的圣杯，而是向内揭示这神圣的核心。

　　为了找到揭示人类最深层本质的方法，古圣先贤探索了人类存在的不同层面，从身体出发，逐层深入到心、智性，并最终抵达灵魂。瑜伽之旅引导着我们从最外围的身体出发，逐层向内，最终抵达我们存在的核心——灵魂。其目的在于整合所有这些不同的层面，让内在的神性就像穿透清澈的玻璃一般闪耀而出。

生命之鞘

瑜伽将人的存在划分为五个不同的层，称之为"五鞘"（Kosas）。所有这些层必须经过彻底整合，和谐共处，我们才能证得圆满。如果这些精微的层彼此不和谐，那么它们就会变得晦暗无光，好比一面镜子，反射出人类感官和欲望世界的污浊画面。这时候，镜子只是反射周遭世界的样子，而无法让内在的灵魂之光透射出来。于是，我们遭遇疾病和绝望。真正的健康不仅要求外层身体的有效运转，还要求这些精微的内层保持活力、力量和敏感。

大多数人心目中的"身体"就只是我们的物理形态——我们的皮肤、骨骼、肌肉和内脏器官。但在瑜伽看来，这一切只构成了身体的最外层，即粗身鞘（annamaya kosa）。这个解剖学意义上的身体包裹着其他四个精微的身或鞘。

这些鞘就像是洋葱皮或俄罗斯套娃一样层层嵌套，从粗身鞘向内依次是能量鞘（pranamaya kosa）、心意鞘（manomaya kosa）、智性鞘（vijnanamaya kosa）和终极的喜乐鞘（anandamaya kosa）。如果这些身或鞘不正位或彼此冲突，我们必然遭遇困扰着我们世界的疏离和分裂。相反，一旦我们能让我们身体的诸鞘正位，彼此和谐，就能消除分裂，实现整合，最终诸鞘将合而为一。物质上的身体（粗身鞘）一定要连接并影响到能量和活力的身体（能量鞘），能量鞘又必须与精神（心意鞘）保持一致，心意鞘进而与智性上的身体（智性鞘）相一致，智性鞘又与喜乐鞘相一致。反过来，如果喜乐鞘和物质身之间缺乏沟通，那么喜乐鞘就无法用自身的光芒照亮物质身的行动所为。生命中便有了黑暗，而非照亮生命。

这些不同鞘之间的划分本质上是一种人为的假定。每个人都是独特而完整的。然而为了让生命达成我们所希冀的整合与圆满，存在各鞘必须进行从里到外、从外到里的双向沟通，使诸鞘之间渐次相融。只有这样，我们才能成为整全健康的人。否则，我们就会陷入散乱和分裂，让生活充满不安和迷茫。

瑜伽修行者有必要理解为什么诸鞘之间需要整合和平衡。比如，心意鞘和智性鞘必须有效运作，我们才能观察、分析和反观"有什么正在粗身鞘和能量鞘发生"，并做出相应的调整。

换句话说，我们的身体跟我们的心与灵无法分开。我们不应该像某些苦行者主张的那样忽略甚至拒斥我们的身体。同样，我们也不应该太过执着于自己的身体（必死的自我）。瑜伽的目的是发现永恒的真我。通过对每一鞘的修习，瑜伽教导我们无论身心都活得饱满丰盈。

我希望在阅读本书的过程中，你会开始懂得，只要你采用正确的方法与正确的态度去生活和习练瑜伽，那么你收获的将远不止灵活轻捷的身体，你在其他方面的收获会更大、转变会更显著。不经过自身的转化，我们便无法趋近终极的自由。而这才是所有人生活中面临的核心问题，无论他是否修习瑜伽。我们只有理解了我们的头脑和心是如何运作的，才有望找到以下问题的答案："为什么我会一再犯同样的错误？"

　　本书的章节框架来自古人留给我们的蓝图，而他们的知识和技艺又构成了本书的内容。人是一个连续的整体——我们存在的诸鞘（层）之间并没有可见的边界，就像身、心、灵之间也不存在有形的界线一样。但为了方便起见，也为了帮助我们开启自己的旅程，瑜伽利用这些分立的层来描述我们的身心。我们应该把这些层想象成彼此融合的样子，就像彩虹的不同颜色。我们沿用了瑜伽关于五鞘的传统描述，将本书分为五大核心章节，它们分别是："稳定：粗身鞘""活力：能量鞘""清明：心意鞘""智慧：智性鞘"和"极乐：喜乐鞘"。

　　我们会在上述这些章节中一一探讨向内旅程的不同阶段，这是一个发现原质（prakrti）和灵魂（purusa）的过程。我们的物质身就包含在原质（自然）之中。在探索宇宙灵魂时，需要切记，我们的探索是在原质（身体）之中进行的，因为那既是我们栖居的地方，又是我们生命的存在形式。我们探索的对象和场地是我们自身，从皮肤一直到未知的核心。瑜伽关注的是原质和灵魂的融合，因为这才是人类充满挑战、冲突和喜乐的生命之真谛。

活在天地间

　　我说过，我们人类生活在"天"与"地"的双重现实中。"地"代表一切实际的、物质的、有形的和外显的现实。地是可知的世界，通过一系列的观察和发现，我们能够获得关于这个世界的客观知识。凭借人类积累下来的浩如烟海的集体经验，我们都参与到这个世界当中，并了解关于它的知识。如果用一个词来概括它，那便是"原质"（自然）。在梵文中，原质被称为"prakrti"。它由地、水、火、风、空（之前被称为"以太"）五大元素构成。身体也是由这五大元素组成的，这就是为什么我们把身体也称为"prakrti"。当科学家研究宇航员带回来的月岩时，他们其实是在研究原质。当我们测量太阳表面的温度时，我们其实是在观察原质。不论我们研究的是我们这颗星球上的世界，还是整个宇宙，它都是原质。原质如此纷繁多样，对原质的研究让人痴迷不已。原质不仅纷繁多样，而且永远处在不断变化中，所以我们总能看到新鲜事物层出不穷。我们也是原质的一部分，同样也处于持续的变化之中，所以我们也总在以不同观点看待原质。我们好比天地间不断变化中的微尘，正仰望着原质无穷无尽的永恒变化。难怪人们会对此心醉神迷。关于原质，我们能学到的最重要的道理就是，原质的运行遵循着它固有的天然法则。

早在帕坦伽利撰写《瑜伽经》前的数百年，印度的瑜伽士们就试图在看似混乱波动的原质现象中探求是否有某种模式存在。千变万化的原质现象给我们一种混乱的表象，而这些瑜伽士却在问，统管这些无休止变化的原质乱象的法则，是否有可能是有秩序又能被理解的？如果我们掌握了它们的运作方式，那么我们是否有可能从无序走向有序？如果不懂得游戏规则，那么任何游戏都毫无意义。而一旦掌握了游戏规则，你就能获得很大的乐趣。当然，你仍会受到点打击，或输掉几场游戏，但至少你是在参与，你还在游戏之中。瑜伽认为我们是在同身体和自我玩一场游戏。通过玩你会学到其中的规则，而如果你遵循这些规则，你就更有可能在这场生活的游戏中胜出，同时获得启悟和自由。

人类脚踏大地，头顶苍天，就像我们在山式中一样。那么这里所说的"天"具体指什么呢？显然，它指的不是地球的大气层，也不是远在别处的某种物理存在。其实我也可以说，"脚踏大地，头在天堂"。很多语言都不像英语那样，用两个不同的词分别指代"天空"和"天堂"。天堂这个词的好处在于，它暗示了某种非物质存在，这就开启了诸多可能性。首先，天堂是完美的，而一切现象都是无常的，任何物质层面的存在都不可能完美；其次，天堂是普遍的，也是"一"，相比之下原质则繁复多样；再次，天堂无处不在，因其非物质性，它不受任何位置的限制；最后，天堂是无上真实或永恒。瑜伽认为身体由真实的物质构成，而我们自身的变化以及我们内在无尽天空的显现则被称作 cit-akasha，其字面含义是"对空间本身的视见（像）"。

任何物质的存在都处于无休止的变化之中，因此它所代表的真实并非恒定，也无法达到永恒。在这个意义上，原质就好比一个演员，不断变换着角色，它从来不会脱下戏服，卸妆回家，而只会从一个角色变换为另一个角色，永不停歇。所以，在原质中，我们永远找不到自己的确切位置，更何况我们自身还是原质的一部分。

非物质真实，不论多么难以把握，都有一个必然的优势，即它是恒久不变的。于是我们可以得到一个推论：任何真实不变的事物都必然会给我们提供一个固定的参照点，一个指向，就像指南针上的正北方。指南针如何工作？它凭借的是地磁北极和磁针之间的吸引力。我们自身就是那指南针，体内存在着一个恒久不变的普遍真实，让我们与大千世界中无处不在的普遍真实相校正。不要忘了"正位"这个词。正是通过身体的正位，我才领悟了心、自我和智性的正位。从最外层的身体或鞘开始，向最内层逐层对正，正是将自身的普遍真实融入宇宙普遍真实的方法。《瓦斯图修多罗奥义书》（*Vastasutra Upanishad*）说："四肢适居其位应当获得赞颂，正如人们赞颂神的知识一般。"更早的《梨俱吠陀》（*Rig Veda*）也说："每一形体都是原形的一个相。"我们已经发现，普遍的真实既不随时间变化，也不受空间局限。它超越了时空。于是，尽管我们的旅程开始于时空之中，但如果我们有朝一日行至终点，与那至高无上的非物质真实相遇，那么它一定不在我们所认识的这个时空当中。

宇宙灵魂（Purusa）和原质（Prakrti）

　　到目前为止，我刻意避开了非物质真实的通用译名，因为这个词往往会阻止人们自己思考。在梵文里，这个词叫作"Purusa"，在英文中我们把它称作宇宙灵魂（Cosmic Soul 或 Universal Soul）。"灵魂"这个词往往带着很强的宗教意味，人们或者接受它，或者拒斥它，却都不加反思。人们忘了，它只不过是我们为一种永恒的真实所起的名字罢了。除非我们能在自己的内在真正体悟到灵魂的存在，否则它只不过是我们头脑中的一个逻辑化的概念而已。

　　这种永恒的真实让我们联想到无私的爱，这是对的，因为无私的爱建立在对一体而无有分别的感知之上。母爱的力量源自妈妈和孩子是一体的。在一体中，不存在占有关系，因为占有是一种二元状态，包含了我和他者。灵魂永恒不变，扎根于神圣起源和"一"中，永远只做一个旁观者。瑜伽的整个实践过程就在于探索原质（Prakrti）和宇宙灵魂（Purusa）之间的关系，回归我们原初的样子，学着活在"天"和"地"之间。立身于天地之间，这是人类的困境，关乎我们的喜乐与苦难，关乎我们的救赎或堕落。原质和灵魂交缠在一起，有人称其为联姻。通过正确地习练瑜伽体式、调息以及其他几支瑜伽修法，习练者就可以体验到二者的交流和连接。对于普通人来说，原质与灵魂之间的"婚姻"尽是争吵和相互缺乏了解。然而，只要我们能够与它们密切沟通，它们就会彼此亲近，最终达成神圣的融合。它们的融合会揭开遮蔽智性的无明面纱。为了达成这一融合，习练者不仅要向内看，还要向外看到灵魂的框架，即我们的肉身。他必须掌握其中蕴含的法则，否则就只能依旧做原质的奴隶，而灵魂也依旧只是一个概念。他会发现，存在于宏观世界中的一切，也存在于微观世界或个体中。

瑜伽八支

瑜伽之花有八瓣，它们会渐次地呈现在习练者面前。它们分别是外在的德行戒律，即制戒（yama）；内在的德行遵守，即内修（niyama）；体式（asana）；调息（pranayama）；感官控制和收摄，即摄感（pratyahara）；专注（dharana）；禅定（dhyana）和三摩地（samadhi）。我们称其为瑜伽八支或八瓣，它们就像莲花之花瓣，聚拢为一个美丽的整体。

随着我们的旅程穿过诸身各鞘（kosa），从最外层的皮肤，抵达最内层的真我，我们会遇见并探索《瑜伽经》所说的瑜伽八支的每一个阶段。对于寻求真理的人来说，这些阶段在今天也依然非常重要，与帕坦伽利所处的时代并没什么两样。若是脱离了瑜伽八支中所阐述的戒律和习练，我们就无法领悟诸鞘的存在，更不可能让它们和谐共处。我暂时将只对它们做些简单的介绍，更详尽的探讨将会在之后的章节里进行。

瑜伽之旅始于五条普世的德行戒律，即制戒，我们将从中学会控制自己外在的行为。随着旅程的推进，我们将进一步学习自我净化即内修的五个步骤。这关系到我们的感官和内在世界，它能帮助我们培养自律。我会在全书各处反复提到这些内容，不过，它们最初的功能是帮助我们约束自己的行为，教我们如何对待他人和自己。这些德行的戒律将伴随着我们的整个瑜伽之旅，贯穿始终，因为一个人灵性的觉悟唯有通过他的为人处世和待人接物才能体现出来。

归根结底，瑜伽的目标是终极自由，但在行至终点之前，随着我们的自控、敏锐和觉知的增长，我们能越来越多地感受到更大的自由。正是这种自控、敏锐和觉知，让我们可以过上自己渴望的生活，一种体面的生活，有着干净诚实的人际关系，充满善意和友情，信任他人，依靠自己，为他人的福气感到开心，对自己的厄运报以平常心。以这种人性的善作为起点，我们会走向更大的自由。而怀疑、迷惑和恶习是无法带来自由的。瑜伽的精进是"德行上的精进，而非为了评判"，这有着非常实际的原因。如果没有经过"好"的状态，而妄想从"坏"一步达到"最好"，这几乎是不可能的。我们这里所说的"坏"，实际上是无明在行为上的体现，这种生活策略只能繁荣于黑暗之中。而随着无明的减弱，你会发现"好"的状态实在比"坏"的状态令人舒适得多。

瑜伽修习的第三支是体式习练，这将是本书下一章的主题。体式让我们的身体保持强壮和健康。没有强健的身体，我们便不会有什么精进。体式还让我们的身体与自然和谐共处。我们都知道心对身体有影响，比如说，"你看起来愁眉苦脸的"或者"他垂头丧气的"。于是瑜伽提议，为什么不反其道而行之，通过身体来触及心呢？像"抬头！""下巴向上""双肩向后，站直！"这样的话就向我们展示了这种途径。通过体式进行自我培养，这是一条宽阔的大道，引领我们直达需要探索的内在诸鞘。换句话说，我们试图通过体式塑造心。我们必须探明每一鞘都在渴望什么，并根据其微妙的偏好去滋养它。毕竟，是内层这些更精微的鞘在支撑着位于其外层的鞘。因此，在瑜伽中我们会说，精微先于粗糙，精神先于物质。不过瑜伽还要求我们一定先要从最外层或最明显的部分入手，比如双腿、双臂、脊柱、眼睛、舌头、触觉等，这样我们才会发展出继续向内探索所需要的敏锐性。这就是为什么说体式开启了瑜伽的全部可能性。从骨骼到大脑，这具依靠食物和水滋养的身体是灵魂的血肉载体，离开了它的支撑，我们便不可能实现关乎存在的神圣喜乐。一旦懂得了身体的局限和冲动，我们就能超越它。我们都有一些德行方面的觉悟，不过若想奉行更深层的制戒和内修，就必须要修养心。我们的心要知足、平静、客观、无私，而这些品质要靠努力才能获得。正是瑜伽体式教会我们这些美德背后的生理学。

瑜伽的第四支修习讲的是呼吸的技巧，或称调息（pranayama），即扩展生命或宇宙能量。呼吸是意识的车乘，通过放慢呼吸并对呼吸进行细致的观察和控制，我们学会把注意力从外在的欲望（vasana）转向智慧的觉知（prajna）。当我们通过调息让纷乱的心念止息，我们的能量就能脱离感官的束缚，以更高而充满活力的觉知转而向内探求。调息需要的不是意志力。气息需要善加诱导，就好比要抓住一匹野马，不能在背后追赶它，而是要站着不动，拿着一个苹果引诱它。正是以这样的方式，调息教会我们谦卑，让我们摆脱贪婪的欲望，并放下对行动结果的执念。凡事都不可强求，接纳意味着一切。

感官收摄入心，即摄感，它是瑜伽修习的第五支，也被称作联结内外探索之旅的枢纽。不幸的是，我们误用了自己的感官、记忆和智性，任由它们的潜能向外流散。我们也许想要抵达灵魂的领地，却陷入了一场声势浩大的拔河比赛之中，进退两难，能量耗散。我们应该可以做得更好。

通过向内收摄五感，我们会体验到心的收束、宁静与平和。止心和轻柔地静心的能力至关重要，它不仅有利于禅定和向内的旅程，也可以促进直觉性的智慧在外在世界中有效且有益地运作。

瑜伽修习的最后三支或者说最后三个阶段分别是专注、禅定和三摩地。这三支修习渐次强化，是最终整合的瑜伽，即三夜摩瑜伽（samyama yoga）。

我们先说专注。"专注"这个最常见的译名太过普通，所以我们常常会对它有所忽视或者不以为意。我们在学校里学过要集中注意力，这很有帮助，但这并非瑜伽所说的专注。我们不会指着森林里的一头鹿说："瞧，它多专注。"这头鹿浑身每一个细胞都处在一种全然而充满活力的觉知状态中。我们往往自欺欺人地以为自己处在专注之中，因为我们的注意力被锁定在某个对象上。然而这些对象是变动不居的——一场足球赛、一部电影、一本小说、海浪或者烛光——可是就连烛光不也总在晃动闪烁吗？真正的专注是一种如线般不间断的意识。意志、智性与善于自省的意识合作，将我们从心神摇摆、感官外弛的必然宿命中解脱出来，这正是瑜伽的真谛。对此，瑜伽体式可以起到很好的作用。

想想在体式中，身体对心的挑战吧。外侧的腿伸展过度了，可内侧的腿又掉下来了，我们可以选择维持原状，也可以在意志力的支持下进行比较分析，改变这种不平衡的状况。我们要始终保持平衡，才不会退步，要观察双膝、双脚、皮肤、脚踝、脚底、脚趾等处的状态，这个观察清单无穷无尽。我们的注意力不仅要覆盖这些部位，甚至要穿透到内部去。我们能像杂技演员那样吗？把这么多球都抛在空中，一个也不落地，注意力丝毫不松懈呢？无怪乎体式要习练多年才能日趋完美呀！

当身体每一个新的点都被研究、调整并保持，习练者的觉知和专注必然会同时导向无数的点，实际上，意识自身会均匀地遍布周身。此时，意识渗透且包裹了整个身体，智性在习练者的引导之下周流全身，照亮意识，让意识成为转化性的身心见证者。这持续不断的专注之流，通向更高的觉知。时时醒觉的意志经过不断调整和净化，创造出完全的自我修正机制。这样，我们通过体式习练调动了我们存在的所有元素，唤醒了智性，让它变得敏锐，直至智性与我们的感官、心、记忆、意识和灵魂融合为一体。我们所有的骨骼、血肉、关节、纤维、韧带、感官、心和智性都被驾驭自如。自我既是感知者又是行动者。当我用小写的"s"表示自我（self）时，我指的是在自然意识状态中，关于"我是谁"和"我是什么样的"的全部意念之总和。这时，自我呈现其自然的形态，既不膨胀，也不收缩。当我们通过禅定和持续的专注来达成完美体式时，自我也呈现出完美的形态，整体同一，无可指摘。

有一个简单的说法可以帮你记住体式与专注的关系：如果你细学了许多小事，那么，终有一日你会习得一件大事。

接下来我们说说禅定。在现代生活节奏下，种种难以名状的压力让人无可避免。这种心灵压力的日积月累会引发各种精神困扰，比如愤怒和欲望，这些精神困扰带来情绪上的压力。跟很多老师的教导恰好相反，禅定并不是要消除压力。事实上，只有当你先进入一种无压力状态时，才有可能进入禅定。而要达到这种无压力状态，大脑首先需要镇定和冷静。只有通过学习如何让大脑放松，人们才能开始消除压力。

禅定无法帮我们做到这些，反而是你首先需要做到这一切，将它作为禅定的根基。我知道在现代英语中，各种各样的管理和消除压力的活动都被称为"冥想"（meditation），但本书对这个词的使用是纯粹瑜伽意义上的，专指瑜伽八支中的第七支：禅定。只有当身心上的其他弱点大都已经被根除之后，我们才能达到禅定的境界。理论上，任何人无论是处在压力之下，还是身体孱弱、肺部虚弱、肌肉僵硬、脊柱塌陷、心念波动、心神不安或胆小怯懦，都无法进入瑜伽意义上的真正禅定。人们常常以为静坐就是禅定，这是一种误解。真正的禅定通往智慧（jnana）和智慧觉知（prajna），这特别有助于我们领悟到我们不只是我们的小我（ego）。为了达到这个目的，我们需要体式、调息、摄感和专注作为准备。

放松大脑的过程是通过体式来实现的。我们通常觉得心念存在于我们的脑袋里。然而，在体式中，我们的意识扩至周身，最终渗透进每一个细胞，创造出全然的觉知。通过这种方式，紧张的念头被消除；身体、智性和觉知成了一个整体，而我们的心专注于这个整体。

如此（这样）大脑变得更加包容，专注也成为自然状态。瑜伽传授给我们的艺术就是如何让脑细胞保持放松、接纳和专注的状态。你一定还要记得，禅定是瑜伽的一部分，两者不可分。制戒、内修、体式、调息、摄感、专注、禅定和三摩地，所有这些共同构成瑜伽，而禅定无处不在。事实上，瑜伽八支的每一支都需要自省和禅定的心境。

通过体式和调息，充塞大脑的压力逐渐减轻，大脑得到休息，不再紧绷。同样，通过各种调息习练，整个身体被能量灌注。而调息习练需要习练者拥有强健的肌肉和神经，需要专注和坚持、决心和忍耐。这些品质都是通过体式习练习得的。同时，神经得到抚慰，大脑变得宁静，僵硬的肺也放松了下来。这能帮助神经保持健康。刹那间，你和自己合而为一，这就是禅定。

有一种看待禅定的方法源自以色列宇航员伊兰·拉蒙（Ilan Ramon），

他后来在哥伦比亚航天飞机事故中不幸遇难。他在太空中环绕地球之后，他呼吁"为地球上每一个人争取和平以及更美好的生活"。他并不是唯一体验到这种超越性视角的宇航员，其他人也表示："从太空这一视角俯瞰地球之后，所有的政治分歧都显得模糊起来。"经历过太空之旅的人都共享着这样一种独特的视角。然而，在他们从太空回瞰的这颗星球上，暴力冲突却是常态。《圣经》中有一句话叫作"以眼还眼"，这是一种关于复仇而非正义的哲学。圣雄甘地早就警告过世人，一个奉行"以眼还眼"的世界，终会不日而盲。

在太空中，人们通过和平合作实现人类共同的目标，然而我们不可能都跑到外太空去俯瞰地球。不过，看着照片上飘浮在太空中的蓝色星球，它被白色的云层包裹着，看不见任何割裂地表的国境线，我们也能感受到地球是个整体，并为之动容。那么，人类要怎样才能整体同一地生活？二元性是一切冲突的种子。我们都有机会接触另一个太空，一个位于我们内在的空间，在这里可以找到二元性的终结，找到冲突的终结。这是禅定给予我们的教导，摒弃虚假伪装的小我，迎接合一的真我。在那时，众生同一，无有他者。瑜伽告诉我们，最高的自由体验便是合一，是整体同一的至上实相。不过，我们必须先要让包裹着灵魂的五鞘和谐无碍，如此才能深入内在，体验那永恒的喜乐。

体式和调息是超越二元性的学徒期。它们不仅让我们的身体、脊柱和呼吸为迎接内在宁静的挑战做好准备，而且圣哲帕坦伽利曾特别指出，体式还教会我们超越诸如冷热、荣辱、富贫、得失这样的二元性。体式赋予我们坚定的品质，以平常心面对喧嚣世界的无常。尽管严格来讲，修习禅定的体式只有一种，但所有体式都可以用禅定的方式来习练，我现在的习练就是如此。我的体式是禅定，我的调息是虔诚的奉献。禅定本身是对小我的最终征服，它让那个扮演着真我的假我消融。一旦二元性在神的慈悲中得到调和与超越，或许三摩地这一至上恩典就会到来。

在三摩地的最终境界中，个体小我连同其所有属性都融入神性的大我之中，融入宇宙灵魂之中。瑜伽认识到，神性既位于天堂，也同样位于我们的内在，而在三摩地这个灵魂之旅的最终阶段，探求者成为观者。通过这种方式，他们经验到了存在核心的神圣。三摩地常常被描述为终极解脱，它跳出了命运的轮转，超越了因果业报。三摩地不会让我们易朽的小我得到长生，反而让我们有机会在短暂的肉身载体消逝之前，与不灭的真我相遇。至于肉身，它是自然循环的一部分，其消逝是必然的。

尽管如此，瑜伽士并不驻留在这至高的喜乐之境，当他们再次入世时，他们的行事会有所不同。因为他们知道，在存在的最核心，神性将众生联结为一体，针对他人的任何言行到头来都会原原本本地作用在自己身上。瑜伽将行动分为四类：黑色的行动只会带来恶果；白色的行动会带来善果；灰色行动的后果是善恶交织的；而第四种无色的行动则不带来后果。这种无色的行动来自觉悟的瑜伽士，他们在世间有所作为，却不会因此进一步受到因果轮回的束缚。即便是那些带着美好意愿的白色行动，仍会把我们束缚于一个将要收获善果的未来。举一个白色行动的例子，比如一名律师，出于正义，努力救助一位被诬告的无辜者。但是，如果你看见一个小孩子突然冲到马路当中，而这时一辆汽车呼啸而来，容不得任何思考，电光火石之间，你本能地拉着孩子脱离了险境，这样的情境比较类似瑜伽士的无色行动，因为它基于的是直接、刹那的感知和行动。你不会事后标榜说："我做得多棒，我救了这个孩子。"因为你不觉得自己是那个行动的发起者，而是受到某种力量的驱使，它告诉你什么是正确的。这个力量只存在于那一刹那，无关过去或未来的影响。

出于这个缘由，本书的最后一章——"活在自由中"探讨的是德行戒律，最终回到瑜伽修行的前两个阶段，重新讨论制戒和内修。通过观察获得自由或自我实现的人如何在世间生活，我们看看自己能从中学到些什么，如何才不是为了某个终极目标而生活，而是活在向内旅程的每一个当下，活在今后人生旅程的每一个当下。

学着活在尘世间

　　在开启向内的旅程之前，我们必须明确它的本质。人们对于向内的旅程或者说灵性（精神）的道路有一个常见的误解，以为这意味着要摒弃尘俗世界，拒斥一切世俗、实用和欢愉的事物。对于瑜伽士（以及道家和禅宗的大师）而言，实际上恰恰相反，通往灵性世界的道路完全处在原质（自然）的范畴里。它是对原质的探索，从世界的表象或表层，深入一切生物最精妙的核心。灵性不是一个需要我们去寻觅的外在目标，它是我们每个人的神性内核中的一部分，我们需要做的是令其显现。对瑜伽士而言，灵性并不独立于身体而存在。我一直想要说明的是，灵性并不虚无缥缈，或者处于原质之外，它就存在于我们的身体之中，能够触及，真实可感。这么看来，"灵性的道路"这个说法本身就不恰当。毕竟，如果一样东西根据定义已经是无处不在的了，比如神性，那你怎么可能向它靠近？也许换一个图景更好：想象我们在收拾房子，如果我们把它打扫得足够整洁，也许某一天我们会突然注意到原来神性一直就在那里。对于身体诸鞘也是如此，我们把它们打磨透亮，直到它们成为一扇通透的窗户，显露出内藏的神圣。

科学家试图通过知识来征服自然——外在的自然和外在的知识。通过这种途径，他或许能分裂原子，获得巨大的外在能量。而瑜伽士则试图探索自己内在的原质，穿透存在的原子（atma，即阿特曼）。瑜伽士无意征服辽阔的大地和汹涌的大海，他想要驾驭的是自己僵硬的身体和发热的头脑。这是慈悲实相的力量。当实相被揭示，会让我们感觉赤裸，而慈悲会带走我们所有的羞耻。那些追逐实相的人，将要踏上的是一场关于成长和演化的向内的旅程，或者称之为"内在演化（归元）"①的旅程，那是一场深邃的、关于革新的瑜伽之旅。我们的内在演化之路将从最可见的身体出发，瑜伽体式的习练帮助我们理解并学会如何演奏身体这件人人皆被赐予的伟大乐器。

---

① 要想发现自由，你必须踏上向内的旅程。此旅程始于最外层的粗身鞘，逐层向内，依次遇见、理解并穿透能量鞘、心意鞘、智性鞘和喜乐鞘。在这里，我们遇见了自己的灵魂，亦瞥见了宇宙灵魂。获得了自我实现，即与宇宙灵魂的合一，我们回到了原初的"一"（元一）当中。如果说演化是瑜伽的准备工作，是想要与灵魂合一的意愿，那么，归元才是真正的瑜伽，是合一本身。

第二章　稳定——粗身鞘

正是从这里，瑜伽士开启了通往他存在核心的向内的旅程。很多人以为瑜伽就是要消极避世，拒绝责任和承诺，追求极端苦行甚至达到禁欲的程度。然而，一边做一个积极入世的人，直面世间的苦难和诱惑，一边又在日常居家的生活中保持平衡和自控，难道这样不是更有挑战性，也更有成就感吗？任何追求灵性（精神）的人，都不能否认或忽略身体。在整个灵性之旅中，身体要保持活跃。瑜伽和人类文明一样古老和传统，然而在现代社会里，它依然作为一种让人获得必要活力的方法而存在。当然，瑜伽要求人们不仅要增强身体的力量，还要提升心的专注和觉知。瑜伽士明白，身体不只是灵魂的庙宇，更是我们赖以开启通往存在核心的灵性之旅的途径。因此，只有先照料好我们的肉身，我们才有可能在精神层面有所成就。如果一个人渴望体验到神性，可身体却过于孱弱，难堪大任，那么，他或她的志向和抱负又有什么用呢？绝大多数人都多多少少罹受着某些身体上的局限和羸弱，那么我们就更应该尽早开始瑜伽之旅，调试好自己准备参加前方的旅程。

瑜伽提供的技巧让我们能更好地觉察、拓展、洞悉、改变和演化，以便胜任眼下的现实生活，至于我们目前只是隐约意识到的精神生活，瑜伽让我们开始变得敏感并愿意接纳这样的生活。我们从身体着手，是因为对于所有人而言，身体这个层面是最实在，也是最容易入手的。在这里，瑜伽体式和调息的习练让我们能够用前所未有的洞察力去理解自己的身体，并经由身体去懂得我们的心，最终抵达灵魂。对于瑜伽士来说，身体是生命的实验室，是实验和无止境研究之修行地。

　　在瑜伽士看来，肉身对应于构成原质（自然）的元素之一——地。我们就像陶土，终有一死，重归尘土。所有的文化都认识到了这个真理，然而在现今这个时代，我们却只把它当作一个隐喻。它不只是一个隐喻。当你探索自己身体的时候，你其实是在探索地元素本身，同时你也培育出内在的一些地元素的品质：可靠、有形、坚定和力量。

　　在之前的几本书里，我已经详细描述过瑜伽的体式。在本章中，我们对体式的探讨将不再是体式的技巧，而是习练者必须努力在所有体式以及生活中达到的品性和特质。随着我们的体式趋于完美，我们将会领悟到关于我们的身体、我们的存在乃至赋予我们生机的神性的真谛。有朝一日，当我们摆脱了身体的障碍、情感的困扰和精神的散乱，我们就开启了通往灵魂（atma，真我）的大门。为了获得这些领悟，仅仅技术精湛是不够的，习练者不能只把体式当作锻炼身体，而是要通过体式获得领悟，并将身体与呼吸、心、智性、意识、良知以及我们的神圣核心整合在一起。这样一来，习练者就能体验到真正的合一，并达到终极的自由。

健康的真意

大多数人对身体的要求只是不出问题便万事大吉。只要没有疾病或疼痛的侵扰，他们就认为自己是健康的，而对于那些最终可能导致疾病的身心失衡浑然不觉。瑜伽对健康有三重作用：让健康者保持健康、遏制疾病的恶化以及协助患病者康复。

然而，疾病不只是一种身体上的现象，任何扰乱你的精神生活和习练的事物都属于某种疾病，最终会表现出明显的症状。大多数现代人都处于身心分离的状态，其灵魂已经被他们从日常生活中放逐。他们也忘记了，身、心、灵的三重健康就像我们的肌肉纤维一样，是紧密交织在一起的。

健康始于身体的强健，继而深入到情感的稳定，接下来是智性的清明、智慧的获得，最终是灵魂的显露。事实上，健康包括很多个类别。我们比较熟悉的是身体的健康，此外，还有道德的健康、精神的健康、智性的健康，乃至意识的健康、良知的健康，最终是神性的健康。这些健康的类别既关乎也取决于我们所处的意识层次，我们将会在第五章讨论这一点。

但是，一个瑜伽士决不会忘记：健康必定始于身体。身体是灵魂的孩子，你必须养育和培养自己的孩子。身体的健康不是商品可以让你讨价还价，也不是药丸可以让你一口吞下。健康要用辛劳的汗水来赢得，必须由我们自己营造。你必须在自己的里面创造出美、自由和无限的体验。这才是健康。健康的植物和树木会繁花硕果。同样，健康的人，他们的微笑和快乐如同太阳光芒四射。

为了身体健康、保持身材或者柔韧性而习练瑜伽体式，都是外在层面的瑜伽习练，它可以算作合适的习练起点，但远不能作为终点。随着一个人更加深入身体的内在，他的心也开始沉浸到体式当中。这第一重外在的习练依然生涩而肤浅，而第二重更有强度的习练会让习练者大汗淋漓，而当他的身体足够湿润的时候，就能去追求体式更深层的功效。

不要低估体式的价值。哪怕在简单的体式中，习练者都可以体验到三种层次的探索：外在的探索带来坚实的身体，内在的探索形成稳定的智性，最深层的探索带来灵性的慈爱。尽管新手未必能在习练体式的时候觉察到这三种层次，但它们却一直都在。我们经常听到人们说，仅仅是少量的体式习练，也足以让人保持身体活跃和轻盈。当一个初学者体验到这种好处时，这不单单是由于瑜伽外在的或者身体上的功效，也包含了瑜伽习练内在的生理和心理效果。

只要身体还未达到完全的健康状态，你便会被困在身体的意识之中，而无暇顾及心的疗愈和培育。我们要拥有健康的身体，才能培育出健康的心。

除非我们能超越身体的局限，消除身体的冲动，否则身体迟早会成为我们前进的障碍。所以，我们必须学会突破已知的疆界，去拓展和渗透我们的觉知，并学会掌控自己。体式的意义正在于此。

我们能否释放自己的潜能，关键在于我们是否拥有纯净和敏感的品质。纯净，在瑜伽典籍中常被简单地称为"洁净"，并非主要指道德的纯洁。纯净让敏感成为可能。敏感不是虚弱或脆弱，而是清晰的感知，这让我们的行动明智而精准。

另外，不纯净意味着毒素的累积，它会导致僵化，这种僵化既可以是身体上的，也可以是精神上的。我们把精神的僵化称为偏见或狭隘。僵化也就是不敏感。在去除杂质和自我培育的过程中，努力的汗水和觉知渗透贯通的体验会带给我们纯净和敏感。

纯净和敏感不仅有利于我们向内的旅程，还能惠及我们与外在环境即外部世界的关系。不纯净会带来极为糟糕的负面影响，让我们用一层坚硬的壳把自己包裹起来。一旦这层硬壳将我们与我们皮肤之外的世界隔开，我们就剥夺了自己绝大部分的人生际遇，把自己与宇宙能量的自由流动割裂开来。这样一来，无论是养分的纳入，还是毒素的排出，都变得困难重重。我们活在狭小的硬壳里，即诗人所称的"无用的堡垒"。

作为哺乳动物，我们的身体处于一种自我平衡的稳态之中，也就是说，我们的身体会适应环境的变化和挑战，从而持续保持身体的内在平衡，比如体温。力量与灵活能帮助我们保持内在平衡，然而人们越来越想要实现的是支配环境，而非掌控自己。我们拥有中央供暖、空调，百十来米的路也得开车，我们的城镇彻夜灯火通明，来自世界各地的反季节食品琳琅满目，这些例子表明我们多么想逃避适应自然的天职，反而试图改造自然来适应自己。这一切都让我们变得既虚弱又脆弱。就连我的很多印度学生都已经习惯了在家坐在椅子上，身体也僵硬得无法轻松盘坐成莲花式了。

　　假如你丢了工作，这个外在的挑战会引发一系列的忧虑：房贷怎么还？怎么让一家人吃饱穿暖？它还会引起情绪的动荡。然而，如果你能够保持在平衡状态，如果能量能在自己和外在世界之间相互渗透，你就会适应这个变化，找到一份新的工作，从而走出困境。纯净和敏感意味着我们生活的每一天都会收到一份从宇宙能量而来的收入。一旦我们通过习练开启了自己生命内层的和谐与整合，那么我们也会立刻开始与我们生活的世界和谐、整合起来。

　　哪怕是初学者，也能体会到瑜伽的一项巨大福利，那就是习练所带来的幸福感，一种自给自足、心满意足的状态。幸福感本身就是美好的，同时也是精进的基础。嘈杂吵闹的心无法冥想。喜悦宁静的心，才允许我们向内探索前行，生活得艺术而善巧。美国的《独立宣言》不是提到"生命、自由和追求幸福"吗？如果换由一位瑜伽士来起草的话，他应该会写"生命、幸福和追求自由"。幸福有时会让人停滞不前，但是通过自律的幸福所得到的自由，有可能让人实现真正的解脱。

　　我说过，既不能忽视身体，也不该放纵身体，因为在踏上追求自由的征程时，身体是我们所拥有的唯一工具和资源。一些时候，人们流行贬低身体，认为它是非灵性（精神）的。然而，谁也负担不起忽视身体的代价。另一些时候，人们又热衷于放纵身体，鄙弃它是非物质的。然而，谁也无法否认，生命远不只是身体的苦乐。对身体不论是放弃还是放纵，都会招致疾病，并让人对身体愈发依恋。如此一来，你的身体就无法充当你向内的旅程上的车乘，反而像沉重的磨石一样套在你的脖子上，让你举步维艰，无法行走在正确而高尚的通往灵魂的道路上。如果你说你就是你的身体，那么你错了。如果你说你不是你的身体，那么你还是错的。事实上，尽管身体有生、老和死的过程，但若非借助身体，你绝无窥见神性的可能。

　　瑜伽看待身体的方式与西方体育的观念大相径庭，后者认为身体就像是一匹赛马，要不断驱策它越跑越快，和其他人的身体角逐速度和力量。现今，印度还出现了"瑜伽奥林匹克"，让瑜伽习练者相互较量比拼。对此，我不会加以谴责。在我这一生中，我在世界范围内做了太多次表演，努力推广瑜伽。不过，这只是作为艺术呈现的瑜伽，而瑜伽的真谛并不在于外在的展示，而在于内在的修行。瑜伽之美亦如神性之美。瑜伽士的终极追求是内在的光明，是内在的美、无限和解脱。曾经有位记者称我为"钢铁艾扬格"，我不得不纠正他说，请把我的坚毅比作钻石，而非钢铁。超强的硬度只是钻石的实用性之一，而钻石的真正价值却在于闪耀而出的内在之光。

　　那么，我们该如何进行体式习练，才能收获健康和纯净呢？我们又该怎样从灵活走向神性呢？圣哲帕坦伽利的《瑜伽经》道出了瑜伽生活的根本所在。有趣的是，全经只有四条经文是专门讲解体式的，这使得其中每一条阐释都值得细致入微地研读和深入地领悟。帕坦伽利说，体式会带来完美的身体和优美的形态，会带来优雅、力量和紧致，会带来钻石般的坚硬和闪耀。他对体式的基本定义是"Sthira sukham asanam"，其中 Sthira 意味着"坚定、有力、稳定、忍耐、持久、宁静、沉着、内敛"，Sukha 意味着"喜悦、舒适、缓和、喜乐"，而 Asanam 是体式（asana）的梵文复数形式。所以，体式的呈现应该在身、心、灵的所有层面都"不受干扰，无有不安，无有波动"。换言之，就像我之前所翻译的："体式是身体的完美的力道、智性的稳定以及灵性的慈悲。"

最终，在体式中当身体诸鞘以及人体各部分都彼此协调时，你会觉得纷乱的心安静下来了，一切烦扰都消失了。在体式中，你必须让身体与精微的情感、精神和灵性诸层相校正（正位），彼此和谐。这就是整合。可是，该如何协调诸鞘，从而体验到这种整合呢？在外人看来，体式无非就是简单地伸展和扭曲身体形成非常态的姿势而已，我们又该如何从中达成如此深刻的转化呢？

　　这一切皆始于觉知。

觉知：皮肤上的每一个毛孔都要化作内在之眼

　　我们通常认为智性和感知只发生在大脑中，然而瑜伽教导我们，觉知和智性必须遍布全身，身体的每一个部分都必须为智性所渗透。我们要让身的觉知与心的觉知结合在一起，就像婚姻，如果双方不合作，那么谁也不会开心，最后带来的是一种破碎感和不自在。举个例子，只有当嘴里自动分泌唾液时，我们才应该进食，因为这是身体的智性在告诉我们：我们真的饿了。否则，我们就是强迫进食，疾病必会接踵而至。

　　许多现代人都几乎不怎么劳动身体了，以至于失去了这种对身体觉知的敏感。他们刚下床就上车，下了车就坐在办公桌前，下班就开车回家，进家门便瘫在沙发上，最后再回到床上，这些动作中没有觉知、没有智性。这些人不曾行动（action）过。行动是指带着智性的运动（movement）。世界上充斥着各种运动，然而这个世界需要的是更多有意识的运动，更多的行动。瑜伽教我们怎么把智性融入动作中，将其转化为行动（力）。其实，体式所涉及的"行动（力）"应当唤起智性，然而通常却只有我们的心被唤起，然后心自己在运动中兴奋起来，就像你激动万分地观看一场足球比赛时那样。这可不是瑜伽。当你在体式中做出某个行动，而身体的其他部位未经你的许可跟着动了起来，智性对此提出质疑："这样是对的还是错的？如果错了，我该怎么纠正？"这才是瑜伽。

那么，如何才能开发身体的智性？我们又该如何学会把运动转化为行动呢？体式便是学习的开始。在体式中，我们变得如此敏感，以至于皮肤的每一个毛孔都像一只内在之眼。我们能够敏感地感受到皮肤与肌肉之间的界面，觉知由此扩散到整个身体的外围。我们能够在特定的体式中感受到身体的姿势是否摆正。在这些内在之眼的帮助下，你能够温和地调整和平衡身体。这跟平常借助双眼的观察不同，你不是在看，而是在感受身体的位置。当你在战士式中伸展双臂时，你可以看到身体前方的手指，但同时你也可以感受它们。你能感受到手指的位置，伸展的感觉直达指尖。你也能感受到后方腿的位置，不需回头或者查看镜子就能判断它有没有伸直。你必须借助这些以细胞形式存在的数以万亿计的内在之眼，去观察并从两侧纠正身体的位置。这样你就能将觉知带入身体，将大脑智性和肌肉智性融为一体。这种智性应该遍及整个身体，贯穿在整个体式的过程中。皮肤的感受一旦丢失，体式就变得呆板，智性的流动也随之消失。

对身体的敏感觉知，以及脑和心的智性，应该和谐一致。当大脑命令身体去完成某个姿势时，心也要同时去感受。头是智性之地，心是情感之地，二者必须与身体协调运作。

这个过程当然需要意志的参与，但大脑必须愿意倾听身体的状况，在身体力所能及的范围内作出谨慎合理的判断。身体的智性是真实存在的事实，而大脑的智性只是想象。因此，想象必须能落地才行。大脑可能梦想着今日就完成某个高难度的后弯体式，然而，即便身体愿意配合，大脑也无法命令它完成本来就不可能完成的任务。我们总在努力进步，但内在的协调才是核心。

可能你的大脑说："我们能做到的。"但你的膝盖说："你凭什么替我决定？能不能做到要我说了才算。"所以，你必须聆听身体的意见。有时身体会与你合作，有时它也会犹疑不定。必要的话，用你的智性加以反观。尽管最初的试错在所难免，但答案会自己浮出水面。那时，你才能真正理解身体与大脑之间的关系。不过，这需要大脑的谦卑，也离不开对身体的理解。大脑并非无所不知。如果大脑能接收身体的讯息，它就能反过来增进身体的智性。这样，身体和大脑就会开始共同合作，从而掌握体式。

这是一个相互交织、彼此渗透的过程，而我们存在诸鞘（层）也开始和谐共处。相互交织是指我们存在的每一层里的每一条线和纤维都彼此接触，相互交流。身和心就这样学会了共同运作。皮肤为我们提供了最外层的智性，我们存在的核心则是最内层的智慧。所以，在你的体式动作中，来自外在感知和内在智慧的知识应该始终保持沟通。在那一刻，二元性不复存在，你整体合一，成就圆满。你存在着，却感受不到存在。来自皮肤的挑战叩击着大我，也就是我们的灵魂，于是大我不得不问道："我还需要做些什么？"外在的知识促使大我采取行动。

正如我先前所说，在习练瑜伽的时候，应该由身体而非大脑来告诉习练者做什么。大脑一定要配合来自身体的讯息。我经常对学生说："你的大脑没有关注到身体！这就是为什么你做不出这个体式。"当然，我的意思是他的智性仍然停留在脑子里，没有灌注到他的身体中。或许你的大脑转得比身体快，可能由于缺乏智性的正确指导，你的身体无法执行大脑的指令。你必须学着让大脑转得慢一些，让它去跟随你的身体，或者让身体动得快一些，去匹配大脑的智性。让身体成为行动者，而让大脑成为观察者。

在每个行动之后，你都要进行反观：大脑有没有正确地解读这一行动？如果大脑的观察不正确，那么行动中就会有困惑。大脑的职责是要从身体获得知识，进而指导身体改善每一个行动。每做一个动作，都要暂停并反观。这就是所谓在专注中不断进步。在那个静止的刹那，你充满了觉知。问问你自己："我身体每个部位的动作都到位了吗？"让大我（Self）来确认你是否完成好了这个体式。

需要暂停并反观自己的动作，并不意味着你在整个动作过程中就不需要反观了。在整个行动过程中，都要不间断地进行分析，而不只是在事后反观。这样才能获得真正的理解。知识的真正含义在于让行动与分析保持同步。放慢行动才能容纳智性的观照。它能让我们的心观照着行动，从而带来纯熟的行动。瑜伽的艺术存在于敏锐的观察中。

当我们问自己"我在做什么？"以及"我为何要这么做？"的时候，我们的心就打开了。这便是自我觉知。然而，这里有必要指出，学习者需要做的是自我觉知，而非自我意识。自我意识指的是，心不断地感到忧虑、疑惑、怀疑以及自我沉迷，就好像你的肩头上一边坐着魔鬼，一边坐着天使，它们没完没了地争论着你应该怎么做。陷入自我意识会让你变得筋疲力尽，还会造成毫无必要的肌肉拉伤，因为你一直想着这个体式，想着要伸展到什么程度，却没有体会它，没有在自己的能力范围内伸展。

自我觉知和自我意识正好相反。当你处于自我觉知中时，你是完全在自己内在的寂静中，而非游离在外地向内观望。你放下了小我和傲慢，觉察着自己正在做的一切。

如果你无法保持身体的静止，你也无法保持大脑的静止。如果你不懂得身体的静默，你也就无法理解心的静默。动与静必然如影随形。只要有行动，必然会伴随着寂静。而唯有寂静，才会出现有意识的行动，而不只是动作。当动与静像汽车离合器的两个踏板那样组合在一起的时候，智性便开始启动了。

在习练体式动作的时候，你的心应当处于一种内在的有意识的状态。这种状态和睡眠不同，它意味着寂静，意味着"空"，为敏锐的觉知腾出空间，以便觉察到体式所带来的各种感受。你从你的里面观察自己。那是一种全然的寂静。你需要对身体保持一种不执的态度，但同时不能忽视身体的任何部分。你不能操之过急，要在体式中时刻保持警觉。不管你身处德里还是纽约，草率都会削弱你的力量。行事要把握好节律，气定神宁。

很难用语言来描述有关身体体验的知识，而直接去体验、去发现那是种什么感觉，就会容易许多。这就好比你的智性之光正透照你的身体，经手臂透出指尖，经双腿下行穿透你的脚底。如此一来，心变得被动，开始放松下来。这是醒觉的被动，绝非呆滞和空洞。这种醒觉的休息状态让心获得新生，身体得到净化。

习练体式时，你必须一直给智性的觉知充电，这意味着注意力不间断地流动。一旦你松垮下来，不再为之充电，注意力就会散失，那么，体式习练就成了一种惯性，而不再是充满活力的创造性习练。一旦你投入了注意力，你就在创造，而创造本身就充满了生机和能量。觉知让我们能够克服体式习练以及生活带来的疲劳和消耗。对于那些致力于帮助求助者的瑜伽士而言，疲惫常常吞噬着我们的精力。这成了瑜伽老师的职业风险。我们必须接纳这种职业疲惫，并调动强大的觉知让身体复原，重获能量,再度投入工作。行动中的觉知能够找回能量,让身心焕然一新。觉知带来生命。生命是充满活力的,所以体式也应当如此。

动态延伸：始于你存在的核心

所有体式习练的目标都是让动作从你存在的核心开始，动态地向外延展，达到身体的外围。随着你的伸展，外围又将信息传递给核心。从头顶到脚跟，你必须要找到你的中心，再从这个中心，让大脑的智性向外延伸，让心的智性向外扩展，这种延伸和扩展既是纵向的，也是横向的。在体式习练中，理智的智性和情感的智性必须携手协作。我常说，让注意力延伸，让觉知扩展，把注意力和觉知带到身体的每一个角落，激活每一寸皮肤。

在习练体式时，开发皮肤的敏感（力）至关重要。习练者要在皮肤与皮下的组织之间创造出一个空间，让它们相互没有摩擦。皮下组织里藏有运动神经，而皮肤里则分布着感觉神经。在每一个体式中，这两者都要带着对彼此的理解来发挥功能，这样才能让智性在身体中自由流动，畅通无阻。这有点像水獭，它的动作是那么的自在灵活，它皮下的组织仿佛只在鼻子、爪子和尾巴这些地方是和皮肤连在一起的。

延伸和扩展一直稳稳地扎根于习练者的中心，源于我们存在的核心。当人们舒展身体时，大多数人只是往他们想要达到的那个点伸展，他们忘了从他们当前所在的位置去延伸和扩展。当你在延伸和扩展的时候，你不仅要有一个去向的终点，你还要有一个出发的起点。尝试着将一条手臂向侧面举起，并伸展这条手臂。是不是整个胸腔也都跟着移动了？现在，试着稳定住你的中心，再去延伸这条手臂，延伸到指尖。注意到区别了吗？你有没有觉察到你又创造出新的空间？有没有觉察到你是如何从核心向外延伸的？现在，向着圆周的所有方向扩展你的手臂。这样的伸展让你更具敏感（力），你能感受到在每一个方向上都创造出新的空间。

习练者之所以会过度伸展，是因为他们与自己的中心失去了连接，与神圣的核心失去了连接。而自我只是要伸展得再远一些，要够到地面，全不顾及这是否超出了自己的能力范围，更没有想过从中心出发，逐渐伸展。我们必须把每一个动作都当作艺术。大我（Self）是唯一的观众。所以，你应该专注于你的内在，而不是外在，不要担心别人的观感，而是要关注大我看到了什么。不要执着于你到底能伸展多远，而是要专注于正确地伸展。不要总想着你想伸展到哪个点，而是要动态地调整，延伸到你所能达到的极致。

习练者既不应该过度伸展，也不应该伸展不足。如果身体一处过度伸展，另一处便会伸展不足。如果过度伸展源于自我膨胀的话，伸展不足就来自缺乏自信。如果过度伸展是炫耀的话，伸展不足就是逃避。过度伸展和伸展不足都是错误的，要永远以存在的核心作为起始，作为每一个体式的根基。这便是动态延伸的艺术。瑜伽不会让人受伤，让人受伤的是错误的习练方式。空间一旦变得狭窄，就说明你正在伤害自己。在正确的体式中，空间不会变窄。即便你的身体是僵硬的，你也一定要创造出空间来。

要一直努力延伸和扩展你的身体。延伸和扩展创造空间，空间带来自由。自由就是精准，而精准即是神圣。身体的自由会带来心的自由，最终抵达终极自由。当四肢都变得独立、灵活，不再被邻近的肢体所牵绊时，我们的身体就能体味到瑜伽所追求的终极自由了。毫无疑问，一个僵直刚硬的身体，就好比穿了一件紧身衣，或者生活在牢笼里。

皮肤的运动让我们更理解体式。你必须感到自己的延伸已经到了皮肤容许的极限。我说过，皮肤是身体的大脑，它告诉我们全身各处都在发生什么。皮肤像一面镜子，反映出一个人的精神状态是紧张还是放松，是软弱还是兴奋，是胆怯还是呆滞。所以，在习练中一定要关注皮肤的质感。

当你的延伸到达皮肤的时候，你也在延伸着你的神经末梢。通过延伸打开它们，这样就能释放掉它们储存的杂质。这正是我教授延伸和扩展的原因。将杂质释放出去，神经就会变得放松。你感觉仿佛自己正在延伸皮肤、肌肉甚至骨骼。要在肌肉和皮肤中创造出空间来，这样习练体式就能让你的身体与体式相契合。要做到这一点，整个身体都要投入到行动中去。为了延伸局部，你必须延伸整体。

如果是均匀地伸展，遍及全身，就根本不会有压力。这并不意味着你不需要努力。仍然需要努力，只是这种努力是一种内心的振奋，而没有不当的压力和紧张。你体验到一种发自内心的欢欣鼓舞。当肌肉紧绷时，习练瑜伽就只能停留在身体层面，而且会导致不平衡和错误判断。你会觉得厌烦、疲惫、易怒和不安。一旦这个人不再紧绷，大脑也变得放松（被动），瑜伽就进入了精神层面。当你延伸到了极致，你就活在那个体式之中，并在那个体式中体验到自由的喜悦。你在伸展的时候一定要始终在创造空间,并从你的中心开始伸展。挤压是束缚,扩展才是自由。

横向的扩展和纵向的延伸应该同步，这样你就是在朝所有方向延伸。当每个关节都是活跃的，你就达成了在体式中的自由。不管正在做什么体式，我们都要全身心地投入，就像在生活中无论做什么都要全身心投入一样。在体式中，要去研究自己的觉知从中心向外展开了多远，渗透了多远，这很重要。就像河流畅通无阻地流入大海一般，我们的伸展必须是单一注意力的单一行动。如同河流一般，你的所有动作都应该自始至终属于那个单一行动。如此一来，神经系统中的能量就能像河水一样流动。在你伸展的时候，记得观察能量的流动是否畅通无阻。不管你向何处伸展，你其实都在向着宇宙伸展。你的能量延伸到皮肤的最远端，并继续向外延伸。这是武术大师用来产生非凡力量的秘密。他们并不是在击打砖块，而是要击穿它。你要将体式的能量延伸出去，穿过身体最远的边界，让能量的大河穿过你，奔流无碍。

延伸就是自由，自由才能放松。在体式中，放松了就不会疲惫。但是，你必须明白，放松不等于懈怠。人在懈怠的状态下内心混乱，心不在焉，马虎大意，能量的流动也毫无规律。相比之下，人们在放松的状态下可以进行细心的调整，让能量充满律动。在放松的体式中，我们向外运动，同时又稳守核心；既向外延伸，又向内渗透。帕坦伽利关于体式的第二条经文说的就是这个意思："当体式自然天成、毫不费力之时，便臻于完美，内在无尽的存在已然达成。"

放松：安住在每一个体式中

只要姿势正确，哪怕你已经伸展到了极致，那你也是放松的。小我是一位从不松懈的任务执行者，它不懂得在体式中，习练者必须在主动和被动之间、努力和放松之间保持平衡。当一个人既延伸又放松的时候，身心便不会摇摆。这种主动和被动之间的平衡会将活跃的大脑转化成一个见证者，让大脑始终处于被动状态，而让身体细胞保持主动，却又没有让肌肉紧绷。如果习练者只懂得拼命努力，就会不断给肌肉施压，让肌肉因为过度拉伸而导致疲劳，乃至受伤。当你强行用力时，心就无法保持平衡。

放松意味着释放掉身体里多余的肌肉张力，这同时也会带来身体内在的稳定和心的平静。但是如果习练者一直在和身体对抗，他又怎么可能体验到心的平静呢？如果他在学习体式时还感受着疼痛和痛苦，他又怎么能体验这种安宁呢？关于疼痛的问题我们稍后再谈，届时我们会讨论如何以平常心坚定而安宁地看待疼痛。现在，我们会提供一些线索，来说明如何在体式中放松，如何减轻身体的负担，以及如何避免身体僵硬。

请以呼气开始你的体式习练，直到你感到你的细胞和自我都进入一种寂静中的安宁状态。吸气代表着紧张，呼气代表着自由。所有的动作都应该伴随着呼气来完成。呼气能够清除身体的压力和紧张。

　　体式完成后，如果你想更深入地伸展，那么呼气，再伸展。在呼气之后调整体式，这将作用于内在的器官体。如果通过吸气进行调整的话，则作用于外在的物理身。对于已经达成的体式，尽管客观的评判只能从外部进行，但体式的保持则发生在身体内部。在完成最终姿势之后，习练者必须要学会将肌肉层面的努力和紧绷状态放松下来，把压力转移到韧带和关节上去，这样它们就能稳定地保持住体式，就连呼吸都不能引起身体的动摇。

　　当你保持伸展时，要专注于放松。不要紧绷，要放松，要打开。这样，大脑和身体才能放松下来。颈部和头部也要放松。如果你能保持颈部后侧的皮肤放松，让舌头松软，那么大脑就不会紧张。这就是安静和放松的作用。一旦你学会了如何放松舌头和喉咙，也就懂得了如何放松大脑，因为舌头、喉咙和大脑三者之间是相互关联的。瑜伽认为，喉咙是喉轮（vishuddhi chakra）所在的区域，这是净化之轮。如果喉咙发紧，不放松，那么喉轮就是不洁净的。紧张意味着毒素的存在，会引发更大范围的不洁。注视灵魂，而非小我。在习练体式或调息时，如果你感到喉咙发紧，那么你就是在用以小我中心的大脑，而非用身体在习练。不要咬着牙，否则你也会"咬紧"你的大脑。无论你是在办公室里工作，还是在习练瑜伽体式，你都能觉察到这些事情。

　　你在保持伸展的时候，还要留意眼睛的状态。眼睛的紧张也会影响大脑。如果眼睛安定而宁静，大脑就是安定和放松（被动）的。大脑只有在开始放松的时候才能进入学习状态。大脑一旦紧张和焦虑，就会陷入混乱，什么也无法理解。眼睛离大脑很近，眼睛的行为反映了大脑的状态。人们在感到困惑的时候，会紧皱双眉，眯起眼睛，目光游移。挤压双眼会锁住大脑，增加压力。如果双眼睁得大大的，说明大脑处于热切和接纳的状态。如果双眼紧张，则意味着你生活的世界充满压力。如果你的眼睛是紧张的，这说明你是在用大脑而非身体做体式。如果我们用紧张的眼神看东西，就意味着我们的神经是疲惫的，我们正处在不必要的紧绷状态中，这会让我们失去能量。在体式习练中，我们努力生成并稳定住我们的能量，保持能量，不做无谓的浪费。看东西的时候，要放松双眼，否则你就是在浪费大量的能量。

眼睛应该柔软而内陷。在习练过程中，双眼要保持张开，放松，同时向后看。向后看就是要训练双眼内视自己，让你能去观察自己的身体和大脑。让你的眼睛像繁花般盛放。感受就是看，看就是感受。你必须打开眼睛去感受。如果你的眼睛向外而非向内看的话，就无法达成整合。

当我们让自己的视线从太阳穴前缘出发，沿着正常的视线范围向前看的时候，我们的前脑就处于分析（vitarka）的工作状态中。但如果我们把视觉觉知的起点向后移动到太阳穴后缘即耳朵附近，我们的后脑就被激活，开始进行整合（vicara）的工作。前脑有着强大的洞察力，善于分解。而后脑是整体性的，善于重新组合。如果你觉得难以想象，那么请回想一下你第一次走进一座宏伟的中世纪大教堂的情景。你的眼睛似乎在聚焦于眼前的事物，比如圣坛，然而你真正的觉知却在于周围这整个广大的空间、庄严肃穆的氛围和古老寂静的余音。这就是整体的冥想式的视见（心像）。

在体式习练中，如果行动仅仅由前脑来"做"出来，这就会阻断后脑的反观行动。每一个体式的形态都应该映射到智性鞘，以便重新调整，重新正位。如果体式只是由前脑机械地完成，那么，整个行动就只是被外层的身体所感觉，而没有内在的感知，也不会有闪亮的内在之光。如果完成体式的过程中有后脑持续给出参照，那么，每一个行动（力）都会得到回应，那么这就是敏感（力）。这样一来，生命不仅是动态的，而且是生机盎然的。

我们所见的光芒和生机应该照耀到每一处。最后，我们要谈的是灵魂之眼，又称第三只眼，它位于眉心略微往上的位置。若灵魂之眼安定，灵魂就会安定，如同见证者观照万物，不为所动，无有挂碍。所以，眉毛处的皮肤也应当放松。

放松始于身体的外层，并渗透至我们存在的深层。身体的细节和精准会引领我们掌握放松的艺术。懂得放松艺术的人也同样懂得禅定的艺术。无论生活在世界的哪一个角落，每个人都会受到压力的困扰，人人都渴求休息和放松。如果一个人能完全地伸展，那么他就是在全然地放松。看看猫咪吧，它是伸展和放松的大师。帕坦伽利所说的"毫不费力的努力"还包含着另一个重要的特性：轻盈。

轻盈：思想轻盈，感受轻盈

　　当体式做对了，身体的运动就是流畅的，身体是轻盈的，心是自由的。如果一个体式给你的感受是沉重的，那你就做错了。你一定要试着将轻盈感灌注全身。要做到这一点，你可以将你的精神从身体的中心向外延伸，也就是说，在思想上和行动上，都要高大起来。不要只想着举起手臂，要从身体感受上想着手臂真的在向外延伸，当你保持手臂不动的时候，再一次，想着延伸你的智性，延伸得再远一些，超出你的身体边界。不要把自己看作一个渺小、压抑和痛苦的个体，要想象自己优雅而舒展，不管那在当时看起来有多么的不可能。

　　一旦失去了这份轻盈，我们的身体就会萎缩。身体一旦萎缩，大脑就会变得沉重而迟钝，于是你什么都看不见了。感知的大门就此关闭。你应当立即上提胸腔的智性，把心打开。胸腔的四周就像梁柱一样，它们需要保持坚实有力。懒散就像一剂身体的麻醉剂。我们的父母之所以教导我们要挺胸，是因为他们直觉上懂得胸腔的垮塌实际上是大我的垮塌。心的萎缩会导致灵魂的萎缩。脊柱的任务就是要保持心的警觉。要做到这一点，脊柱必须让大脑保持在正位上。脊柱永远也不能松懈，相反，它必须上达大我。否则，内在的神性之光就会暗淡下来。

当你在体式中伸展身体时，务必要保持这种轻盈。正是因为这样，我才说，在所有体式中，要欲升先降，欲降先升。举个例子，如果想要触碰到自己的脚趾，我们必须先向上伸展，打开身体中段的枢轴，然后才向下伸展。同理，想要上升，先要下降。我们在尝试完成一个圆，就像达·芬奇描绘人体比例的名作《维特鲁威人》里那样。我们并不是在扯着绳子的两端朝着两个方向使劲儿，想把绳子拉断。我们寻求的是两极之间的平衡，而非二元的对立。

当你身体变得柔软，心变得轻盈，那么你的体式就做对了。相反，僵硬和沉重则意味着体式做错了。不管身体哪里出现紧绷，大脑都会反应过度，于是你就被卡在那里，没有自由。用心的智性去完成体式，轻盈而坚定。与此同时，柔软则意味着全然的伸展，意味着完全的延伸和完全的扩展。靠大脑完成的体式让人感觉沉重，而用心完成的体式则让人倍感轻盈。

那么体式什么时候应该柔软，什么时候又应该刚硬呢？在动作中，所有的肌肉都应该像花瓣一样舒展而柔软。在动作中永远不要刚硬；只有在体式完成之后才需要刚硬。就好像农民要犁地，让土地变得松软，瑜伽士像犁地般放松自己的神经，这样才能"发芽"，创造更好的生活。瑜伽习练就是除去身体中的"杂草"，这样花园里的植物才会生长。太过坚硬的土地，能长出什么植物来呢？太过刚硬的身体，太过死板的内心，又能活出什么样的人生呢？

和刚硬相比，压力并无好坏之分，它需要在合适的时机，以适当的程度出现。生命就是要不断衡量压力，让它保持平衡。瑜伽士认为，这世上不存在没有一丝压力的事物，就连尸体都不例外。你必须让你的身体压力适度。适度的压力能让身体保持全部的能量。过度的压力则是激进的，激进会造成伤病。造成伤病的不是瑜伽，而是激进和激进性的动作。如果压力过小就是虚弱的。身体中应该有适度的压力，适度的压力就是健康的压力。你要让身体中的一切都充满生机。切记：在动作中决不能刚硬。延伸是一种压力，它不同于刚硬。刚硬让我们脆弱，让我们失去平衡。身体以及存在的每一层都要获得平衡。

平衡：均匀即和谐

通过瑜伽，你可以开始发展出身体两侧完美的平衡。一开始，我们所有人都是不平衡的，总是偏好某一侧多于另一侧。当身体的一侧比另一侧更活跃的时候，活跃的一侧就要成为虚弱一侧的老师，让另一侧达到同等的活跃。对于虚弱的那一侧，我们必须给予关注，付出更多的关怀。相比于急切又聪明的朋友，我们更有兴趣帮助那位有些迟钝又正在挣扎的朋友。同样，当你为活跃的那一侧取得的成绩感到欣喜时，你也要以同样的热忱关照身体虚弱的那一侧，并且去行动。

只有当身体一侧发出的挑战得到另一侧势均力敌的反应时，你的行动才可能是精准的。精准的行动会点燃知识之光。一定要用身体的智性（直觉、感受或能力）来保持平衡，而不要凭借蛮力。当你靠力量保持平衡时，这只是身体的行动；当你用身体的智性来保持平衡时，才是行动中的放松。均匀即和谐，在那均匀的状态中，你展开了学习。

在所有体式中，你都要找到觉知的平衡。为了做到这一点，你需要观察左右两侧的差别，观察平面到平面、肢体到肢体、肌肉到肌肉、关节到关节、底部到顶部、一侧到另一侧、后到前之间伸展强度的差异。你要创造出对等的拉伸、一致的稳定性、相同的空间感和等强度的动作。若要获得局部身体正位，你必须对整个身体工作。你需要作用到身体的每一个部位。在每一个体式、每一次调息中，你都要清楚身体的每个区域、每个部位应有的功能和状态，知道该主动还是被动，该稳定还是调整。在体式习练中，不能让身体的任何部位懈怠，也不能忽视身体的任何部位。比如说，如果你在伸展右腿，就不要忘了左腿。不仅不要忘，你的左腿应当保持警觉和稳定。有了这股互补的力，右腿才能自由轻松地移动。去伸展身体中那些僵化不动的部位。如果身体的一侧出汗，那么另一侧也应该出同样多的汗。如果一侧出汗更多，就意味着另一侧没有被充分利用。汗要出得均匀但不应过量。

在每一个体式中，如果身体与地面接触得不错，也就是说根基稳固，那么你就能完成好体式。你要始终观察自己的根：专注于距离地面最近的部分。首先从根开始纠正。站立体式就是要开始为生命提供这种根基。这些体式能强健脚踝和膝盖。当一个人内心不安或沮丧的时候，你会注意到他不能稳固地用双脚站立。这些站立体式教会人们如何直立于双脚之上，这样大脑的位置才能不偏不倚。双脚如同树的根，如果一个人脚下不稳的话，他就会对生活生出一种消极的态度，他的瑜伽也就跟着不稳了。这些体式能帮助人们在艰难时刻甚至大难临头时保持稳定。当稳定成为习惯，人就会变得成熟，头脑清明。稳定需要平衡。

平衡不仅仅意味着平衡身体。身体的平衡是在生活中平衡的基础。不论你处在什么位置，也不管在生活中境遇如何，每个人都要找到平衡。平衡是当下——此时此地——的状态。平衡于当下，你就活在永恒之中了。智性稳定的时候，没有过去，没有未来，只有当下。不要活在未来，唯有当下才是真实的。心总是不断地把你抛向未来，总是在计划、担忧和疑惑。记忆又总让你沉溺于过去，总在回味或悔恨。只有大我才会把你带到当下，而只有在当下才能体验到神性。当心念、语言、行为合一的时候，过去、当下和未来也就融合在每一个体式中了。

习练者要找到每一个体式的中线，这样能量才能恰当地分布。一旦你开始摇晃偏离中线，就说明你不是在回味过去，就是在空想未来。垂直上升代表未来，垂直下沉代表过去，保持水平则代表当下。当下的体式才是完美的体式。当你在水平方向打开时，未来和过去就在当下相遇。动态的延伸和扩展就是这样让你通过自己的身体找到了平衡，更加充分地活在当下。我们在体式中找到了三维空间中的平衡与整合，但我们还需要在第四维的时间中也找到平衡与整合。

古圣先贤曾说生命的钥匙在于平衡。如我先前强调的，要在我们存在的每一层都保持平衡。然而我们究竟该平衡什么呢？答案就在于原质的三种属性之中，我们将其称为三德（guna）。无论在你的体式习练中还是在你的身、心、灵之中，这三德都要保持平衡。我们可以将三德粗略翻译为"坚固""活力"和"光明"。

我们都知道，原质（自然）的本质在于变化，它永无休止地呈现、再呈现自身的种种样貌。我们不禁要问，到底是什么引发了这无穷的变化？为什么万事万物就不能保持原样不变呢？原因就在于三德。在印度哲学看来，这三股互补之力显现于造物之初，来自原质的本源。理解三德，理解这三种原质之力，不论是对成功习练瑜伽体式而言，还是对前往宇宙灵魂的向内旅程而言，都至关重要。

原质一旦显现为表象，这三种力就会开始变动。它们失去了各自的平衡，并创造出不稳定。这种不稳定是多产的，可以化育万物。数学家说，数字的演进是从一到二，从二到三，从三到多的过程。正是数字三开启了无限多样的可能性。无尽或者未显现的本源是"一"，二元是"二"。二元性的概念代表着分离和区分。然而，二元性本身并不能显现为现象。三是波形，一条正弦曲线，一种类似声与光的振动。两道波相撞就会创造出一个新的现象。这是原质与生俱来的创造性。即便是在振动或者亚原子那样最细微的层面上，原质内在的波动依然会开启一个创造、毁灭、再创造的无尽循环。这就是三生万物。

我说过，三德由三种互补之力构成。它们是惰性之德（tamas，物体或惯性）、动性之德（rajas，振动或活力）以及悦性之德（sattva，光明或光的品质）。

让我们来看一个现实的例子。在体式修习中，我们试图钻透身体这个粗糙的团块，将分子拆开、分解成原子，让我们的内视能够穿透内在。然而我们的身体却在顽固地抗拒我们，坚决不肯让步。为什么？因为在身体中，惰性之德居于主导地位。它必须如此，身体需要聚成团块，骨骼需要密度，筋腱和肌肉需要稳定和坚固。人们都希望肌肉结实有力，而不是松松垮垮。

致密对于骨骼而言是优点，但对大脑来说，它就成了缺点。你常常会听到人们说，"他心眼太实"或是"可别一窍不通"等，因为在我们的大脑和神经系统中，代表活力和振动的动性之德应该居于主导，而致密却是阻碍。心天生就是迅速、活泼、游走的，而身体往往是沉重、迟钝、怠惰的。然而，过犹不及。肌肉僵硬的身体就好比一辆重型汽车却装着一台小发动机，它只能慢慢移动。不仅如此，克服惯性比加速需要耗费更多的能量。比如，将一辆车从原地不动推到时速一英里，相比于把它从时速一英里提升到两英里要困难得多。

　　把这个道理应用到体式习练上，意味着刚开始习练的时候我们需要付出更多的努力，因为这时阻力更大。体式有两个方面，即身体的运用和心的渗透，最终后者慢慢变得更为重要。心的渗透是我们的目标，然而一开始为了能走上正轨，除了辛勤的汗水之外，别无他途。不过，一旦开始行动，有了动量，那么渗透就可以开始了。当努力变得毫不费力时，体式就到达了最高境界。这不可避免将是一个缓慢的过程，而且一旦中断习练，惰性就会卷土重来。我们所做的其实是将生机勃勃的能量注入致密的物质之中。这就是为什么良好的习练能让我们体会到轻盈和活力。尽管肉身沉重，但我们理应在这尘世之上步履轻盈。

　　我们必须清楚，问题的核心在于，三德应该根据涉及的物质现象保持相应的合适比例和平衡。比方说，对于桌子而言，极高的惰性就是适宜的。如果我们想要让这张桌子更动性一些，我们就给它装上轮子，给它改名叫推车。惰性之德赋予物体密度和质量，而如果这些特质超过了我们需要的量，那我们就称之为迟钝与惰性。惰性的物体无法被我们用动性来激活。

　　动性之德的消极面是混乱、狂热和躁动不安。我们希望自己才思敏捷，而非心烦意乱。我们还希望自己有一颗平静而清明的心，这会给我们带来悦性。这些话表达的是一种价值，而非明确的现实。事实上，我们极少体验到悦性之德，所以对它不甚了解。牢固的惰性和动作炫目的动性遮蔽了我们的视线。这是一个属于外物和感官刺激的世界，一个由惰性和动性所统治的世界。然而，如果你学瑜伽的目的是想要学会如何才能真正放松并保持醒觉的话，你其实是在希望悦性之德能在自己的生活中扮演更有分量的角色。我们用"明性"这个词来描述悦性之德，这是光的内在的宁静的品质。我们一直想要努力提升这种品质，并将之整合到自己的内在之中去。明性是澄明，是醒觉，是平静。

三德的相互关系对你的瑜伽习练至关重要。在向内渗透贯通的旅程中，你需要学会识别并观察它们，以便调整并平衡其比例，让悦性之美得以呈现。你就像是一位画家，手拿盛着三原色的调色盘，不断地混合、调配这三种颜料，希望能在画布上恰到好处地呈现出颜色、形状与明暗的组合。掌握了这种能力之后，你就可以避免伤痛，治愈疾病，不管它们呈现在精神层面、情感层面还是生理层面。既然疼痛在体式习练中是不可避免的，那么现在就让我们来处理它吧。

疼痛：于不适中找到舒适

很多人沉溺于过去或者未来，就是要避免直面当下，这往往是因为现状令人感到痛苦或难以忍耐。在瑜伽课上，很多学员认为，自己只要"咬牙坚持，忍着"就行，直到老师告诉他们从体式中出来。这种把瑜伽看作健美体操的态度是错误的。生活中充满了痛苦，而痛苦就像一位老师。单是在痛苦中挣扎，就能让我们学到许多。只有在疼痛中，你才能见到光明。疼痛是你的古鲁。那些愉悦的体验固然让我们快乐，但我们还要学会，面对痛苦依然保有快乐。我们知道快乐的好处，但我们还要学会看到痛苦的好处，学会在不舒适时找到舒适。我们不能老想着逃离痛苦，而是要直面它，最后超越它。这可以培养锲而不舍和坚韧不拔的品性，而这才是瑜伽中应有的心态，也是生活中应有的心态。

瑜伽的德行戒律可以净化我们在世间的行为，而体式和调息可以净化我们的内在世界。我们通过这些习练来帮助自己学会忍受和克服生命中不可避免的痛苦和烦恼。让我来举个例子。为了检查是否患有糖尿病，你需要测试身体对糖的耐受度。与之类似，瑜伽习练能测试出你的身体能承受多少疼痛，你的内心又可以忍受多少苦难。既然疼痛不可避免，那么我们可以把体式看作一间实验室，我们可以在这里探索如何忍受无法避免的疼痛，并转化那些可以被转化的疼痛。我们当然不会去主动寻找疼痛，可我们也不想逃避疼痛，因为一切成长与变革都包含疼痛。体式帮助我们提升身心的忍耐力，让我们可以更轻松地承受紧张和压力。换言之，付出努力并从容面对随之而来的不可避免的疼痛，是体式教给我们的重要一课。以后弯为例，它让我们看到人们的勇气和韧性，以及他们能否受得住习练中的疼痛。倒立平衡的体式教会我们培养自身的耐受力。这是一个变动不居的世界，如果你能适应它并在其中找到平衡，那么你就学会了怎样对无尽的变化和无穷的差异保持宽容。

保持体式必须要有忍耐力。想要掌握一个体式，你需要耐心和纪律。体式可不是你做几个鬼脸就能得到的。那么怎么才能让疼痛变得可以忍受呢？我们已经讲到，你必须在每一个姿势中创造出宁静，要在适度的紧张中制造放松。放松可以从释放太阳穴和大脑细胞中的压力开始。通过释放双眼和太阳穴的紧张，可以让大脑卸下重担。这进一步解除了神经和肌肉纤维中的压力。于是，原本难以忍受的疼痛变得可以容忍了，这样一来，你就有了更多的时间和空间，让你可以最终掌握体式，并且一举祛除疼痛。

要想获得自由，你必须学会忍受疼痛。生活也是同样的道理。我的一个学生告诉我，在盘坐习练调息时，她的双脚像针扎一般刺痛，于是她的注意力全都到了脚上。我告诉她，她的习练仍是好的。她觉得自己练得很糟，因为自己不够平静。但是，习练不只是愉悦的感觉，关键在于觉知，而觉知能引导我们留意并理解愉悦与疼痛。

在习练的初期，疼痛会显得十分强烈，因为身体在抗拒。听从身体的感受，我们就能让身体变得柔软，疼痛也会逐渐减轻。然而，如果我们已经比较熟练了，但有时本来不应有的急剧疼痛突然袭来，那么谨慎的做法是先从体式中出来，想想是哪里出了错。只有当身体不知道怎样做出体式的时候，才会产生疼痛，这是属于习练初期的现象。一旦姿势正确，就不会有疼痛。要想学会正确的姿势，你必须直面疼痛，别无他途。

你的智性应该和身体建立起亲密关系，与身体紧密接触并对其了如指掌。如果你的身心之间不够亲密，那么就会出现二元、出现分裂，也就无法整合。经历疼痛的时候，你要与疼痛部位建立紧密的接触，以便调整并减轻疼痛，直到感到轻松。疼痛是一位伟大的哲学家，它在不停地思考着如何消灭自己，并要求纪律。疼痛这个等式的另一边是理解，理解疼痛是怎么让我们把注意力倾注于痛处。如果我们能释放大脑中的紧张，这种注意力就能为我们指出减轻并最终祛除疼痛根源的方法。通过这种方式，疼痛成了一位了不起的老师，它教导我们如何与之共处，并最终与之告别。

所有这些疼痛并不是瑜伽造成的，它们早就已经在那里了，只不过隐藏起来罢了。我们只是默默忍受着，或者早已学会了如何忽略它们，就好像身体陷入了昏迷一般。当你开始习练瑜伽的时候，那些未被意识到的疼痛也就浮出了水面。当我们学会用智性来净化身体的时候，那些隐藏的疼痛也就消散了。只要身和心中还存在僵化，那么我们就不得安宁。我们会犯下许多内在的错误，比如强迫自己、未经观察地行事、喉咙收紧、阻塞耳朵，这些错误会成为习惯，这些习惯会造成觉知匮乏、萎缩、沉重、僵硬、不平衡和疼痛。举个例子，当萎缩的肌肉重获生机的时候，会产生再生性疼痛。应对疼痛只有两种方法：要么一辈子忍受它；要么直面疼痛，看能否消除它。

我们必须承认疼痛的存在和重要性，但不要去美化它。无论疼痛在哪里出现，都不是无缘无故的。我们的目的不是不惜一切代价地维持某个让我们感到疼痛的体式，或者试图在准备不足的情况下硬要完成某个体式。当我还是一个年轻习练者的时候，我就曾因为这个原因受过伤。当时我的古鲁要求我完成哈奴曼式，该体式需要将腿部拉伸到极致，而当时的我并没有做好恰当的训练和准备。我们的目的是要尽可能带着最强烈的智性和爱去习练体式。要做到这一点，我们必须学会区分"正确"的疼痛和"错误"的疼痛。

正确的疼痛不仅是建设性的，而且让人愉悦，并带来挑战。相反，错误的疼痛是破坏性的，会让人受尽折磨。正确的疼痛能帮助我们成长，促进身体和精神层面的转变。它常常是一种逐渐拉长和强化的感受，而错误的疼痛给人的感受往往是尖锐而突然的，让人警惕，提醒我们做过头了，超出了自身的能力范围。必须要区别正确的疼痛和错误的疼痛。此外，如果在习练中，你感到一种持续不停、不断增强的疼痛，那么这很可能是错误的疼痛。

瑜伽的挑战是不断超越我们的极限，但要在合理的范围内。我们使用身体这块画布来不断拓展心的框架。习练瑜伽就好像要拉扯这张画布，以便为画作制造出更大的空间。然而，我们必须要尊重身体当下的样子。如果我们把画布拉扯得太快或者一次拉扯得太多，就容易把它撕破。如果今日的习练会毁掉明日的习练，那么这种习练就是错误的。

很多瑜伽老师会告诉你，习练瑜伽体式的时候要轻松、舒适，不要有任何压力，也无须真正努力。这最终会使习练者带着不可避免的恐惧、依附和琐碎，活在自己心的局限里。这些老师和他们的学生觉得我介绍的这种精准而强烈的习练是令人痛苦的。没错，当我们将自己的身体和意志都投入习练中时，有时我们会感到疼痛。瑜伽是要净化和探索我们的身体，并淬炼我们的心。这要求我们运用意志的力量，一边观察一边承受身体的疼痛，但不令其恶化。没有一定程度的压力，是无法体验真正的体式的，而且心也会被其自身的局限所困，无法超越既定的边界。这种受限的心可以说是狭隘而小气的。

我记得有两个学生是顶级的芭蕾舞者，他／她们能够毫不费力地完成任何体式，完全体会不到身体的阻力和压力，因此他／她们可以一路顺畅地完成最终的体式，却无法从中学到任何东西。我的工作就是要把他们带回到每一个体式当中，向他／她们展示如何在自身的拮抗中创造出灵活性，好让他／她们能够在已知与未知之间的平衡点上用功。当我们努力将身体的意识延伸和扩展到当下极限以外的时候，我们其实是在已知和未知的边界上用功，通过智性去扩展我们的觉知。芭蕾舞者面对的难题和大多数人的正相反，因为他／她们拥有过度的柔韧性，他／她们的身体能力远远超出了其智性意识的发展。

当我们开始习练体式的时候，会同时经历身体的疼痛和精神（心）的痛苦。我们说过，身体的疼痛有正确和错误之分，我们必须学会加以区分。同样，对精神层面的痛苦我们也应做这样的区分。正确的精神痛苦应该是平缓渐变的，能让我们逐渐变得强大，而不会一下子崩断。早上 6 点起床习练瑜伽，然后再去上班，或许听起来挺受罪的，不过它还是有建设性的一面，它会逼你挑战自己，超越极限。然而，我们一定要记得，习练应该循序渐进。如果你起得太早，比如凌晨 4 点，你的身体会因为无法承受而产生抗拒，那你多半无法坚持习练下去。何况，如果 4 点起床会让你因缺觉而烦躁，容易对家里人发脾气，那么你非但自私，而且还将自己的痛苦转嫁给了他人。正确的痛苦就像一剂疫苗，让我们可以对抗生活一再强加给我们的无处可躲的痛苦折磨，但是疫苗的剂量必须合适。体式习练让我们有机会去审视习练和生活中所遇到的障碍，并找到应对之法。

很多智力发达的人在情绪上仍然是不成熟的。如果不得不面对疼痛，他们往往会选择逃避。当他们被强有力地带入某个姿势时，他们往往对于即将面对的疼痛毫无准备，更别说经历并走出疼痛了。这个习练让他们直面自己身体的本来真实。我们必须正面面对自己的情绪，不能逃避。我们修习瑜伽不是为了单纯的享乐，而是为了终极的解脱。

大多数人都只要快乐，不要痛苦，而我两个都要。你们看，正是痛苦让我走到了今天。当你不再抗拒痛苦的时候，你会和其他经历痛苦的人成为朋友。我的身体经历过太多的痛苦。现在，如果有人向我诉说他的痛苦，我会感同身受。我的个人经历赋予我大爱和慈悲。所以我说："我的朋友，让我试着为你做些什么吧。"疼痛是来引导你的。等你懂得了痛苦，你就会变得慈悲。与人同享快乐是无法教会我们这些的。

不过，慈悲并不意味着怜悯。外科医生做手术的时候如果不对病人进行麻醉，病人会疼痛难忍。但作为瑜伽老师，我必须在病人意识清醒的时候给他们动手术。这显然会带来痛苦。不过，只有这个方法，才能让我们学会行动、学会生活、学会成长。诸事顺利的时候，心住当下并非难事，但其实当事情出错的时候，我们才更要心住当下。如果我们直面痛苦并接纳它，把它当作一种必要的途径，那么所有的焦虑也就烟消云散了。

实际上，每种疾病都是我们的一部分，是我们在这个世界上的一部分呈现。瑜伽哲学认为，疾病和苦难是我们过去行为的果。这么想的话，我们应该要为自己制造的后果负责。如果我们能够通过瑜伽来直面苦难，就唤醒了一种全新的、关于宽容和忍耐的觉知，还有一份对其他受苦者的真切同情。这些特质显示出我们修行达到的程度。所以，何不积极看待逆境呢？的确，逆境敲响了警钟，但它也包含着解决并超越这个逆境的种子。

在我这一生当中，我一直把自己早年的体弱多病、贫穷、失学以及古鲁的严苛当作最大的恩赐。如果不曾有这些缺失，我可能永远不会对瑜伽如此地虔信。当其余的一切皆被剥离之时，本质方才显露。

当然，人在年轻的时候，要弄明白自己应该坚持什么实在太难，更别说激发起坚持的决心和毅力了。那时，作为一个在普纳挣扎求生存的年轻人，我只能紧紧抓住瑜伽习练。我以前讲过，当时整个社会都认为，一个想要把瑜伽教师作为职业的人，要么是疯了，要么是废物。那时的舆论氛围觉得当神父或出家都是可以接受的，但把瑜伽当作职业就实在太出格了。更大的痛苦其实来自家庭的反对和排斥。比如说，我来自一个极为传统的家庭，自然要依习俗剃头，只在头顶留一长簇头发（shendi）。然而在现代西化的普纳，这一发型遭到了强烈的鄙视。我班里的那些大学生们，一个个健壮又聪明，他们毫不留情地取笑我、戏弄我。最终我不得不剃掉这簇头发，换了个现代的发型。可这又激怒了我的家人，他们不肯和我共餐，甚至不让我踏进厨房。

印度教徒在传统上是禁止出海的。1954年，首次前往英格兰教学归来之后，我在班加罗尔停留，想要拜访一下我的舅父。结果他甚至都没让我进门。血气方刚的我，就此把傲慢当作自己防御的盾牌，这也不足为奇吧？如今，岁月已经让我变得温和，可在我年轻的时候，傲慢是我所知唯一能在这个充满敌意的世界里让我自保的方法。不过，这些敌意也促使我对瑜伽愈发虔诚，历久不变。

有时候每个人都难免会陷入一种进退两难的糟糕境况，似乎做什么都是错的。《薄伽梵歌》第二章中的阿朱那（Arjuna）就处在这种两难境况中。什么也不做也是一种行动，同样会招致无法避免的后果，所以，不作为并不能让你逃离疼痛和苦难。在克里希那（Krishna）的帮助下，阿朱那遵循着达摩之道，一种关于宗教责任的科学之路，调和了在人性和物质层面上无法调和的困难。在我的青年时代，似乎不可能同时让我的学生和家庭都接纳我。但是，通过坚持瑜伽之道，如今我已经达到了这样的高度，我的学生和家庭不仅接受了我，甚至还以我为荣。如果没有瑜伽带来的演化，这是绝无可能的。

在这一件事上，我的麻烦居然很快成了我极大的福气。因为我教的瑜伽班里有太多女性，人们普遍认为我必然存在道德瑕疵。因为这个令人痛苦的不实指控，我甚至还同我的古鲁大吵了一架。但是我也因此决定结婚，尽管当时我的经济条件实在不适合成家。我得说，和拉玛玛妮的婚姻是我这一生中最大的福气。因此，通过直面逆境和痛苦，接受它为必经之路，我们的焦虑得到解决，并最终消失。只要忠实于自己选择的道路，我们的生活就会好转，遥不可及的完美之光就会来照亮我们的旅程。

完善：总满足于最不起眼的进步

　　虽然我们的目标是臻于完美，但我们应该对完美之路上的微小进步感到心满意足。过度的野心是破坏性的，不利于可持续的进步。归根结底，只有神才拥有完美。然而，如果只有在神那里才能找到完美，那完美的价值又是什么呢？我们是能够梦想到完美的造物，而正是这个梦想激励着我们不断进步，也正是这个梦想点燃了我们，让我们作出转化所需的努力。完美引发我们对艺术、对生命的兴趣。那种不断把我们引向完美梦想的本能其实是对神的渴望。

　　一些时候，我们的身体有努力的意愿，然而我们的心却是孱弱的，心会说："没时间了"或者"算了吧，不值得那么费力"。另一些时候，我们的心是愿意的，无奈身体却是虚弱的，身体会说："我太累了，经不起这么折腾了。"习练者一定要专注于身心之间，倾听二者的讨论，但要让智性和灵魂作出真正的决定，因为真正的意志力和奉献只能来自智性和灵魂。做力所能及的事，但同时也要尽量拓展你的能力。今天习练 10分钟。几天之后，习练 12 分钟。先掌握熟练，然后再前进一步。最低限度地完成一个好的体式，也胜过竭尽全力完成一个不好的体式。

不要说你对自己很失望。每天都要找出一点时间坚持你的体式习练。有时，身心都会屈从于意志力，还有些时候，它们会抗争。你是否有个身体部位出了问题，让习练变得困难？是受伤的膝盖？还是僵硬的背部？把它看作你家的问题儿童。学会如何对待它、养护它，就像对待一个需要额外投入更多爱和关注的孩子。也不要为失败而烦恼。生活中的失败会让一个人下定决心，走上一条必要的、富于哲理的道路。不要执着。瞧瞧我，我不害怕，我知道我的这些困难躲是躲不掉的。对我来说，如果困难昨天就出现了，那岂不更好？如果它20年以后才来，那也不错。怎样都好。

不要害怕。不要执着于你的身体。哪怕恐惧出现了，也要接受它，鼓起勇气去经历它。当恐惧出现时，必须继续习练，但不执着于自己的身体，客观地看待它，把它看作是一个机会，让你能够进行创造性的工作。当恐惧不再时，你可以更主观地对待身体，把它看作自己的一部分，无论如何都要锻炼和培养的一部分。

长期不间断地带着觉知习练体式和调息，能为你打下坚实的基础，并带来成功。只要持之以恒地习练，不管年轻还是老迈，甚至耄耋老者和体弱多病的人都可以在瑜伽中收获完美。只要肯努力习练，终会取得成功。瑜伽的成功，不是只靠阅读经典就能达成的。经典是重要的辅助，而且会越来越重要，但若是缺少了实践，那么它终究只是理论。要检验一门哲学，就要看它是否实用，尤其是能否运用到你当下的生活中。就连帕坦伽利这位灵性天才都说，要想掌握瑜伽，唯有秉持着热诚和决心，长期坚持不断地习练。

当园丁种下一粒苹果种子，他会期待立即长出苹果吗？当然不会。他会给这颗种子浇水，每日照料，为它的成长感到满心欢喜。对待我们的身体也应该如此。用爱浇灌我们的体式和调息习练，为小小的进步感到喜悦。即便我们知道自己的最终目标是觉悟，但我们并不会紧盯觉悟。因为我们知道，一旦我们的修行走向成熟，光明自会显现。足够的耐心加上自律的习练会带给我们所需的意志力。

意志力是实实在在的，一点也不虚无缥缈。你每做一件事，都是在展现你的意志力，只要你能维持同样的意志力，下一次再做同样的事就会变得容易许多。当你完成体式时，你其实是在通过肌肉的表达在身体层面展现自己的意志力。意志力不仅存在于心中，也存在于身体中。大家都知道我曾拍着一个人的大腿说："意志力就在这里。"有了意志力，你就能拉伸肌肉，就能带来优雅。随着心的拓展，这种意志力让我们能表现出平和、满足和超越身体束缚的自由。意志力无非就是愿意去做。

凭着你的智性和意志力，你应该问自己：我能否做得比现在再好一点点？光明会降临在那些将自己的觉知延展至可能范围以外的人身上。当我们安于现状，我们就给自己设了限。我们会说："噢，我这样就可以了，已经够好了。"这就是活在自己旧有的观念里了。问问你自己："能不能更进一步？"瞬间，你就能体验到新的动作出现了。如果你是认真尽责的，你的良知会悄悄对你说："试着再前进一点。"如果一个人始终把自己的目标设到最高，大我智慧就会到来。我之所以这么说，是因为你的心和智性会更深入内在身体，让心更接近大我，接近存在的核心。每当你走得比身体的意愿更远一些，你就离大我更近了一些。当人们说出"我满意了"的那一刻，觉知和专注之光就开始变得暗淡。

在体式习练中，记忆的作用是让我们可以将昨天的习练和今天的进行比较，这样我们才能确定自己是否在朝着正确的方向前进。然而，许多人喜欢不断重复过去学到的体式，他们的体式习练也因而变得机械，让身心都停滞不前。体式并不只是一个可以被机械完成的姿势，体式包含着思考，既有革新，也有即兴发挥，而最终在动作与拮抗之间达成平衡。永远不要重复，重复让心变得迟钝。你必须不断给你正在做的事情注入活力，激发兴趣。为了阐明我的观点，我有时会在课上展示一个站立体式，告诉大家我完成的是一个完美的体式。谁都找不出什么破绽。然而它只是表面看起来完美，内在却是死的，因为我的心根本不在体式之中。然后，我会心全然在当下地再做一遍这个体式。这一遍，我在自己之内创造出整体（一体），我让学生看到我的双腿、躯干和感官专注的状态。这一前一后两个体式给人的感觉明显不同。

不要把过去的经验铭印在你的心中，每次都要以全新的心尝试新的途径去完成体式。如果你只是重复之前的做法，那么你就是活在回忆里，活在过去。这意味着你不想在过去经验的基础上更进一步。重温记忆就是在说："昨天我就是这么做的。"但如果你问自己："和昨天相比，今天有什么是新的吗？"那么你就会取得进步。只要问问自己是在前进还是在倒退，你就能懂得如何在静态的体式中创造动态。你要把记忆当作跳板，然后问自己："我能比昨天多做些什么？"无论在体式中还是在生活里，都是这个道理。通常，当一个人熟练掌握了一个体式之后，他就开始对这个体式感到无趣。难怪你会看到那么多人都在机械地重复同样的事情，可心却早就不在那里了。越来越多的盲点，让人无法享受体式。这绝非正确的途径。人们觉得自己已经达到了终点。他们怎能如此肯定？没准儿这才只是开始呢。你要一直尝试跨越过去经验的界限。你必须在自己的内在创造出美好、自由和无限的感受，而这些感受唯有在当下才能体验到。

当我们的习练变得越来越纯熟、体式变得轻而易举的时候，我们很容易陷入某种扬扬自得的熟练感之中，从而令自己的修习受限。我把它叫作"享乐瑜伽"（bhoga yoga），即只追求享乐的瑜伽。我们不再借助智性这面镜子去寻找和修正自身的不足，却只用它来追求自负的虚荣。瑜伽之旅的航船驶入了无风地带，停滞不前。如果不再有风吹动我们的瑜伽之帆，那么我们就只能划桨前行了。这意味着我们要重新投入到那种热切、努力而持续的习练中去，不断提出新的挑战。究竟哪里出了问题？我在哪些方面还能进步？怎样进步？习练之火（tapas）就这样点燃了智性之灯，自我知识（svadhyaya）的黎明出现了。tapas 一词包含了内在的智性之火，能燃尽我们的杂质。

　　如果通过瑜伽修行我们觉得自己与众不同、高人一等，或者比别人更纯净更优越，那么可以肯定地说，我们已经陷入了停滞，甚至正在退回到无明之地。正是 900 多年前的那位圣人、哲学家拉玛努贾（Ramanuja），揭露了婆罗门那种认为我们可以"高于"他人的错误观念。恰恰相反，习练和纯净的生活将我们置于众生之中，而非之上。正如我们已经讨论过的我们存在诸身（鞘）的融合那样，这会自然而然地导向我们与所有其他生命的融合。融合意味着"一"，而"一"是那个可以融入任何其他数字的数字。完全明彻的人不是变成"某个人"，而是化身为全人类的共性。只有当头脑中的智性被谦逊所转变、心的智慧以及慈悲被点亮，才可能发生这样的转变。

　　如果我们的努力有终点，那么也就不会有神的存在。神的创造永无止境，所以你在动作中的创造也永不停歇。当你说出"我达到了"的那一刻，你就失去了所得的一切。一旦你学到了什么，你就要再进一步。只有这样，才能演化。当你说出"我对此很满意"的时候，就意味着你已经裹足不前了，你的学习到了尽头，你已经关闭了智性之窗。所以，去做你做不到的，而不是你能做到的。无论在质量上，还是在数量上，你一直都要比自以为能做到的极限再多做一点儿。只有这样，才能最终走向美和伟大。

既然学的时候历尽了艰辛，那么就要全心全意坚持下去。学习很难，但要保持所学而不退步则是难上加难。战士常说，守住夺下的阵地，比赢得一场战斗更难。我不断尝试改善我的习练，为此倾尽全力，并为自己取得的进步感到满足。尽管随着身体衰老，体力也会下降，但仍会有那些更年轻更健壮的身体所觉察不到的精微之处自然显露。一定要爱你的身体，感谢身体为你所做的一切。这种爱要体现在皮肤最细小的毛孔中，体现在身体最微小的细胞里，让它们充满智性，这样它们才能在身体这个联合体中合作无间。

一定要将这份爱经由你散发出去，惠及他人。独自习练的人常常忘记瑜伽的目的是培育脑和心。帕坦伽利谈到友善、慈悲、快乐和喜悦。友善和慈悲是瑜伽学生的两种基本品质。在瑜伽课堂上，学生往往表情严肃，互不相干。友善去了哪里？慈悲去了哪里？快乐去了哪里？喜悦又去了哪里？没有这些品质，我们就不曾到达帕坦伽利所传授的真正的瑜伽。

在挑剔他人的不足之前，必须首先净化自己。当你发现他人的某个错误时，尝试找找自己是否也在犯同样的错误。这才是将评判转化为改善的方式。不要羡慕或嘲笑他人的身体。所有人与生俱来的体质都各不相同。永远不要和他人比较。每一个人的能力都是基于自己内在的力量。了解自己的能力，不断地精益求精。

我们习练的强度会随着时间逐渐增强。瑜伽强度分为四个层次，涉及努力和渗透这两个并行的因素。习练中的努力能够产生能量，而我们需要这份能量才能让向内的旅程渗透贯通到我们存在的核心。对于第一层次的强度，我们都十分熟悉。我们只付出微小的努力，也许一周上一次课，还找借口在家也不习练。瑜伽习练总要有个起点。轻度的习练并不坏，在能力范围内持续习练，总比崩溃放弃要好。当然，如此轻度的投入也不会有多大的回报，觉知的渗透也只是维持在初级和表层，比如知道自己能摸到脚踝，但还够不到脚趾。

如果我们加大习练强度，再多花些时间和精力，那么我们差不多就可以体面地称自己为一般水平的习练者了。尽管我们还做不到从不间断地习练，不过，我们的器官和身体内在结构都已经开始显现出来。我们能感受到自己的纤维和筋腱，肝脏的伸展（比如在后弯体式中）和心脏的安适。

下一个阶段是意志坚定的高强度习练。我们向内的凝视变得精微、深刻、明智而有洞察力。我们会觉察到自己心念的起伏，以及呼吸的运动如何扰动或平复我们的意识。我们的智性被唤醒，能看清事物的本来状态，并在习练和生活中做出无数有意义的抉择。

最高水平的习练者将自己毫无保留地投入到习练中，坚持不懈、毫不动摇。几乎没有人可以在刚开始习练的时候就投入到这种程度。很可能当时的生活也不允许这样的投入，但久而久之我们也能达到这个层次。这时，我们的洞见能轻易识破狡诈小我的所有曲折微妙的把戏，我们的智慧趋于成熟，我们终于触到了神圣存在的核心。

这种强度级别的划分，并不是为了让我们自感不足，而是给我们提供一种参照，好让我们能够真正地、诚实地看清自己达到的程度，看清自己做得怎么样。这类似于《圣经》中的一个故事，故事里主人将银币分发给几个仆人，有些仆人积极而智慧地将这些银币用于投资，结果将银币十倍地还给主人，并赢得尊重。而有一个仆人却只是把所得的银币埋到地里，最终只能原数归还，令主人很不悦。我们都收到了神赐予的才华，积极发挥我们才华的全部潜能是我们的职责，否则就像是在轻视生命的珍宝。其实还不止于此，每个人的才华不管差异有多大，只要得到充分的发展，都能够为我们与神的重聚建立联系。

神圣瑜伽：以大我行体式

在体式和调息习练中，我们应该有这样一种印象，即我们外在的努力是为了接近我们存在的内在真实。事实也的确如此。我们从外层出发，朝着内在的核心前进。我们的物质身体有着客观存在的实体，可接近。它就在此时此地，我们能用身体有所行动。但请不要忘记，我们存在的最深处也在努力想要帮助我们；它想要浮出表面，表达自己。

以三角伸展式为例，由于这个姿势和人体解剖结构的关系，我们发现大家都会落入同样的陷阱中。我们的身体似乎想要向前扑倒在地，并不愿意像我们见过的完美体式那样打开自己。所以，我们专心学习如何调整才能让整个身体打开。我们伸展并纠正手臂的位置，拉长胸腔，打开骨盆。但是，在这一系列的学习过程中，我们也敞开了自己的心和智性。敞开就好比是一道门，没有哪道门是只能单向通行的。没错，我们在努力向内穿透，但是正要出来与我们相遇的又是什么呢？那是最深层的喜乐鞘之光在闪耀欲出。通常，我们就像一盏被罩住的灯笼，内在之光隐而不现。随着我们创造出通道，罩子被揭开，灯光顷刻间闪耀而出。

在这种情况下，我们还应该考虑到，原质之心（prakrti）也是愿意帮助我们的。原质的生命力本身就是一股原动力（prerana），是推动力，可以激发创造。它听到了我们的呼唤，并根据我们呼唤时表现出的勇气以及意愿的坚定程度来作出相应的回应。我们运用的意志力有多强大，这回应就有多强大，所以强烈投入的习练者就会比轻度投入的习练者得到更多收益。有这样一个谚语："自助者天助之。"在原质中也是如此。

　　当你的体式做对的时候，大我就会敞开。这就是神圣瑜伽。这时，是大我在做体式，而非身体或大脑。大我遍布于皮肤的每一个毛孔。当身心之河汇入我们存在的核心之海时，灵性的修持就开始了。灵性的修持并没有什么特别之处。当身心出现被动、冥想和宁静的状态时，不要停在那儿，要继续前行。这时，瑜伽的灵性经验就开始了。毫无疑问，有人会说阅读神圣的典籍也是灵性修习。但是，我教授的是行动中的灵性（精神）的修持。正如本章开头所言，我是用身体来约束心，从而抵达灵魂。以正确的意图完成的体式，会让人摆脱身体觉知的局限，走向灵魂的意识，从而实现个体的转化。的确，正如我常说的，身体是弓，体式是箭，灵魂是靶心。

　　一个体式必须正直而高尚。我说的正直指的是真实、不可欺骗或伪装。你必须把体式充满你的每一寸身体，从胸腔到双臂、双腿，再到脚趾尖、手指尖，这样体式才能从你身体的核心向各方延伸开去，充盈整个肢体。你必须在身体的每一寸中感受到自己的智性、觉知和意识。

　　所谓高尚，是指体式的完成必须有正确的意图，不为自私，不为炫耀，而是为了大我，为了更接近神。这样，体式就成为神圣的奉献。我们放下自己的小我，这是对神的至高奉献（Isvara pranidhana）。

一定不能只用头脑甚至身体去做体式。你必须在体式中将自己沉浸进去，必须用大我（你的灵魂）去做体式。怎样才能用灵魂做体式呢？我们只能用最接近灵魂的身体器官——心（heart）来做。所以，高尚的体式是用心而非脑来完成的。那样，你就不仅在做体式，而且沉浸其中了。很多人试图通过思考来进入体式，实际上你应该通过爱和奉献，用感受进入体式。

这样，你就是在用心而非大脑来创造和谐。身体的宁静是精神安宁的信号。如果你还不能在身体里、在每一个关节中感受到宁静，那么你就不可能求得解脱，你就仍被束缚着。所以，当你在流汗、在忍痛的时候，请让你的心轻盈起来，让心将喜悦充盈你的全身。你不但正在变得更加自由，你本身就是自由。这还不值得喜悦吗？疼痛是暂时的，自由才是永恒的。

在下一章中，我们的讨论将从身体深入到呼吸，从血肉深入到生命能量。我们将在向内旅程的下一个阶段更多地学习能量和呼吸的作用。能量鞘是我们能量的身体，是我们开始修习调息和培养情感之所在。我们必须驾驭我们都能体验到的各种人类情感，就像我们之前讨论的如何驾驭与生俱来的身体一样。要想让心平静，要想瞥见灵魂，我们必须要学习调息，学会应对六大情感困扰——情欲、愤怒、贪婪、执迷、傲慢和憎恨，因为它们往往会成为向内旅程中一再出现的障碍。

第三章　活力——能量鞘

每个人都想拥有更充沛的生命能量。如果能量可以打包在商店出售的话，那一定是史上最成功的生意。光是谈论能量就足以让人激动和振奋了。人们想知道到底从哪儿能得到它。显然，它不可能在商店打包出售，因为它无处不在，而且是免费的。

我们会用各种各样的名字称呼神，尽管它实际上是"一"（One）。能量也是如此。有核能、电能、肌肉能量和精神能量，所有这些都是生命能量，在梵文里被称为普拉那（pranic 或 prana）。普拉那在中国被称为炁（qì），在日本叫作 Ki。有人认为西方传统观念中最接近普拉那的概念是基督教的圣灵（the Holy Spirit），即一种无处不在、超凡脱俗的神圣力量。普拉那还常常被称为风，指生命的气息。《圣经》里创世故事的开头说："神的气息行于水面之上。"普拉那就是神的气息，是遍及宇宙所有层面的能量，包括物理能量、精神能量、智性能量、两性能量、灵性能量以及宇宙能量。

所有振动着的能量都是普拉那。所有物理能量如热、光、引力、磁力和电能等也是普拉那。它是隐藏在所有生命体内的潜能，可以被释放到极致，以应对任何对生存的威胁。普拉那是一切活动的原动力，是创造、保护和毁灭的能量。印度人常说神是创造者、组织者和毁灭者。吸气时能量是创造者，屏息时能量是组织者，而在呼气时，如果能量剧烈的话，那么它就扮演了毁灭者的角色。这都是普拉那在起作用。活力、力量、生机、生命和精神，这些全是普拉那的表现形式。

　　普拉那常被译作呼吸，但呼吸只是它的一种表现形式。《奥义书》（Upanishads）认为普拉那是生命和意识的根源，等同于灵魂（atman）。它是宇宙一切存在的生命气息（炁）。所有生灵都在生命气息中诞生并得到滋养，当它们死亡时，个体的气息（炁）又会融入宇宙的气息（炁）中。普拉那是我们生命每一个刹那最本质、最真实和最当下的特性，但同时也是最神秘的特性。瑜伽，尤其是调息的任务，就是进入普拉那神秘的核心。

　　我们首先讨论的是以呼吸为表现形式的普拉那（prana）。ayama这个后缀的含义包括伸展、延展、扩展、长度、宽度、调节、延长、约束和控制等。因此简单说来，调息（pranayama）就是呼吸的延长和约束。既然普拉那是能量和生命活力，那么调息的意思也可以理解为对我们所有生命能量的延伸和扩展。然而，我们必须清楚的是，一切活泼的、爆炸性的纯能量，都绝不可随意增加而不加以控制、驾驭和引导。比如你突然把家里的电流增强三倍，你绝不能指望这样一来你烧壶水的时间只需原来的三分之一，或者灯泡会比之前亮三倍。相反，常识告诉你，这会瞬间烧毁整个电路，让你什么也干不了。我们的身体不也是这样吗？这就是为什么帕坦伽利明确说过，从体式到调息，是上升了一个台阶。习练者首先要在精通体式的过程中让身体的回路变得足够强大和稳定，才能承受调息习练带来的"电流"增长。

这些年来很多人向我求助，他们就是因为没有重视这个基本警告而遭遇种种困难。他们往往不知道打好基础的重要性，却盲目报名参加各种课程，希望一步登天，轻易获得灵性。然而，他们身心的弱点却让他们徒劳无功，麻烦缠身。帕坦伽利明确警告过，如果根基不稳，轻则导致悲伤、绝望、身体晃动、呼吸颤抖；重则造成精神抑郁，伴随全身颤抖。这些是极端状况。帕坦伽利在第三条关于体式的经文中明确指出，体式习练能保护我们免于各种极端状况的危险和变迁。他把这些极端状况称为"二元性"。"二元性"这个词在此语境下的意思是，我们只有把身和心都打造得足够坚韧，才能明智地控制自己。今日饕餮，明日禁食，是不明智的。因为在办公室里受到一句指摘，就郁郁寡欢、愤怒或怨恨，也是不明智的。只要我们在行为、情感和精神上仍然摇摆于这些极端状况之间，那么我们就还没有准备好开始调息习练。只有当身体和神经足够强健，情感和心也足够稳定时，我们才算做好了准备。

我们向内的旅程需要大量能量，而且是非常精微和高质量的能量。它是一次探索，一项志业，也是一场觉悟，它永无止境，因而需要普拉那的特殊能量。普拉那之所以特殊，是因为它携带着觉知，是意识的载体。如果你想把觉知送到大脚趾最边缘的细胞，普拉那便会携带着觉知到达那里。如果普拉那的能量流足够充沛，你可以将意识扩展到体内任何部位。为了做到这一点，你需要生成大量的普拉那。为了生成普拉那，你需要学着延伸、扩展、控制和约束你正常的呼吸。我们在上一章中用了同样的术语讨论了生命最外层的身体即粗身鞘的习练，现在我们讨论第二层生理或器官身即能量鞘的习练。通过体式习练我们加强了已知的自我，现在我们可以通过气息的培育给自己的弓加上第二根弦，这样我们就可以生成更多的能量。有了更多的能量，我们向内的旅程就能探索得更远，渗透得更深。

　　无论我们谈论的是最外层的粗身鞘，还是更内层的能量鞘，我们始终都要将觉知之光带入习练之中。任何时候都是普拉那在携带着觉知之光，只不过现在我们要有意识地生成和引导普拉那。瑜伽哲学认为能量（prana）和意识（citta）都是直接从宇宙智性（mahat，觉）中演化而来的。宇宙智性是原质中普遍存在的智性。每一块岩石、每一片树叶、每一个物种的每个细胞无不蕴含着宇宙智性。宇宙智性无所不及，无穷广大。原质智性的天才之处在于它的自我表达。这就是为什么原质如此纷繁复杂，永远日新月异。普拉那将我们与原质的无尽智性联结在一起。我们明明拥有这样的机会，却忽视了开发和利用，实属可惜。这就好像一个人明明拥有巨额财富存在银行里，却忘了银行账号，结果只能贫苦度日。我们苟活在个体意识那非常局限的智性里，经常感到孤独而渺小，却不知道有一条通道直接通往宇宙的意识和智性。普拉那流经这通道，将我们每个人都与原质至高的本原相联结。调息就是要修复这条通道，让承载着宏观宇宙能量的智性照亮我们的微观宇宙。

呼吸和调息

　　我直到 1944 年才开始习练调息，那时我已经教授瑜伽体式好几年了。可以让你感到安慰的是，无论你的调息做得多差劲，都不太可能比我最初那几年更差。那时候，我每天在凌晨 4 点左右醒来，起来和太太一起喝咖啡。然后我通常马上回去接着睡觉，否则用不了三四分钟，我就会喘不过气来，不得不停下，什么也做不了。我因为小时候得肺结核而受损的肺活量还没能恢复，更糟的是在后弯体式习练中我总是用力过猛。虽然后弯习练能增加我的柔韧性，却无法让我练出拮抗力。尽管如此，我还是设法坚持。然而，我会胸腔发紧，肌肉酸痛。哪怕后背靠在墙上，我还是会感到呼吸沉重而费力。渐渐地我领悟到，后弯能强健脊柱内侧的肌肉，前屈能开发脊柱外侧的肌肉。于是我开始习练前屈体式，还给自己计时，以培养耐力。但习练带来了剧烈的疼痛，好像一柄大锤在击打我的背部，即便习练结束后，疼痛还会持续好几个小时。我还试过专注于扭转体式习练来锻炼两侧的肌肉。所有这些都让我感到沮丧，尽管我避免了习练造成的抑郁，却还是感到非常不安。要知道心烦意乱的情况下是永远无法习练调息的。有时我一度感到神清气爽，但大多数时候都心情糟糕又紧张，因为我从不懂得如何在吸气中放松大脑，也不懂在呼气的过程中控制的艺术。控制指的是保持调息姿势的能力，这样既有了内在的灵活性又能避免气息的流动扰动调息的姿势。幸运的是，我拥有面对反复失败的勇气和决心。

一开始我的古鲁就不容置疑地告诉我，我不适合习练调息。在那个年代，灵性知识被认为是一种秘传之学，由一群审慎挑剔的师父们严加看管。他们态度生硬，认为学生根本配不上学习这些知识。当时，学生不能像今天这样与师父开诚布公地交谈。即便是拉玛那·玛哈希（Ramana Maharishi）那样的尊者，也只是将其哲学传授给了几个资质非凡的内圈学者。当时的印度正在努力争取实现政治民主，但我向你保证，当时灵性的民主还根本不存在。在人们的印象中，我是个严厉而独断的老师，因此他们无从想象我曾多么强烈地反抗自己成长环境里那种严酷而神秘的体制。现在我对于毕生所学毫不保留，而我的严厉也只是一种追求精准的激情，为的是让学生少走弯路，不至于遭受我当年不得不忍受的苦难。

最终我古鲁的态度缓和下来，允许我习练深吸气、屏息和深呼气。但他没有给我任何技术指导。结果正如帕坦伽利所警告的那样，我很容易身体不稳定，呼吸凌乱而费力。我说过，尽管我很幸运，不致陷入绝望和无助，但也难免焦躁不安，心神不宁。任何人要习练调息，都需要一个指导老师。我就是因为没有老师指导，所以只能"知道"，却无法"做到"。我知道呼吸应该既深又慢，却做不到。我就是没法做到。

是我的体式习练让我始终走在正轨上。我不断地调整和改变身体来适应调息的需要，多年之后终于掌握了它。现在想来我之所以教得好，要大大归功于当年这个不断试错的过程，但我并不推荐大家这样去学。过去我之所以有那么多的失败，正是因为缺乏指导和身体羸弱。你们不一样，只要每天坚持习练哪怕 10 分钟，加上良师指点，短短两三年你们就能练得很好。你们要像我一样学会边习练边观察，去理解智性能量的上升和下沉，让大脑臣服于心，让智性和意志从脑之地下沉到心之地。你们要在体式中学习如何伸展，以及如何保持神经系统的弹性和活力，这样你们就能承受任何负担，不会感觉有任何压力。

调息不是平常的呼吸，也不只是深呼吸。它是一种技巧，通过融合水和火这两种相互对立的元素来产生宇宙生命能量。火是心的特质，水则对应于生理的身体。水能浇灭火，火能蒸发水，因此这二者很难相融。但风可以作为水火相融的界面，肺部的动态气流能让水火交融，生成普拉那能量流。普拉那能量流通过神经系统和血液循环遍布全身，让每一个细胞重获活力。土元素的表现形式是身体，身体为能量的产生提供了场所。第五种元素是空（以太），它是最精微的元素，为能量的分布提供了空间。空间应该和谐而对称，而脊柱是神经系统的中轴，这就解释了脊柱及其肌肉支撑系统的重要性。通过提升和打开脊柱的 33 个关节，并从脊柱打开肋骨，就像张开虎爪一般，我们加深并延长了呼吸。

把能量的产生比作水力发电可能会好理解一些。水不流动就不会产生能量，就像人没了呼吸，就会死去。正常呼吸也能产生一些能量的流动，但这点能量只够当下使用，没有富余可供他用。只有通过调息的技巧来调节、引导并在屏息中控制气息流，才能更好地驾驭并提取呼吸内在的能量，这样才能产生足够的能量激活整个生命系统。我们必须在死亡之前活出全部的生命。我们一定要产生充足的能量去实现我们的全部潜能。通往存在之无限核心的旅程路途险峻，唯有普拉那能量才能带领我们行至终点。

观察气息的流动还会教我们稳定意识，而意识的稳定带我们进入专注。没有比这更精妙的方法了。专注的力量让你可以更明智地使用你的新能量。在瑜伽的习练体系里，专注力和观察力的最高应用是在禅定中。通过学习感激和欣赏气息，我们也学会了感激和欣赏生命本身。气息的赠礼也是生命的赠礼。当我们收到礼物时，我们会心怀感恩。通过习练调息，我们学会了感恩生命，感恩那神圣而未知的生命之源。现在，让我们更仔细地观察呼吸的运动、含义以及效果。

瑜伽的呼吸技巧无论从起源还是从效果上来看，都是禅定式的。它基本包括四个环节，分别是吸气（puraka）、吸气后的屏息（antara kumbhaka）、呼气（recaka）和呼气后的屏息（bahya kumbhaka）。吸气应当深细绵长，均匀而富于节奏。空气中富含能量的成分渗透到肺部细胞中，让生命焕发活力。通过屏住吸入的气息，这些能量被完全吸收，并通过血液循环输送到整个生命系统。呼气时气息缓慢地排出，带走了积存的毒素。呼气后根据个人的能力适当地屏息，通过这种暂停，所有的压力都会被净化和排空。于是，心变得平静安宁。如果屏息时间过长，你会感到突如其来的恐慌，不得不贪婪地大口吸气。这表现出我们天生对生命的依恋。吸气是大我的延伸和扩展。在吸入气息的帮助下，大我拥抱着我们存在的诸鞘，直至身体外层的皮肤，就像情人拥抱他的爱侣。吸气之后的屏息就是这对恋人的结合。呼气时，大我借着呼出的气息将爱侣带回家，这次就轮到爱侣来拥抱她的恋人即大我了。呼气之后的屏息则是这对恋人的再次结合，全然臣服于至高的存在。所以，调息远不只是生理层面的呼吸习练。气息就是生命，因此明智、细心、不贪婪的呼吸艺术是我们献给生命本身的感恩祷。

当我们将注意力转向气息的内在运动时，我们就不可能再把感官用于外在的世界。你不可能还想着在下班回家的路上得去趟超市。调息法让我们开始将心和感官从外在世界向内收摄。这就是为什么它能让人平静。它是外向和内向之间的转换枢纽。当你开始习练体式的时候，你会逐渐变得更自信、更沉着、更从容，散发着健康的光芒。毕竟，能量本身就是一种吸引人的特质。当你与外在世界接触的时候，要尽可能地享受这些益处。然而，瑜伽还要求我们将一部分习练所得投入内在。这是积极意义上的"内向"，它不是因为感觉不足而避世，而是源于想要探索内在世界的渴望。呼吸运作于生理层，是身心之间的桥梁。

你无法凭借肉眼窥视自己的心。在习练体式时，眼睛应该作用去调整体式；而在呼吸时，耳朵更重要，耳朵可以倾听心振动的声音，并加以调整，使其和谐。同理，心本身也是空间中的一种振动，只有耳朵才能接收到这种振动的声音。这就是内省的渗透。内省不会带我们去往大脑嘈杂的思想力——恰恰相反，它会安抚大脑器官使之平静下来。内省带我们接近心的直觉力。与调息有关的任何事都强求不来。这就是为什么调息可以教会我们谦卑。因此普拉那以及它天生的伙伴——更具直觉性的觉察力（prajna）——必须被邀请和诱导才能获得。只有环境适宜的时候，它们才会相伴而至。把这个过程比喻成驯马会更好理解。跟在马屁股后面在田野上狂奔是抓不住马的，但如果你原地不动，伸手拿出一个苹果时，马会自己走到你的面前。

在某种意义上，意志力对于习练调息是必不可少的。那是一种想要完成习练的意志，想要克服习练之单调的意志。调息本身是很迷人的，但它不像体式那样富有变化，而且正如我刚刚说过，它是一种内向的习练。不管你是一名多么热忱的习练者，哪怕像我一直以来这样充满热忱，你也不要刻意用意志力去屏息。大脑一旦变得紧张，内耳就会僵硬，如果你的眼睛一直感到发沉、发痛，这就表示你在勉强自己超出自身的能力范围。你需要去觉察躯干的皮肤如何移向内在的身体。如果你学会了身体的延伸和扩展，那你也学会了心的延伸和扩展。当身体的神经超载，大脑就会收缩。皮肤应该敏感、有力又伸展，就像一个守规矩的孩子，既胆大又心细。你要让呼吸和智性同时而动。若智性先动，你就是在勉强了。

在身体层面上，调息的运动包括胸腔、胸腔壁和肺脏的垂直提升、水平扩展和环向扩展。在吸气时，如果覆盖胸骨中心的皮肤能够垂直上下移动，还能够沿腔壁向两侧环向地扩展，这就表明你的肺正在最大限度地吸入空气。

我们正常的呼吸运动是没有节奏的。每一次自主吸气的动作都会产生压力，而每一次呼气则不带压力。正常的非自主吸气不是由肺部完成的，而是由大脑和整个身体来完成的。你可以轻易觉察到正常的吸气会引发全身的运动。肌肉会鼓胀。在呼气的时候你可以清晰地感觉到肌肉的挤压。换言之，在正常的呼吸过程中，整个身体都在吸气，整个身体都在呼气。在瑜伽式的呼吸中，大脑和身体末端需要保持被动，只有肺在主动。这时气是被动接纳的，而不是有意吸入的，因此胸腔、隔膜、肋骨、肋间肌、腹部和肺所执行的任务都会变得不同。是生理层（器官层）连接并整合了身心，所以需要有足够的血液和能量供应来滋养它。为了起到这个效果，就要完全彻底地运用呼吸系统，但又不能让神经系统过于紧绷。

在正常的吸气中，大脑不仅吸入血液，还吸入了能量。而在呼气时，大脑会释放出血液。这种呼吸方式无非就是将血液泵入泵出大脑。英文的"吸气"（inspiration）一词还有一个意思，是指抓住某种感觉把它变成想法，即灵感。这个词说明了大脑是如何在吸气过程中被注入能量的。但是，这样的吸气方式会在大脑里形成压力，因为脑细胞反复地被膨大和压缩。如此，身体和大脑非但没有被赋予能量，反而消耗了可用的能量。调息一开始就要观察正常的呼吸运动，然后让呼吸变得安静、柔和，直到脑细胞不再承受任何压力。要做到这一点，你必须学会释放横膈膜。横膈膜是生理层和精神层之间的媒介，一旦记录到日常生活中的压力和紧张状态，横膈膜就会收紧。

你一定要让自己沉浸在"一吸"和"一呼"的过程中，沉浸在自然而然的屏息状态中，既不要给脑细胞带来任何压力，也不要给重要器官和神经造成任何不必要的干扰和突然刺激。毕竟，我们的神经是液态的半导体，面对剧烈变化的电流，它的应对比你的电脑强不了多少。为了驯服你的大脑，你必须要驯服你的呼吸。活在当下的每一刻，沉浸在"吸气，呼气"这样循环运动的平静之流中。气息的流动应该像一条涨满水的大河，河水在流动，却不见其流动。

如果你在吸气时让头脑占据主导，那么你的调息就是小我本位的调息。只有当头脑下沉，让心（heart）占主导时，你的调息才是真正谦卑的。通过学习如何分配普拉那能量，你可以让个体的能量和宇宙的能量相结合。吸气，充满整个身体，从中心向最外层展开。呼气，如潮水回流，退回到中心。吸气是向外层意识的运动，呼气则是回到意识的核心。

我们都知道，就像树叶随风舞动一样，心会随呼吸而动。规律而平静的呼吸对心会产生中和作用。当你屏住呼吸时，你屏住的其实是你的灵魂。通过将吸入的气息完全屏住，你在你的内在持有神圣的无尽。这一刻，你已经达成了自身个体的全部潜能，这是带着神性的个体性，而不是你平时认作自己的自私小我。通过呼气，你将个体自我慷慨地交付给了整个宇宙。英文的"呼气"（expire）一词的另一个意思是死亡。死去的是自我感（I-sense），那个热切贪恋着自我身份和存在的自我感。在呼气之后的屏息中，你体验到的是死亡之后的生命。你直接面对并征服了小我最大的恐惧，即死亡。遮盖"我"的幻相之面纱被揭开了。

吸气用生命充满整个身体，而呼气则将这生命交还给生命之源——生命的创造者。身体向存在的核心靠拢，就像小狗依偎着妈妈，感到安全，充满信任。如果屏息引起了头部紧张或疼痛，说明你在用大脑屏息，而不是用肺。这是小我本位的屏息。屏息的关键在于自然。自然即能量，它供应我们一切所需。小我是有限的，自然的能量则是无限的。拒绝自然，就拒绝了我们自身的能量。我们要让自然这能量的海洋支撑我们的肺，净化我们的身体，改善我们的意识。

正因为普拉那（prana）和意识（citta）之间的关系存在各种可能性，伟大的瑜伽士斯瓦特玛拉玛（Svatmarama）在《哈他瑜伽之光》（*Hatha Yoga Pradipika*）中总结道：气是终极解脱的关键。此外，气还可积聚习练者所需的巨大的力量以迎接恩典降临时那无尽光芒。通过将心从感觉和行动器官撤回，屏息让意识安憩于灵魂的怀抱。吸气后的屏息是个体神圣潜能之盈满。此杯"满溢"而融入宇宙能量之中。呼气以及呼气后的屏息清空个体神圣潜能之杯，臣服于宇宙的力量。这一自我弃绝的高尚行为将瑜伽士的身份认同完全融入他的神圣源头之中。在我看来，这意味着调息就是"奉爱之道"（bhakti marga），一条体现了奉献、爱和自我臣服的伟大的瑜伽之路。据历史记载，确实有修行者通过无与伦比的自我弃绝之举，一步跃入无我的境界。然而，在当代社会中，人们从婴幼期开始就被鼓励去发展小我主义人格。在这样的情况下，我确信如果不通过修习调息（活着的祈祷）的长期艰苦的学徒期，就不可能达到无我的境界。

根据《哈他瑜伽之光》，感官由心支配，心由呼吸支配，而呼吸则由神经支配。通常，感官为心提供周遭世界的信息，然而，只要我们稍有不慎，感官就会反过来控制心，从而控制我们。瑜伽士学习如何用心来驾驭感官，用呼吸来控制心。可是，我们的心和呼吸并不总是平静而易于控制的。事实上，每当我们经历生活的紧张和压力时，心和呼吸就会焦躁不安。事实上，正是压力让我们呼吸急促，因为焦虑会导致腹部收紧。压力阻碍了我们的呼吸，消耗着我们的生命能量。

压　力

　　无论谋生还是度日，人们总也逃不开压力。当今，来自文化和我们自身的压力让我们痛苦不堪。老鼠赛跑式的激烈竞争在我们的内心和周围制造了太多没必要的紧张情绪。快节奏的生活使我们忽略了自己的身心，身心开始互相对抗拉扯，内耗着我们的能量。我们不知道怎么给自己的能量电池重新充电。于是，我们一个个都变得漫不经心、麻木冷漠。

　　工业发展和城市化无疑带来了一种更快节奏的生活。科学技术给我们带来了物质上的舒适和享受，但是我们没有让自己的心停下来思考。我们奋力为一件又一件事奔忙，以为快速而忙碌的生活就是生命的全部。于是，压力在身体里累积，引发了从胃溃疡到心脏骤停等一系列的身心疾病。情感压力会在身体、器官乃至精神层面刻下印记，就像音乐刻录在光盘上一样。哪怕是动物也会因为情感压力得病而死去。

　　我们无法把压力和紧张从生活中消除。这不是关键。生活本身就充满压力。人们去电影院放松一下，可是电影画面也会让人有压力。就连睡觉都有压力：你之所以辗转反侧，就是压力使然。就算你静坐冥想，也还是会有压力。冥想时，一旦脊柱垮塌，你就容易睡着，所以一定要挺直脊柱，这就会产生压力。走路、吃饭、阅读——每一件事都是压力。只要你还活着，那么生活里随便哪件事都意味着压力。所以与其问"我能彻底摆脱压力吗？"不如问"我的压力有多大？"因为归根结底，关键在于压力是怎样影响你的神经系统的。积极的压力是对原质（自然）挑战恰到好处的反应。它是建设性的，不会伤及神经。消极的压力则是破坏性的，会伤到神经。总之，我们的目标是当压力出现时能够妥当处理，不让压力在身体各系统中（包括有意识或无意识的记忆）留下印记或累积。

很明显，克服压力的关键在于平复和强健神经系统。眼睛跟大脑如此接近，以至于可以通过眼睛的压力和紧张状态反映出神经系统如何因为过载而变得不受控制。无论你的目的只是健康，还是要通过健康走向禅定，你都需要让这些名为压力的破坏性能量模式平复下来，并把它们从身体中清除出去。否则，你便无法达成更高的瑜伽境界，也无法拥有更和谐的生活方式。

消极压力主要来源于愤怒、恐惧、急迫、贪婪、不健康的野心和竞争，这些都会危害身心。当一个人工作出色，却非出于私心时，即便工作本身有压力，那也是积极压力，它远远不及执念和贪婪所导致的压力。习练体式和调息不仅能减压，还能让神经系统和内心能量充沛、活力十足，足以应对人生无常所带来的种种压力。

让我们做个类比。下暴雨的时候，雨水未必会充分渗透到土壤中。如果地表又干又硬，那么雨水只会在地表漫流冲刷而去。但是如果阴雨连绵，持续多日，造成地表潮湿，那么雨水就能渗透到土壤深处，利于种植和作物的生长。同理，我们必须通过不同体式对身体的扩展和延伸，润湿我们的肌肉和神经。这样一来，充斥大脑的压力才能分散到身体其余各处，于是大脑获得休息，压力得以释放。身体也通过运动释放了自身的压力和紧张。同样，当我们习练不同的调息时，整个身体也都被能量灌溉。于是，神经舒缓了，大脑平静了，硬板的肺部也松了下来。神经本来就是一个保持健康的系统。当你的体式习练和调息没有勉强和压力，在你的里边会有某种特定的振动更加的精微而律动。此时，你与你自己合而为一，而这本身就是一种禅定的境界。

通过瑜伽追寻内在的平静和满足，这是解决我们生活中所累积的压力的良方。体式和调息，这两大基本习练能极大地缓解压力，不过瑜伽还提供了更多应对压力的办法。要战胜压力（stress）、紧张（strain）和急迫（speed）这三大症状（简称"3S"），我们有"3W"作为良方，它们分别是致力于习练所作的努力（work）、通过理解自身和世界所得到的智慧（wisdom），以及虔诚的敬拜（worship），因为我们只有彻底放下那些无法掌控的事情，小我才会放松下来，不再为自己在无限神性面前的极度渺小而焦虑。

现代生活的急迫、压力和紧张让人体系统无法正常运转。人体是神创造的最精妙的机器，每秒都有数以百万计的细胞迅速生成又迅速死亡。细胞有自己的智性。它们带给我们力量和健康，让我们心平气和。我们体内的骨骼、肌肉、组织、神经、血管、四肢，以及循环系统、呼吸系统、消化系统和内分泌系统的各个器官协调合作，成为名副其实的身体之舞，普拉那（气）为它提供能量支持，而意识则负责编舞。瑜伽可能开始于对身体的敬拜，但最终它要走向对意识的修养。通过修心，我们就能够免于压力，不然压力会留存在身体内，带来疾病和痛苦。

我说过，一定不要以为只靠修习禅定就能去除压力。只有学会了放松大脑，我们才能最终消除压力。压力与神经和细胞的运作有关。当细胞因为焦虑不安和胡思乱想而过热的时候，我们必须学会如何安抚细胞，给它们降温。保持大脑处于接纳的状态正是瑜伽教给我们的艺术。很多人被教导说禅定是一种减压方法。但在瑜伽中，只有先解决了压力，我们才能进入禅定。真正的禅定（dhyana）是知者、知识和知识的对象这三者的合一。[①]而这只有在无压力的状态下才有可能发生。

禅定是瑜伽的精髓。瑜伽八支的每一支中都潜藏有禅定的存在。瑜伽各支都需要反观或禅定的心境。禅定与更高的精神能力有关，习练者需要做好准备。对此，学习体式肯定有帮助。如果我说"放松你的大脑"，你是做不到的。然而，如果我让你进入某个体式，你的大脑就会放松下来，你也会变得平静。这就是瑜伽的美妙之处。做犁式的时候，你的大脑会彻底平静下来。哪天你感到灰心丧气的话，可以去做10分钟桥式肩倒立，抑郁会很快无影无踪，尽管你不明白转变是怎么发生的。这正是瑜伽以身修心的方法。当痛苦、抑郁的心被治愈的时候，灵魂之光就能照耀到我们存在的表层。

---

① 《瑜伽经》第 1 章《三摩地篇》第 41 节的经文，可以帮助读者理解禅定中的三位一体：瑜伽士明白认知者、认知工具和认知对象是一，就是作为观者的他自身。好像一块纯净通透的宝石，他显示出一种无瑕的纯净。（详见作者的《帕坦伽利瑜伽经之光》）

根据《瑜伽经》的第 1 章，禅定发生之前，我们意识形态里存在的三重要素是彼此分离的：主体（认知者、专注者、觉知者）、客体（认知对象、专注对象、觉知对象）、认知行为（认知、专注、觉知）。三摩地是深度的禅定，在有寻三摩地中，这三者开始相互融合。在更高一层的无寻三摩地中，这三者进一步融合而化一。[详见普尚（Prashantji）的《三角式之歌——从起始之端到终极之地》] ——译者注当你遭受情感困扰的时候，意识层面的不安和焦虑会进入无意识，无意识其实藏在心而非大脑。对将来的恐惧，对于生活必需无法得到满足的担心，对失去所得的恐惧，这些忧虑折磨着全世界所有的人。这些忧虑可能来自金钱、房子、工作、朋友、亲属或邻里。无论是出于工作中的名和利，还是来自家庭中亲近的人，我们都面临着相同的麻烦。人类天生抗拒改变，因为我们对熟悉的事物感到安全，对新事物则感到不安。我们喜欢循规蹈矩，一成不变，尽量避免去接纳或者感受未知的事物。但生活总是不可避免地在已知和未知之间摇摆、移动和变化。有太多时候我们其实并没有对生活中的变化做好心理准备。我们向往自由，却留恋着束缚。我们不想任由生活自然地"发生"并成为它自己的样子。冲突、抗议、兴趣和观点的差异、自我的碰撞（既有个体的碰撞，也有集体的冲突）以及理解的局限，都是生活中不可避免的部分。

瑜伽对于这些变化（尤指令人不快的变化）的解决之道是去研究怎样适应，并让自己更强大。其中的关键在于控制好情感困扰和意识波动。有意识的自我控制能够避免许多不理想的局面。只要我们做了所有该做的事，就准备好了无所畏惧地面对将来。我们还可以设法控制自心的对立和冲突，从而保存能量来应对生活中那些躲不过的挑战、起伏和悲喜，让自心变得更平衡，情感也更少动荡。

能量鞘，即能量层，不仅是我们运用气息的所在，更是处理情感的所在。毫无疑问，你一定注意到了呼吸会深受情感的影响。就情感影响呼吸而言，哭泣也许是最明显的例子。因此，在正式着手运用呼吸和身体能量之前，我们首先要应对六大情感困扰。

六大情感困扰

通过瑜伽，我们能够减轻折磨我们的六大情感困扰：情欲、傲慢、执迷、愤怒、憎恨和贪婪。西方心理学将它们称为"负面情感"，基督教则称之为"不可饶恕的罪行"。确实，这些情感反应一旦失控，就会妨碍灵性的成长。然而，每一种情感都有存在的目的，也都能被善加利用。比如，当这六种情感经过升华，被充满感性的语言、肢体和姿势表达出来的时候，就形成了印度古典舞蹈。事实上，人类的感受有着巨大的能量，如果这些能量不被导向外在的世界，就可以被培养并为我们向内的旅程所用。

宗教让我们去除这些情感，但我们做不到。无论是否情愿，我们都会感受到这些人类情感。压抑情感是行不通的。乔治·斯蒂芬森（George Stephenson）发明了蒸汽机车，因为他注意到当壶里的水沸腾时，蒸汽把壶盖顶了起来。有些力量是无法抗拒的。瑜伽将这些情感能量引导并转化为更高尚的目的，就像斯蒂芬森利用蒸汽的能量来开动火车一样。有人把战争形容为非常规的外交手段。但更真实的说法应该是，战争是贪婪或傲慢在人类历史舞台上的演出。可以说，情感是人类身心互动的生理界面的一部分。接下来，让我们更细致地剖析这六大情感困扰。

人类 99% 的沟通都是情感性的，而非理智的。是情感而非理性指导了世上绝大多数的人类行为。情感不仅跟我们的感受有关，还受到我们的价值观的影响。人类生活在很大程度上是关于交换的，而当人们对于所交换对象的价值产生分歧的时候，误解和不和谐就会随之而来。为了理解这些情感，我们一定要认清小我在其中所扮演的角色，对此我将稍后解释。大多数人都会卡在这些情感困扰里，像台球一样在六情中东碰西撞。瑜伽可以帮我们脱离情感的台球桌，教我们如何控制情感，而不受情感摆布。这样一来，我们就能将情感升华，从而成为人生境遇的主人而非奴仆。

在我们的灵性探索之旅中，我们要开发自己的身体，让它不再成为阻碍或牵绊，而是变成朋友和帮手。同样，为了神圣的目的，我们也必须发展自己的情感和智性。既然每个人都有情感或智性上的困扰，瑜伽倾向于把它们看作心的病症，是由人类生存状况所衍生出的固有问题。毕竟，你不会怪罪一个住在热带沼泽的人染上疟疾，而是要设法治好他。他生病不是因为邪恶，蚊子叮人也只是蚊子的本能，而沼泽地很可能食物充足，物产丰富，不然谁会住在那儿。因此，关键不在于问责，而在于寻求解决之道。

假设你有一辆汽车，在寒冷的早晨它总是很难启动。你买不起更好的车子，但你知道只要你不怕麻烦，在寒冷的夜晚提前给车前盖罩上一块油布，那么第二天早上车子就会顺利发动。换句话说，虽然你的汽车本身有弱点、有缺陷，但只要你未雨绸缪，不怕麻烦，它就不会造成问题。这就是我们面对六大情感困扰所应秉持的态度。有句现代谚语说得好：要活在解决方案里，不要活在问题里。

大部分西方人尝试用理性的认识去解决情感问题。然而，情感问题只能通过情感上的认识来解决。在身体的层面上，情感存在于生理身体的各个器官中，存在于能量鞘中。例如，一位陆军上校之所以暴躁易怒，是因为他吃了太多辣椒、喝了太多白兰地，以至于伤了肝。反过来，积极有益的情感则来自健康的器官。生理身体的健康在健康和拯救之间建立了基本的联系。孩子们天真无邪，是因为他们的器官都很健康。因此，器官和情感是不可分离的。厌世的器官纵容了厌世的恶习。[①]

我在前面说过，情感的根源在于器官身，但情感不会一直停留在那里，而是会入侵并占领我们的记忆。狗也会发怒，但只有人会说"一想到我的老板，我就气不打一处来"，把这种生气储存在记忆里。当我们说自己感到很生气时，这是对当下情感状态的心理感知，我们会把这种心理感知记录在记忆里，它在那里成为心的一部分，好像给心的房间添加了新的家具或收藏。狗在遇到某些感官刺激时，也许会再次感到气愤、恐惧或者其他情感，但这仅仅是一种细胞的记忆和条件反射，一旦触发情感的刺激消失，情感也就消失了。而人类的问题在于，哪怕引发情感的刺激早已消失，心中的积怨、敌意、恨意、贪婪和情欲却依然萦绕不去。因此即便老板在外度假，我们仍然继续恨着他。这种恨意对老板没什么伤害，但一定会玷污和毒害我们自己。因为它会阻塞和消耗我们的生命能量。试问天下有谁居然富有到可以如此挥霍能量？又有谁纯净到可以承受这些系统性的毒素呢？

　　[①]感官本应是人类获取知识的支柱（pillar），世人却将感官当作了毛毛虫（caterpillar），来啃食、消耗这个世界。我们的感官被这个世界所诱惑，于是沉迷其中，其结果便是邪恶，这即是厌世的恶习。——普尚吉注

去感受是个动词，感受是自然而然发生的事情。我们都能去感受。情感是个名词，是一种东西。去感受是美好的，动物和人类都会感受。如果我们任由感受凝结僵化成为情感，并让自己像不堪重负的奴隶一样传递这些情感，那么我们就拒绝了自己生命的鲜活，也拒绝了它永远在当下、不断更新转化的潜能。任由情感摆布，我们浪费了太多的能量。感受和情感牵涉到我们的器官、呼吸和心。有些感受在大脑明确意识到之前就有了，我们称之为本能感受，人们往往重视这种出于直觉的感受。对于健康的个体来说，感受应该像太阳下的云彩一样飘过。感受如果被念头牵绊住，留在了记忆里，那它就变成了情感，不再与当下有关，而执拗于过去。情感就像暴风雨前的黑云，越积越厚，越来越黑暗，最终遮天蔽日。这些污浊的情感会毒化我们，让我们看不到真实。

观察一下你的狗。当你离开时，它会伤心，心沉到了谷底。可当你回家的时候，它会表现出丝毫怨恨吗？不会，看到你它简直高兴坏了。请问谁离真实更近，你还是你的狗？

我们常常觉得生活中充斥着各种压力、痛苦、紧张和不安。虽然这六大情感困扰如瘟疫般缠缚着人类，然而一旦了解了它们的底细，我们就有可能转化这些情感，同时也有机会转化我们自己。

情　欲

　　没什么能比情欲更让人心猿意马了。不过，情欲也是人类繁衍的动力，还是家庭生活的黏合剂。很多婚姻问题是从性生活的不美满开始的。对于情欲，我们需要更多的耐心和宽容。在婚姻中，激情会渐渐变得不再那么重要——不是不重要，而是不再那么重要——它的位置更多地被爱和亲情所取代，这是一个自然的过程。根据我个人的经验，我相信通往神圣之爱的唯一道路就是通过个人的爱——对于另一个灵魂化身的爱。就像随心所欲地更换古鲁无法让你获得启悟一样，如果你一直在特定的造物中寻找不完美，那么你很难体验到更伟大的神圣之爱。尽管我承认存在着文化差异，但总体上坚持你已经开始的东西是值得的。我之前提到，调息有时会显得有些枯燥。而对一个心猿意马的人来说，性忠诚同样令人厌烦。但是，爱一个人，是爱所有人的开始。信任和忠诚不仅将两个人彼此结合，更让我们与宇宙灵魂相结合。当我们将气息温柔地朝着心脏呼出时，就净化了受到欲望和情感困扰的心。如果这大爱超越了对个体特质的迷恋，感知到对方内在的神性，那么这份爱就是通往神性的伟大之路。

当然，以我 86 岁的高龄来做这番言论，可能显得有些容易。回想自己年轻的时候，我也要尽力抗争才得以保住我的操守。美德是理想，操守是现实，我不想让自己分裂（divide）。梵文中 di 这个词根既表示分割，也表示恶魔，它暗含着自我的破碎和迷失。想当年要是我没能抵挡住一位妓女的诱惑，我可能已经不得不娶她为妻，或者操守尽失了。当我被冤枉道德败坏时，我甚至因为一时愤怒，给我的古鲁写了一封信。19 世纪伟大的圣人罗摩克里希那（Ramakrishna），当他被介绍给一群妓女时竟进入了三摩地的状态，因为从她们身上他只能感知到她们内在的神性。

后来，我结了婚，去国外授课时遇到了不少诱惑。不管什么课程，女学生往往会对老师有着崇拜之爱。不过那时我多了一些人情世故的智慧，故而言谈举止十分严厉，让她们不得不敬而远之。我的金刚怒目确实解救了我。

性欲和爱的结合，是婚姻的重要组成部分。我有过充满激情的婚姻生活，如果我的太太拉玛玛妮仍然健在的话，我们对彼此的强烈感受不会有丝毫减弱。通常，当婚姻中的一方走上瑜伽或灵修之路后，会把另一方丢在身后。这可绝对行不通。他们应该尽可能带着对方一起前行，或者经常回到对方身边。唯有这样，婚姻才能牢固。

性欲自然而神圣，如同天地万物。是我们利用、引导、控制性欲的方式决定了性欲是神圣还是猥亵，是奉献的增加，还是如莎士比亚十四行诗中所描绘的那样，"肉欲的满足乃是精神的可耻浪费"。

瑜伽不常使用权力一词。但只要说到小我，就暗含着权力。小我追逐权力，为的是自身的永存；小我为了逃避必死的命运，会不惜一切代价。为了这个不可能实现的目标，小我想尽了千般伎俩。性欲本来就像鸟儿在春天筑巢一样美好。这难道不是自然的欢愉，而是一种罪孽吗？然而，看看小我对繁衍、对两性和谐的结合做了什么？它把这一切都扭曲成充满自私的自我肯定。情欲是通过消耗来进行自我确认，通过运用权力来实现控制。自从人类的小我来到世间，它就改变了繁衍行为。繁衍不再是一种存在的完满，而通过消费的行为变成了自我存在的证据。

傲慢与执迷

六情困扰之所以造成问题，全在于小我的影响。没有小我的影响，你可以痛恨世间的不公，就像甘地在南非做的那样。没有小我的影响，你可以为成就感到骄傲。耶胡迪·梅纽因（Yehudi Menuhin）在他的音乐面前非常谦卑，我对瑜伽也是同样的态度，但这并不意味着我们没有为自己的成就感到骄傲的权利，只要我们不把成就当作小我的依附，而把它看作一种天赋的礼物、恩惠的分享。执迷（obsession）可以被翻译成"迷恋"或"上瘾"——全是被小我束缚的状态。狂热主义是执迷的另一种说法。耶胡迪·梅纽因和我对待各自的艺术都很狂热。但我们是狂热分子吗？我们对待他人不会如此狂热。我们的小我并不执迷于强迫和控制他人。充满热情地追求卓越是一回事，把自己的信念和做法强加于人则是另外一回事。后者就是私我的傲慢在作祟。

瑜伽之路并非坦途，需要一种在他人眼里甚至是极端和狂热的献身精神。我在习练瑜伽时就对自己很狂热。这没有错，对自己就该狂热，但别这样对他人。我的古鲁对他的每一个学生都很狂热，包括我在内。

他把自己的标准强加于人。而我会尝试了解学生的能力范围，试着帮助他们发挥自身最大的潜能，而非达到我的标准。我会在第五章中更全面地讲述小我和傲慢，它们构成了五大烦恼的一部分，而这些烦恼是理解瑜伽的关键。至于执迷，我将在第四章对成瘾行为模式进行充分的剖析。

愤　怒

　　我们都见证过愤怒失控，或者它变得极具破坏性的时刻。夫妻在卧室里大吵大闹，司机们在街上高声对骂。当我们心中的愤怒像无法遏制的大火一样蹿起时，我们就对愤怒失去了控制，而且就算明火已经熄灭，暗火还会闷烧许久。盛怒之下，我们会高声怒骂，说出有违本心的气话。即使事情已经过去很久，我们还是对于曾经受到的冒犯感到恨意难消，无法释怀。这种是出于小我的愤怒。比如，当大街上又一辆车插到了我们前面，我们感觉自己被冒犯了。"他竟敢插我的队！"我们对自己说。他是冲着我来的。他激怒了我。他冒犯了我的小我。

　　通过习练瑜伽和开始冥想，我们逐渐变得平和。我们放下了小我，并认识到绝大部分的生活事件都并非存心针对我们。司机超我们的车，并不是看不起我们。这和我们一点儿关系都没有。随着我们的心变得更平和，我们的第一反应不再是"那个白痴"，相反，我们对自己说："也许这个司机是着急去医院看望病危的亲人。"在西方，人们很容易把各种事情都看成是针对自己的，于是产生了一种叫作"路怒"的现象：司机们会大打出手甚至开枪。在普纳以及印度的大部分地区，都是没有红绿灯的，马路上挤满了司机、行人，甚至各种动物，大家都争先恐后，几乎要撞在一起。司机们不停按喇叭，提醒别人自己正要抢位置，但对于这一切，谁也不怎么往心里去。我们知道路况就是这样的，数以百万计的人们都在为了生活而奔忙，赶着各自的路。当然不是说印度就没有交通纠纷，也不是说人们不会因为交通肇事而诉诸法律。并非每个印度人都是瑜伽士，但印度文化会提醒我们，有时候生活并非关于个人的。我们每个人都受制于一些非个人的不可抗力——譬如交通。

人们常说我脾气不小，因为只要我看见谁过于冒险或者未尽全力，我会在课堂上冲着学生们大吼。因此，人们说我是个苛刻的老师。我的确要求严格，但并不严酷。我的怒气是一种"棒喝"，让学生跳出他们的固有模式。有一次，一个学生喋喋不休地讲头倒立（Sirsasana）如何令他恐惧，最终我怒吼道："忘掉恐惧吧！你就算摔倒也只是摔在地板上，不会掉到悬崖外面去！恐惧是关于未来的，现在有什么好怕的！"他吓了一跳，但很快就懂了。司令官在指挥军队奔赴战场的时候，对士兵不能总是柔声细语。有时候他必须冲他们吼叫，才能迅速鼓舞士气；有时候他又得语气温和，才能让士兵鼓起勇气。瑜伽是向身体和小我发起的战斗，你必须征服你的小我，这样你的灵魂——你的大我才能成为胜利者。

一对夫妇带着他们年轻的儿子来到我这里。这孩子神情恍惚了好几个礼拜，像被催眠了一样。我让他的父母先离开，然后问孩子出了什么问题。他告诉我他体内神圣的昆达里尼（Kundalini）能量正在被唤醒。昆达里尼能量神圣而罕见。他的说法等于说他自己已经大彻大悟。我照着他的脸就是一巴掌。我知道他在自欺欺人，糊弄他的父母，原因只有他自己知道。起初他吓了一大跳，但马上又集中了注意力，于是我给他示范并教授了几个体式，好让他脚踏实地，回过神来。举这个例子，我并不是要建议老师打学生，或者家长打孩子。打孩子的老师或家长多半已经情绪失控了，这种暴怒是破坏性的。我的意思是我们可以表达一种义正词严的愤怒——不是自以为是的愤怒——我们可以有技巧地利用这种愤怒来帮助他人，而不是去伤害他人。我的怒气并非针对这个孩子，我生气的是他的自欺欺人。打他一巴掌是为了让他从危险的妄想中清醒过来。举个最简单也最常见的例子吧：妈妈会一把把冲向马路的孩子拽回来。这时，这位妈妈的怒气是建设性的，她可能会责备孩子，但她的目的是确保孩子明白如何保证安全。如果这个妈妈一直怒气难消，一整天都在对孩子大吼大叫，那么这种怒气就失去了建设性，因为孩子会认为妈妈生气是因为他这个人，而不是因为他做的错事。

憎　恨

憎恨及其近亲——恶意和嫉妒——同属帕坦伽利提到的六情困扰的最后一种。憎恨的破坏性到处可见，它表现为偏狭、暴力和战争。但憎恨同时也存在于我们的日常生活中，我们会诅咒别人走厄运，或者嫉妒他们所拥有的。如果别人拥有得越少，好像我们就会得到越多一样。有个故事讲的是一个农民遇到了一位伟大的魔法师，魔法师向他许诺可以实现他的任何愿望。然而，这个农民的愿望是让邻居家的牛死掉。西方的心理诊所里挤满了因为父母偏心而憎恨兄弟姐妹的成年人。这个例子告诉我们，就连父母的爱都可能是破坏性的。我们必须用智性来管理一切情感，而不仅限于负面的情感。

即便是憎恨，也有积极的一面。当我邀请一群性瘾和毒瘾患者到我家进行脱瘾治疗的时候，我恨他们的成瘾行为，我恨成瘾对他们身心的摧残、对他们生活的破坏。一个聪明的老师懂得利用自己对学生的错误的恨意来帮助学生改正和进步。缺乏安全感或者抑郁的学生一开始往往意识不到老师做法里的建设性，心里会嘀咕道："老师恨我。"但最终他们会明白"老师其实是在帮我"，前提是这名老师运用了他的智性来管理自己的情感。

116

贪婪

我这人一向食欲旺盛，激情澎湃。年轻时我经常挨饿，但有过一次"辉煌"的经历：我参加了吃加乐比大赛并赢得了冠军。加乐比是一种裹满了糖并用酥油（提纯的黄油）炸透的甜品。当年，我一口气吃下了76个加乐比。如今我依然可以保持头倒立20分钟，却恐怕再也不会去吃76个加乐比了。对生活的欲望是多么美妙啊！享受各种各样的香气、风景、美味、色彩和人生体验。你只要学会有所节制就行。生命的质量远比数量更重要。要学会汲取生活的精华，怀着敏感和欣赏，就像你轻轻地深吸一口气，去细嗅一朵花的香气。

如果说食欲旺盛是恩赐，贪婪是罪孽，那么浪费就是犯罪。我们浪费食物，浪费能量，浪费时间，浪费人生。我们通过积累财富来寻求权力，我们贪婪地寻求身外之物，我们在有限的世界里寻求无限的满足。赚一辈子都花不完的钱能延长寿命吗？囤积一柜子的食物，死了之后还有福消受吗？这一切的罪魁祸首就是小我。小我奉行的是"越多越好"的强化法则，我们会在下一章中了解更多小我的诡计。我们的地球正在这种

117

贪婪的重压下呻吟。

贪婪对世界的破坏是显而易见的，但贪婪对我们生活的破坏则较难
被察觉。贪婪的人从不满意，也从不知足。我们总害怕将来会不够用，
于是变得吝啬起来。我们看不到自己的富足，不愿慷慨地施予他人，成
了不折不扣的富乞丐，永远乞求更多。在瑜伽中，我们有意识地将自己
的需求最小化。这么做不是为了证明自己是神仙，靠几粒米就能存活。
我们最小化自己的需求，是为了尽可能破除执念，而最大化地体验满足感。
这样做可以减轻我们的贪婪。一个人眼中简单的一餐饭，在另一个人来
看就是一场盛宴。生活就是这个道理。我们对生活索取得越少，就越有
可能看到其中的富足。

当年在欧洲时，我曾受邀去给一位颇有智慧的人教授瑜伽。他的智
慧和圣洁在全世界都受到尊敬。然而，嗜好汽车是他的弱点。尽管事实
上他依靠他人的馈赠为生，但他还是欣然接受了信徒赠予的一辆双座劳
斯莱斯跑车。有人曾用这辆车载了我一程，我知道这是辆好车，但它也
相当昂贵。他的这位信徒告诉我，为了送这辆车，他把自己的房子都卖
了。我从不掩饰自己的感受，于是我告诉他，我认为他接受这份礼物是
不对的。我告诉他，我觉得棉质衬衣就很不错，而他却非要穿丝绸衬衣
才行。这并不意味着我比他更圣洁，只是我的欲求更少，也更容易知足。
后来我还看到这位颇受人尊敬的导师每天要花 2 个小时亲自擦拭他的汽
车，仅仅因为他不愿意别人碰这辆车。这个人对车的痴迷和欲念是一个
陷阱，让他变得贪婪。

然而，贪婪并不限于占有财物。我们也很容易对他人的关爱和关注
产生贪念。在这位智者收到这辆两座跑车后不久，另一名信徒又给他买
了一辆四座的奔驰跑车。这个学生极度渴望和老师更亲近一些，想着如

果车里多了两个位置，说不定这位智者开车时会想到带上他。我告诉过自己的学生，只要谁觉得自己比其他同学与我更亲近，那么这个人就是对瑜伽一无所知。我们贪婪，是因为害怕拥有的还不够——不管我们死死攥着的是钱还是爱。瑜伽教导我们要放下这些恐惧，去体会世界和内心的富足和丰盛。

请记住，瑜伽并没有要求我们禁止一切愉悦的享受。你尽可嗅闻花朵细腻的芬芳。瑜伽反对的是束缚。束缚指的是受限于那些无法摆脱的行为模式。重复会导致厌烦，厌烦最终会成为一种折磨。因此，瑜伽教导我们要时刻保持鲜活，保持纯朴，保持处子般的敏感。无论如何，像我所忠告的那样，要时刻小心贪得无厌的小我，此外还要掌握一定的技巧。屏息的目的在于调控呼吸。一旦呼吸被掌控，言语、知觉和听觉也就受到了控制。在这种状态下，意识（citta）摆脱了激情、憎恨、贪婪、情欲、傲慢和嫉妒的控制。普拉那（气息）和意识在屏息中成为一体。意识会随着呼吸波动，而屏息则让它从欲望中解脱。帕坦伽利还描述了其他方法来应对情感困扰以及我们在向内的旅程中可能遇到的其他障碍。现在，让我们来详细讨论。

关于这些内在的冲突或情感的困扰，首先要说明的一点就是，只有凭借判断力（vivecana），才能克服这些困扰。要想战胜妄想的六因或者说六情困扰，你必须使用和平之轮的六根轮辐，它们是辨别（viveka）和理智（vicara）、习练（abhyasa）和不执（vairagya）、信念（sraddha）和勇气（virya）。要把转瞬即逝的愉悦感和永恒的灵性喜乐区分开，我们需要辨别和理智。这两种能力的发展依赖于习练和不执。习练牵涉到行为净化之火（tapas），即通过瑜伽八支对心加以约束。然而，缺少了信念和勇气的习练是不完整的。除此之外，我们还要研读经典、研究自身的行为（svadhyaya）、下定决心（drdhata），并修习禅定（dhyana）。为了让心变得清明平静，我们尤其要借助调息的力量来让纷乱无常的心平静下来。

我说过，治愈我们固有缺陷的良药就在于坚持习练瑜伽八支。瑜伽的知识不能代替实践。既然困难来自我们自身，那么解决之道也在我们自身。当然，帕坦伽利以他的慈悲和智慧为我们提供了一系列具体的疗愈之法，这些方法能够以极其精微和透彻的方式修复备受困扰的意识。这些方法是精炼后的常识，其中所蕴含的健康和疗愈特质（vrttis）就像我们涂抹在皮肤上的药膏一样，能够逐渐地渗透到皮肤、肌肉、纤维当中，缓解我们内心深处的创痛。

健康的品质

帕坦伽利教我们应对情感困扰的第一条明确建议我粗略地翻译为："如果你与他人交往快乐、愉悦、无私，那么障碍就会变小。一旦你啬啬贪婪、意气用事、喜欢评判，那么障碍就会增大。"帕坦伽利所要表达的更确切的意思是：为了让意识安宁，我们必须自愿改变自己应对外在世界的行为和方式。这是为我们自己好。有一些被称为"意识的健康和疗愈特质"的疗法，能滋养我们的心，铺平我们的瑜伽之路。它们分别是：

慈（Maitri）——对快乐之人培养友善心。

悲（Karuna）——对痛苦之人培养慈悲心。

喜（Mudita）——对有德之人培养喜悦心。

舍（Upeksa）——对邪恶之人培养不为所动或中立心。

这四种疗法听上去简单老套，但实际上既微妙又深刻。记得我刚开始讨论情感困扰的时候，说它们是自然发生的缺陷，会消耗我们的能量。换句话说，能量一定要在体内诱发，并通过相应的技巧生成、储存、分配及运用，才能得到增强。然而现实中，我们像筛子一样让能量外泄。

当你嫉妒别人的幸福和好运时，你就是在泄漏你的能量。"这个幸运的人应该是我，"你会说，"凭什么他中了头彩，不是我？"羡慕、嫉妒、怨恨让一个人的内心变得贫瘠，这不仅是道德的贫乏，也是能量的泄漏。它们让你变小。当我们以他人的幸福为乐的时候，我们就是在分享整个世界的富足。当我们把自己的杯子浸入无尽之中，我们会变得富足，而无尽却分毫不减。当你凝视落日，你的内心充盈着落日之美，而落日依然美丽如初。而当你因为他人的幸福心生怨恨，你会失去自己仅有的一点幸福。

更糟的是，当你自命清高地盯着别人的缺点不放时，当你谴责和鄙夷那些恶行的受害者并因而感到优越时，你正在玩一场危险的游戏。"因为有了神的恩典，我才有今天。"这才是你该有的态度。否则，你将注定堕落。何况，花时间在责难别人上面会让你筋疲力尽。它让你的小我裹上了一层虚假傲慢的硬壳，对被你非难的人也没有丝毫帮助。对他人的痛苦心怀慈悲，而不仅仅是同情。举个例子，我们看晚间新闻时也会对他人的苦难表示出表面的同情，那只是为了让自己感觉良好而已，安抚自己的良心罢了。我们会说，"我是一个感性而有情的人"，离开了行动，这不过是一种自我沉溺罢了。

现代人有一种错觉，误把一些积极的情感——比如怜悯、同情、善意以及笼统而泛滥的好心——等同于美德。这些"柔弱"的情感只不过是一种自恋式的自我沉溺。它们往往是无力的，只是让我们在向乞丐施舍一枚硬币时自我感觉良好。它们为我们营造出健康幸福的幻象。我们应该把自己的敏感（力）用作诊断自身缺陷的工具，而不是反映我们虚荣的镜子。真正的慈悲是强大而有力的，因为它暗含着一个问题："我能帮忙做些什么？"面对垂死者和穷困的人，加尔各答的特蕾莎修女（Mother Teresa of Calcutta）心怀慈悲，而这慈悲一生都在激励着她去行动，去关爱，去充满智慧地帮助他人，带来改变。

　　积极的情感并不等同于美德。美德是英勇气概，是道德勇气，是逆境中的坚持不懈，是保护弱者免遭强者伤害，而绝不是袖手旁观的同情心。慈悲是认识到我们共享同一种本质，认识到我们彼此亲同家人。慈悲是强有力的，是着眼于实践的。我会欢迎那些酗酒者、毒瘾或性瘾者把我家当作安全港湾，直到他们的瘾症减退到可控的水平。这50多年来，我每周都会上几堂医疗课，处理一些最棘手的问题。我很高兴这些课程能让我的病人受益。同样我也为自己的受益感到很开心——让我有机会遇见并致敬每一个男人、女人和孩子内在的神性，并以开放、赋能和独创的方式去减轻他们的苦痛。同样，我们也不必为了他人的美德而自惭形秽，而是要见贤思齐。并非只有甘地那样的伟人才是贤德之人。当你目睹赢得奖杯的运动员在发表获奖感言时满怀谦逊和感恩，还对对手慷慨大度时，他的贤德之举对你而言不也是一场盛宴吗？这些疗愈人心的优良品质是稀世珍宝，它们把神的恩典带到了我们的意识和生命之中。

　　调息——我们的呼吸——也能帮上忙。通过呼气之后的屏息，我们能让自己的心和情绪镇定和平静下来。我说过，呼气能排空大脑，平复小我，让它进入沉寂的谦卑之中。当你排空大脑的时候，你也清空了记忆的毒素。在呼气和其后的屏息中，你放下了怨恨、愤怒、嫉妒和积怨。呼气是臣服和摒弃小我的神圣之举。与此同时，我们还摒弃了长期积累并紧紧依附着小我的各种私心杂念——怨恨、愤怒、悔恨、欲望、嫉妒、沮丧、狂妄和自卑，以及一切在我们的意识中制造障碍的消极心态。当小我离开的时候，这些私心杂念也随之烟消云散。当然，它们还会回来，但我们记得那种平静的体验，而这足以证明这些障碍并非不可战胜，它们可以被超越、被舍弃。说到底，这些私心杂念既不是意识的组成部分，也不会一直在那儿，它们是可被治愈的小毛病。我们的记忆里携带了太多的毒素，积累了太多的感受，它们停在那里渐渐溃烂。我们已经习惯了背负着这个情绪垃圾袋，甚至误以为这是我们性格的一部分。

有一种叫"回声"的呼气方式可以让我们更深刻地理解这一点。缓慢而完全地呼气，停顿，然后再呼气。肺部总会残留一点气，而在这些残留的气中，你能找到淤积的有毒记忆和小我。通过短暂的再次呼气，你可以排出这些渣滓，体会更深层的压力释放，体会更深入的平静和空寂。在吸气中，我们体验到完满的"我"，满注人类之潜能，就像盈满的杯子被高高举起，去敬奉宇宙之神。在呼气中，我们体验到空的"我"，神圣的空，圆满而完美的"无"，一种不同于生命终结的死亡。试试吧。缓慢而完全地呼气，停顿，然后再次呼气。

有个实例能够说明呼气如何帮我们平静情感困扰，克服内心痛苦。当某人听到一条令人震惊的新闻或者噩耗时，我们经常对他说："深呼吸。"这么做的意义在于，深吸气会产生一次深入、彻底的呼气，恰恰是这个呼气能如你所愿，帮助平复和安抚这个受到困扰的人。

帕坦伽利建议的另一种疗愈方法是观想一件有助于保持心定神静的实物。从瑜伽的角度看，这个技巧应该被看作是一种疗愈性的冥想练习。我想举几个瑜伽以外的例子，好让你更清楚这个技巧的原理。当你卧病在床感觉糟糕透顶的时候，如果你正好读到一本严肃有趣、引人入胜的好书，读书时候的聚精会神会让你的心变得安和，把你从病痛的折磨中暂时解脱出来，这有助于你的痊愈。所有疾病都让人破碎不全，所以，无论如何整合即疗愈。瑜伽的公理是，疾病的源头在意识之中。自我修养确实只能从全然的专注开始，因此任何促进专注、内省、凝神的活动都会开始疗愈破碎、失衡的自我。

更进一步的疗法是凝视无苦（sorrowless）的内在之光。不过，这种形式的冥想几乎会自发出现在病危者身上。病患在剧烈的痛苦中见到了自己的归处，这让他们释怀与和解。

还有一种疗法，就是去观想圣人或觉悟的智者。在现代西方文化中，用这种办法治疗疾病或痛苦可能显得有些怪异。然而直到近代以前，西方的病人能获得的唯一帮助就是向卢德圣母（Bernadette of Lourdes）那样的圣人祈祷和奉献。尽管各地的文化各不相同，但这里却蕴含着一种普世长存的智慧。当我们冥想那些具有超凡品质、让我们倾慕不已的人物时，我们也就离那些品质更近了一些。

最后一项疗愈建议是在清醒之时回忆平静、无梦或有梦的睡眠。所有这些建议的关键在于，它们都是某种形式的自我暗示。选择一个吉祥的对象进行观想，这个对象比我们此时的状态更平和、更宁静、更持久、更高尚。而通过观想，我们的心会更接近那个平和平静的状态。

随着我们开始收摄小我（ego），不再执迷于那些困扰我们的情感，并用那些疗愈特质来安抚我们的心和头脑，我们也就开始从生活的各种变化中撤离。这种向内收摄被称为"摄感"（Pratyahara）。它是体验内在安宁的重要一步。

摄　感

　　前面我们探讨了调息，这是瑜伽之花的第四瓣。我们看到，它创造能量，净化身体、器官及其功能。它甚至还能安抚六大情感困扰。我还提到过，当我们将注意力完全转向呼吸的内在运动时，我们的感官就失去了对外在世界的敏锐度。这就像当我们专心致志地在写学校作文或大学论文时，我们甚至连街上施工的噪声都听不到了。尽管体式习练能让心瞥见身体的内在，但只有通过调息，习练者才开始学习将感官和心从外部对象中撤离出来，由此把觉知和能量投向内在。这个过程与你在办公室忙乱的一天正好相反。

　　瑜伽的第五支摄感（pratyahara）是这个过程的延续和强化，它让习练者掌控心和感官。我说过，对初学者而言，努力的汗水比向核心的渗透更重要。我也说过，在调息中，向内渗透积聚着动能，我称其为转折点。同样，摄感被认为是瑜伽之路上的转折或枢纽，需要习练者以不执（vairagya）的审慎来匹配和平衡习练（abhyasa）所创造的能量。习练会产生一股离心力，一种不断旋转和扩张的能量。这种不断旋转的强大能量一旦失控，就会带来麻烦。军事训练也是同样的道理，这也是为什么休假的士兵和上岸的水手常常惹祸的原因。如果说军队纪律和荣誉是士兵的安全保障，那么不执就是瑜伽习练者的纪律保障。不执是一股向心力，它带着一种不可动摇的决心，将我们已经获得的力量和能力重新投入到寻找存在核心的过程中。这种主动的自律就是摄感的任务。对于已经通过瑜伽强健了身体和精神的习练者来说，一旦摄感缺失，那么所有努力就会被浪费，而被外在世界更多的关注和吸引所迷惑。

　　在梵文中，pratyahara 的字面意义是"引至相反的方向"。正常情况下，感官的正常运动是当与外在对象相接触时会向外流动，识别其为何物，并借由思想解读。这些想法无非是"获取（我要）""拒绝（我不要）"或"不作为（我什么也做不了）"。比如，同样是下雨，在不同的情形中，会引发上述三种截然不同的反应。摄感暗示着要反其道而行之，暗示着一场困难的回撤，因此摄感常常被比作一只正把脑袋、尾巴和四只脚缩回壳里的乌龟。瑜伽士只是观察到这个事实。他也许会想或说："下雨了。"但他没有掺杂任何欲望或者评判。

　　你要明白这有多难，只需要出去散个步，同时试着不评论、不判断甚至不识别你看到、听到或嗅到的一切。看到一辆摩托车，你会发现"新""帅气""贵"或"招摇"这些词会不请自来地跳入你的脑海。哪怕走在乡间的小路上，尽管你尽量不让自己说出"漂亮"或"可爱"这类的评语，但你几乎没法不去识别柚木树、樱桃树、紫罗兰、木槿、荆棘丛等这些眼前的景致。这种难以遏制的分类和命名冲动恰恰说明了人类总是在心向外地接触事物。人类的天性从来不是彬彬有礼接纳的。我们不会等着日落景象来到我们面前，再用柔和而接纳的目光问候它。相反，我们会眼神刚硬、闪烁和贪婪，仿佛生命是一场永不落幕的购物狂欢。吊诡的是，正是我们想要借由描述、解读和消费来控制的欲望，剥夺了

127

我们人生大部分的香气、味道和美。这种让我们收摄感官并控制嘈杂心的能力听上去像是有些煞风景，但事实上它让我们找回最初的风味、触感和发现，而这些都和童年的天真与新鲜联系在一起。这就是"少即是多"的真实例证，而过度放纵只能令感官疲劳和钝化。

　　在瑜伽中，摄感的目的是让心"止语"，这样我们才能专注。只要感官还在为了满足自身而纠缠着我们，那么我们永远得不到与自我（或者从我们的向内之旅的角度看，应该说"真我"）相处的片刻时光。不执的学习需要一段漫长而耐心的学徒期。有个聪明人曾经戏言道，摆脱诱惑的唯一方法是向它屈服。理论上，我们都明白这个说法的谬误，然而只是避免屈服于欲望并不能让欲望消失。大多数人自欺欺人地以为，我们只要有相当的自控力，就能征服欲望。这实在是一厢情愿。消除恶习让我们朝美德前进了一步，但并不等于美德。瑜伽认为美德或良知的器官在心脏，心必须是纯净的。比如，年老或许会减弱人们为恶的能力，但内心的邪念和恶意却不会减弱。在战场上冲锋陷阵的可能是年轻小伙，但挑起战事的却是一帮老家伙。

　　即使归隐到喜马拉雅的山洞里也不会令欲望消失。还差得远。这只是让欲望的满足变得极为困难而已。独居以及简朴的生活的确能让人们意识到欲望本身是一种精神现象，不管感官满足的对象是否在眼前触手可及。早期的基督教圣人圣安东尼在埃及的沙漠中经受了巨大的诱惑。这些诱惑折磨着他。他通过苦行来直面欲望的根源。这种极端的苦行在印度一向很常见。帕坦伽利认识到，爬得越高，跌得越惨。对于高级修行者而言，即便诱惑之大宛如天神下凡，他也不得有半点惊讶，更不能有丝毫迷恋。海妖塞壬不会轻易停下诱惑的歌声。越接近胜利，战争越残酷。被贪婪豢养的感官终究难逃消化不良之苦。因此我们要令感官"禁食"，使它们恢复活力。这样我们就能驯服感官和心，增强它们内在的品质。这个办法不走极端，所以不会有反弹。在呼吸的帮助下，感官渐次向内收摄归藏，心渐次安定，让习练者为专注和禅定做好准备。归藏的意思是"转而向内"。这并非分裂。一个学生曾经念诵了这样一句诗："仿若玫瑰花瓣合拢，重新归于蓓蕾。"这是对摄感恰如其分的描述。

因此，呼吸变得至关重要。意识（citta）与生命能量（prana）始终联结。意识专注在哪里，哪里就一定有生命能量，你将生命能量导向哪里，意识也必然跟随而至。意识被两股强大的力量推动着，其一是生命能量（prana），其二是欲望（vasana）。哪股力量更强大，意识就听谁指挥。如果普拉那占了优势，欲望就得到控制，感官就被抑制，心就平静下来。如果欲望占了上风，呼吸就变得不均匀，心也就被扰动。这些都是你可以直接观察到的现象，就像你在体式中会注意保持正确的位置和平衡一样，这就是为什么瑜伽习练会带来自我的知识（svadhyaya），自我的知识就是从这里来的。不经过自我的知识，你不可能获得关于神圣真我的知识。习练就是你的实验室，你的方法必须变得更有渗透性，更具经验性。无论你在做体式还是调息，身体的觉知应当向外扩展，但你的感官、心以及智性则应该向内收束。

这就是摄感。在摄感中，持续的习练和自我的知识融为一体。传统上，自我的知识始于研读经典，参透其中的真意，并在生活中印证其真谛。此外，还包括接受智者或古鲁的指导。自我的知识会随着体式和调息习练对自我的修养而不断延续和深化，因为在这两项习练中，习练者必须敏锐地查证行动的差别并做出调整。接下来，习练者将学习观察心以及心的运动，最终让它稳定并安静下来。然而即使到了这个阶段，也仍然有危险，因为当心和感官被控制之后，小我自己会像眼镜蛇一样昂起头，咝咝吐信儿。小我会因为能够控制心而膨胀甚至陶醉。只有瑜伽修习的下一支专注（dharana）所带来的知识才是真正的智慧。我会在第五章加以讨论。

我之前说过，人类的生活极大地依赖于交换——我们交换劳动、金钱、货物、情感和爱。我们内在也有类似的交换系统。你可以用现代术语将这种内在的合作形式描述为一种反馈系统，或者是层与层之间的相互渗透，抑或是身体系统之间的相互支持与依赖。整个身体——我们在第三章称其为粗身鞘——实际上也被能量和心（第二鞘和第三鞘）所渗透。这三鞘都依赖于我们摄入的食物和水，以及吸入的空气。就拿肝脏来说吧，它是我们赖以生存的器官，所以我们用食物来滋养它，也用生命能量普拉那来充实它，前提是我们通过延展、收缩和倒立的习练对它进行了恰当的控制。然而如果没有心的参与，这种令人恢复活力的行动就不可能发生。一旦我们用心的力量去行动，那么血液循环的通道也会发生变化。在生命能量的作用下，甚至连血液的化学性质都会改变。所以，别以为体式只和粗身鞘有关。在体式中，粗身鞘、能量鞘和心意鞘这三鞘全都参与了。

瑜伽的技巧让你有机会捕捉外界和内在的能量，并把能量用在个人的演化上。体式习练清洁了内在通道，让生命能量能畅通无阻地自由流动。如果神经被压力所侵蚀和阻塞，生命能量又怎么能循环呢？体式和调息的习练消除了身心之间的阻隔，让它们可以携手驱散黑暗和无明。可以说，是体式习练打开了通往完美的大门。它打破了内在身体的僵硬，让没有节律的呼吸开始变得有节律，变得深入、缓慢并让人平静下来。反过来，调息又让发热的大脑变得清明和平静，为推理和清晰的思想开路。同时，调息还升华了心，让它走向禅定。

持续地修习调息把人们从恐惧中解脱出来，甚至可以摆脱对死亡的恐惧。一旦身体有了焦虑，大脑就会紧缩。而大脑一旦放松并排空，它就会放下恐惧和欲望。这时候，它就既不耽于过去，也不幻想未来，而只处于当下。自由意味着摆脱恐惧和欲望的桎梏。人一旦自由了，就不再焦虑和紧张。这意味着神经没有了压力，压力也无法通过神经进而压迫无意识心。神经系统内层的紧张一旦被消除，就转而进入了一种自由的状态。当我们观察摄感的时候，我们会发现自由让我们有了选择——是依然故我，被外力和快感所驱使；还是转向内在，运用温柔的力量来寻找真我？

　　年轻的时候我住在普纳，经常听到当地的基督教群体唱一首赞美诗："如同因为奔跑而发热的雄鹿渴望凉爽的溪流，主啊，我的灵魂渴望着你，还有你永恒的恩典。"这段话也能形容瑜伽士对于摄感的渴求和向往。

　　很多人问我，调息对呼吸的控制能否延缓衰老。为何要为此烦恼呢？死亡是注定的，让它该来就来。你只要做好自己的事情。灵魂没有年龄。灵魂不会死，死去的只是身体。不过，我们也决不能忽略身体，它是我们必须爱护和培育的花园。下一章我们要讨论心，你会发现即便精微如心，也要依赖健康和能量，而健康和能量的源头正是身体这座花园。

　　普拉那是宇宙伟大的生命力。我们所有人的内在都有个见证者，我们称其为观者或灵魂。这个观者，如果要留在身体里，也得依赖呼吸。灵魂和呼吸一起随着我们出生而到来，也一起随着我们死亡而离去。《奥义书》说，它们是生命中唯一不可或缺的。这是真的，因为我想起了一位老人家，他坐在普纳的主街上擦了30多年鞋。他重度残疾，不得已用干枯的木棍代替双腿，并且成天跪坐在一台小小的木板推车上。年轻的时候，他一度贫困潦倒，陷入了绝望，活下去似乎都成了一种奢望。后来有一天他开始擦鞋。他的胸肺相对健康，日复一日，他的手臂也变得强壮。最后，他不仅成为城里最棒的擦鞋匠，还赢得了所有路人的尊重和友情。报纸上登载了关于他的报道。他甚至还找到了一位合适的妻子安度晚年。他唯一拥有的只是坚实的胸肺、生命能量、清亮而智慧的眼神（反映出他内在的观者），以及一套擦鞋工具。《奥义书》说得对。仅仅凭借呼吸、灵魂和勇气，这个人过上了值得赞颂的生活。

因此，人们之所以不能过上同样令人钦佩的生活，往往是因为内心嘈杂的声音总在喋喋不休地数落那些早就过时的怀疑和绝望。我们的心的确是神的世界里最伟大的作品，然而它又是那么容易迷失方向，惊慌失措。我们会在下一章初步探索心的运作方式，以及学会通过理解和再学习的方法修养意识，这是我们解脱的关键。

第四章　清明——心意鞘

如果你不懂心和人类意识的基本运作机制，就不可能体验到内在的平和与自由。我们的一切行动，无论建设性的还是破坏性的，都受到我们内心想法（心念）的左右。通过理解思维运作的方式，我们揭示了人类心理的真正奥秘。一旦我们对自己的心有了正确的感知和理解，我们就可以穿透幻相的迷雾，走进光明和智慧的晴天，解脱之门就此敞开。因此，对心和意识的研究是瑜伽的核心所在。

　　显然，心与意识涉及人类存在的每个层面。然而，考虑到心与意识之精微，瑜伽勾画的人性蓝图将它们分别安置于身体的第三鞘和第四鞘。瑜伽士认为心意鞘不同于智性鞘，前者是人们生活中各种念头不断生成的地方，而后者则是智性和辨别力所在之地。本章将对心意鞘展开详细讨论，并探讨具有思维的大脑、记忆、小我和感官觉知如何共同影响我们的生活，无论其影响是好是坏。我还将介绍瑜伽对智性的定义，即通过审慎的辨别和意志力的运用作出自觉（self-aware）的选择。不过，在下一章我还会再详述智性和智慧的话题。正是通过这种智性，我们才得以开启身心的转变，把自己从根深蒂固的行为模式中解放出来，逐渐走向光明和自由。然而，要想发展出智性，我们必须先弄清楚为何我们经常陷入缺乏智性的贸然行动当中。

帕坦伽利在《瑜伽经》中选择把修行成败背后的心和意识机制，作为瑜伽哲学和实践的核心主题。事实上，这位瑜伽行者认为，实践和哲学密不可分。帕坦伽利的首句经文就说："现在，我将呈现的是道德行为的纪律规范，此为瑜伽。"换句话说，瑜伽讲的是你要做的事。那么要做什么事呢？第二句经文告诉我们："瑜伽是让意识波动止息的过程。"我们在瑜伽中所做的一切都是为了达成这个异常艰难的任务。帕坦伽利说，达成了此任务，瑜伽的目标和果实便尽在掌握了。

我这一生的工作就是在向大家展示，对于瑜伽修习者来说，从第一堂瑜伽课上的第一个体式山式开始，他就已经踏上完成这项任务的旅程。如果这个修习者能够修习不辍，精益求精，日渐强健和清明，从最初的习练就保持穿透，那么瑜伽所提供的体式和呼吸技巧一定会引导他最终达成帕坦伽利所设定的伟大目标。然而，对我们即将要做的事建立一种概念性的理解，也十分重要，但我们不能用理解概念代替实践。对概念的理解只是实践的辅助，这就好比建筑设计图不等于建筑本身，但缺少了设计图这个重要元素，房子也无从造起。

瑜伽对心和意识有着精确的定义，而我们所用的英语词汇并非总能精准地反映梵文的含义。对此，我会在行文中一一解释。简单来说，英文中经常把心（mind）和意识（consciousness）当作同义词混用。但在梵文的精确含义中，心被描述成意识的一个方面或者部分。心构成契塔（citta，即意识）的外层，就像肌肉和骨骼组成了身体的外层，包裹着内层的关键器官、循环系统和呼吸系统。意识则指的是我们"觉"的能力，它既包括对外在的"觉"，也包括对内在的"觉"，而后者又称为自觉。可以把意识比作一片湖泊，纯净的湖水既倒映着周围的美景（外在），又清澈见底（内在）。同样，纯净的心能反映出周围世界的美，当心静止时，它还能映照出大我（Self）或灵魂之美。但我们都清楚淤塞和污染会让湖水浑浊，因此，就像要保持湖水纯净那样，瑜伽的任务就是要净化和平复那些干扰意识的心念之波动。

那么，帕坦伽利所说的心念之波动指的又是什么呢？在湖泊的意象中，它们就是湖面的波浪涟漪，以及湖水深处的暗流和涌动。我们都知道古怪的念头会吹皱我们心之湖面，"哦，我忘了买胡萝卜了"或者"我老板不喜欢我"。我们注意到外界的干扰总会带来内心的烦恼，"他们的闲聊让我根本无法专心"。用瑜伽的话来讲，那些闲聊，不管是旁人的絮叨，还是自己的碎语，都是一圈圈让人分心的涟漪。同样，我们的欲望、厌恶、嫉妒、怀疑和恐惧也会从心和意识的湖底喷发而出，涌向表面。来自记忆的念头是一种类型的波浪，睡眠或白日梦则是另一种，就连"无知"（无明或不知道）都可以被认为是某种意识波动。我们稍后会讨论这些问题，重点在于，有太多的力在持续不断地搅动着这湖，让湖水变得浑浊，扰动着湖面。这意味着，要将心和意识之湖恢复澄澈，如水晶般平静透明，这是一桩非同小可的任务。因此，我们首先应该仔细研究自己的意识，看看它由哪些元素构成，并分析这些元素是如何协同工作的。

意识的内在运作

随便走进任何一家书店，你都会看到一排排的书架上摆满了各种自助、个人成长、心理学、灵修道路之类的书籍，却没有几本书能回答人类困境中永恒的核心问题，即我们的心或意识的问题——不仅是关于意识的本质，更重要的是阐明我们的心是如何运作的。

想想有这样一本汽车说明书，其中事无巨细、不厌其烦地罗列出汽车的车身、风格、颜色、加速度、舒适度、安全性能等，却对内燃发动机的工作原理避而不谈。没有人可以凭借这样的说明书去了解汽车的运作，至于保养和修理则更是无从谈起。幸亏我们能把车送去修理厂，懂行的人会修好发动机。然而，我们该把自己的心送去哪里修理呢？我们可以咨询心理医生，但最终我们还是不得不自己"修理"自己的心。

瑜伽给我们提供了非常实用的办法，来解决那些让大多数人深受折磨的心灵问题。不过，我们首先应该理解瑜伽哲学关于意识的简单描述。

这里我故意提到哲学这个词，并且有意将其和"简单"放在同一句话里。我们通常有一种印象，认为哲学（其字面意思是"爱智慧"）必然是复杂又理论性的，而且很可能还是难以理解的，仿佛唯有如此方才配得上"哲学"二字。瑜伽哲学却选择了截然不同的卓越标准：直接、实用——最重要的是——当下即用。

瑜伽区分了意识（citta）的三个组成部分。它们是心（manas），小我（ahamkara）以及智性（buddhi）。前面说过，心构成了意识的最外层。心的特点是变化无常、不稳定，没有能力做出有效的抉择。心不会区分好坏对错，也无法明辨是非善恶。辨别是智性的职责。智性构成了意识的内层，而小我则处在意识的最内层。ahamkara的字面意思是"我相"，它表现为我们的个性，并假装真正大我（Self）的身份出现。它是我们意识中追逐各种诱惑的部分。意识中任意一层的活跃都会造成这一层自身的扩张，并导致其他两层的收缩。瑜伽描述了这三部分的相互关系和相应的比例，并解释了它们在遭遇外部世界时如何反应。当然，它们无时无刻不在反应着。瑜伽指出，我们通常是如何通过形成根深蒂固的行为模式来应对外部世界，这注定我们要无休止地重复相同的事件，尽管表面看来，每次事件的形式和组合不尽相同。任何人翻翻历史，或是听听新闻中的灾难和战争都能得出这一结论。人类难道从来不会吸取教训吗？我们怒问。所谓历史性的改变无非是在杀戮时把石头、棍棒变成了刀剑，再演变成枪炮与核武器，这种改变并非真正的改变，更谈不上进化。不变的是杀戮，杀戮手段的改变不过是技术创新或"聪明反被聪明误"的结果。

"聪明"一词暗指一种可指数级增长的技术上的才能和机敏，而"智性"指的是视见（心像）清明，就像澄澈的湖水，不加扭曲地反映出周遭的一切。

138

无论如何，我们都还有机会去打破过去的牢笼，训练自己去控制自身的反应机制，不再重复固有的模式。新的事物真的能够发生，真正的改变也确实会到来。那曙光般的清明，其实正是瑜伽之路。

　　我刚刚描述的演化过程可以被单独总结为："得到更多真正渴望的东西，少一些不想要的。"然而，困难在于如何区分这二者，并据此采取行动。这就导致一个悖论：为了训练自己实现这个目的，一开始我们不得不多做一些自己不想做的事，少做一些我们以为自己想做的事。瑜伽将其称为 tapas，我把它翻译成"持续而有勇气的习练"。法国哲学家笛卡尔说过，幸福不在于得到我们以为会让自己幸福的东西，而在于学着喜爱我们不得不做的事。下次当你等候晚点的火车或者在饭后洗盘子的时候，你可以试试看。

　　如果你想学修汽车，你得首先弄懂各个部件。同样，现在我们必须讨论意识的三个组成部分，并且仔细研读瑜伽给出的关于人类状况的说明书。

　　瑜伽哲学区分了意识的三个主要组成部分，视其为自然演化的结果。我们都惊叹于大自然长期演化而来的纷繁复杂——与其余四指相对的拇指、鱼或鹰的眼睛、蛙的变态发育、鸟的羽翼、蝙蝠的雷达，或者在更精微的层面，我们自身的语言或语法能力，被硬件编码于每一个健康人的脑细胞中。瑜伽要求我们去关注意识演化中不断展开的更精微的复杂性——比如心、我相和智性，还要求我们去追问它们是什么，以及它们如何运作。心负责处理我们的念头和生活体验。我相让我们能够区分自己和他人，无论这个他人是自己的母亲，还是公交车上邻座的陌生人。我相可能最接近西方心理学中小我（ego）的概念。在这个我相或小我以及心的精神活动之外，我们还有智性，它帮助我们进行辨别，

做出抉择。意识由这三部分组成，但又大于三者之和。[1] 现在让我们
一一细说。

---

①在普尚（Prashantji）的课堂中，先生经常讲到"揉和"（Kneaded）这一概念，
在瑜伽体式习练中，我们首先要调动身、心和呼吸这三重工具，让此三者连接、整合、
揉和化一，形成第四种工具，联合的身心与呼吸。就好像用面粉、水和油和面一样，
经过手对这三种材料的揉和过程，形成了面团，面团由面粉、水和油组成，但又不同
于此三种原材料，形成了第四种状态。在瑜伽习练中，这第四种状态（联合）的作用
和功能是大于分离状态的原材料之和的。——译者注

心：人类电脑

在瑜伽的理解中，心（manas）既是实在的，又是精微的。心遍布周身，从向外连接五感（色、香、触、声和味）的大脑皮层和脊髓神经系统出发，延伸至五大行动器官（手、足、舌、生殖器官和排泄器官）。心从五感得到大部分信息，又控制着行动器官，并通过这些器官行动。因此，心又被称为第十一感。心既能感知，又能付诸行动。心是计算机，又是信息存储器和过滤器，就好比你桌上电脑的中央处理器（CPU）。心向外应对外部世界，处理诸如"我膝盖好疼""我闻到了灶上晚餐的味道""这电影有点意思"或者"我忘了做作业"之类日常琐事。心包含了各种禀赋机制，让我们在音乐上表现出色，在数学上一塌糊涂，在工具间里得心应手，或者在绘画上天赋异禀。但这些天赋在人群中的分配却并不平均，尽管所有的能力都能得到提升；不过一个禀赋平平的音乐家再怎么习练也成不了耶胡迪·梅纽因。在大脑和感官中存在着这些禀赋所对应的物质实体，器质性的意外伤害会毁坏这些禀赋，比如头部受到撞击，疾病，或者衰老或不健康的生活方式导致的健康恶化。如果我们死去，心本身及其作为会同我们一起死去。我们通过心去参与、体验、感知和解读这

141

个世界。我们用感官感知，用心想象和构想。我们能在多大程度上享受生命的馈赠，这取决于心和感官的健康与活力。

心首先是聪明伶俐的。有人说心伶俐得像一群猴子，像猴子般一刻不停地从一个树枝跳到另一个树枝，心也从一个对象跳到另一个对象，从一个念头转到另一个念头。心是个人的、活跃的、向外看的和易灭的。心善于过滤和整理，却不善于抉择。

记忆是心的一个方面，没有记忆，人就无法正常生活。记忆把人的经验和感受的印记储存在意识的结构中。在这个过程中，心可以提议取舍，比如"我喜欢蓝色、淡紫色、橙色和粉色的衬衫，但请记住：蓝色最适合我"。心无法做出真正的选择。所谓消费者的选择，其实只是心在记忆仓库的预设中进行挑选。它提供的不过是自由的幻觉。因为真正的选择——是否消费——已经完成。心单凭自己根本无法思考这样的问题："这件衬衫我买得起吗？"或者"我需要再买一件吗？"心只能给出买哪一件的偏好，却回答不了二元的问题，比如"我到底要不要买一件新衬衫？"心可以感受和理解——色、香、触、声、味，然而一旦失去了储藏过去印记的仓库，它就什么都做不了。因此，当你让一个孩子去把红色挑出来的时候，他参考的是记忆印刻在其意识之布上的红色印记。

上述机制有一个十分合理的历史原因。心，所有人的心，无论聪明还是呆钝，都配备了一项单纯而本能的生存工具，那就是"追求愉悦，避免痛苦"。这让我们不会再次犯下把手伸进火里的错误，也不会一再徒劳地试图用海水来解渴。"糟糕"意味着危险，而"真棒"或"愉悦"则相反。趋利避害是一种生存优势，最佳的例证就是性行为。假如性活动不令人愉悦，那么它就既不能促进基因的传播也不利于物种的繁殖。

拿野生动物来说，这种机制几乎总是有利于它们的生存。棕熊会趁着秋天大马哈鱼洄游之际纵情享受饕餮之乐，吞下一条又一条大马哈鱼，因为它需要补充更多的脂肪，以度过即将到来的冬眠。对棕熊来说，暴食远非人类七宗罪中的贪吃，反而是一种不可或缺的美德。但是对于离自然越来越疏远的人类来说，我们的情况和野外的棕熊可以类比吗？把棕熊换成人类，把大马哈鱼换成垃圾食品，人类的暴饮暴食是否可能也体现了某种生存优势呢？如果是的话，我们在40岁的时候就会纷纷死于动脉栓塞，这可谈不上什么生存优势。在个体层面上，支配着鸟类、棕熊、蝙蝠或人类大脑的这套趋利避害系统，已经不再像在演化早期或更自然的生活方式中那样明显对我们有利了。

换句话说，我们的大脑中有一些先天的设置，它们在久远的过去运作完好，如今却不再像以前那样令人受益了。对此，一个可能的原因在于生活情境的变化。动物只关注"短期效益"，因为它们的行为后果，无论好坏，都会在短时间内呈现。一只决定尝试垃圾食品的瞪羚很快就会成为狮子的午餐。

但对于人类来说，行为与后果之间或者因果之间的延迟变得越来越长。没有任何一种动物会在春天播种，然后足足等待6个月之后才去收割，再把收获的粮食存储起来，以备接下来一年的享用。这个周期好长。当我们告诫孩子要努力学习通过考试的时候，我们知道考试的结果或许会彻底改变他的人生，其影响可以一直绵延到70年后他生命的终点。然而，孩子的感受却是"我讨厌数学，我想看电视"。这不，我们又回到趋利避害和人类固有的心理偏好上来了。这就是关注"长期效益"带来的问题，瑜伽早在2000多年前就已经认识到了这一点。如果行为的恶果没有马上出现以作震慑，或者事情的益处没有很快体现以作鼓励，我们的感受和行为更容易像孩子一般。我们寻求的是即时的满足。

以疾病为例。直到近些年，人类健康的最大威胁还是霍乱与伤寒这类的疾病。它们发作迅速：周一喝了受污染的脏水，周二就病倒，周三即宣告死亡。一旦意识到脏水和疾病的关联，经由智性，我们很快就学会了净化水源。当人们能迅速找到事物之间显而易见的关系时，很快就能改正错误。如果你的大拇指不小心被锤子砸到了，任谁也无法说服你将疼痛归结到其他原因上。下次你自然会多加小心。

但是现在祸害人类的那些疾病呢？它们不都是需要漫长的周期才会逐渐发作和恶化吗？这类慢性病的防范治疗不正是我们面临的重大挑战吗？

我们几乎都认识到癌症、心脏病和关节炎这样的疾病跟我们的生活方式有关，但疾病的发生过程如此漫长，而灾难性的后果又是如此遥远，因此我们发现要下定决心改正不良的生活习惯竟是如此困难，即使在某个层面上我们其实在渴望着改变。

比如艾滋病，在它刚开始流行的时候，我就已经在医疗课上治疗过许多艾滋病人，所以我非常了解艾滋病和它逐渐吞噬生命的特点。如果死亡会在人们感染病毒的第二天就接踵而至，那么艾滋病绝不会流行。人人都会避开有风险或危害的行为。但正是因为疾病要等到五年、十年甚至十五年之后才会发作，满足眼前快感的诱惑对于很多人来说就太无法抗拒了。我们发现，改变自己的行为模式是如此困难，无论它们多么具有毁灭性。这是心、感官、行为器官与外在环境共同作用的本质决定的。

这些行为冲动看起来似乎是无法逃离的，然而我们很快将会看到，通过瑜伽带来的对意识的理解，以及通过瑜伽修习所获得的自我管理，我们有可能达成持续渐进的身心重塑和转变。

当我们说心和感官天生的偏见经常对我们不利时，我们绝不是要声讨我们所拥有的这一神奇的机制。我们只是必须认识到它是多么迅速、多么强大、多么狡猾，就像一匹脱缰的野马。它告诉我们"火会烫手""米饭好吃"，这些信息已经被证明对于人类的生存是必不可少的，今天依然如此。中国哲学家老子说人要自知、知善、知止。瑜伽就是为了帮助我们达到这些目标。发展原子能就是在地球上复制太阳之火。我们的确需要足够的热量。但是，当我们看到人们在核扩散面前惊恐万状的时候，我们不禁要问，我们真的知道何为适可而止吗？米饭是好的，饱腹也是人所渴望的。然而，我们的肚子真的应该一天 24 小时都是饱的吗？我们真的想让"越多越好"成为人类种族的墓志铭吗？

我们的个体生活经常在两类行为之间犯难。第一类：在当下做些让自己愉悦的事，然后将来不知道哪天就会有糟心事出现。如果经常这样做，糟心事就会以"利滚利"的方式不期而至。你可以把这类行为称作"从第一次宿醉到肝硬化"。第二类：现在去做一些不情愿的事情（例如关掉电视去做数学作业，或者早起一个小时习练一些瑜伽体式），等到以后再获益。经常这样做，未来的收获也将是"利滚利"的。最初的作为或不作为与其后果之间的延迟越久，人们就越容易陷入逃避、自欺、贪于安逸、逐渐沉沦。所以关键在于诚实，否则"自知"便是空话，也就无法"知善"和"知止"。

现在，让我们把心或大脑——信息和经验的收集者和储存者，也是世界的探索者——放在一边，来探究一下意识的第二个要素。

我相：小我之相

　　我相指的是我们对"自我"或"我"的个体意识与认同，意识到并认可自己的独特性以及自己与他人的不同，感受到自己与他人的隔离，并在某种意义上觉得自己处于世界万物的中心，而除了自己之外的所有事物都包含了某种"非我"的成分。这种与我有别的"非我"并不是一成不变的，就像我相一样。事实上，正如我相的梵文"ahamkara"一词所传达的那样，小我总在持续地变化，不断地收缩和扩张，这正是小我的一个面相。深邃的夜空或许让我们觉得渺小而孤独，而壮丽的日出又让我们感到融入广大的整体存在，被慈悲的宇宙关爱着。换个情境，或许群星与黑暗又把我们带到体悟"无尽"本身的边缘，而那里正是我们所有希望和恐惧的源头。所以，我与非我之间的关系是流动的，时远时近。这一刻，我们和他人如此亲近；而下一刻，同样这些人似乎又成了我们的敌人。然而，每次说"我"的时候，我们感受到内在有某种坚硬而整体的实在，犹如一尊巨大的石像。

　　不管"我"的样子如何，也无论我们怎样卸下心防，融入他人，在我们的正常意识中依然存在自己和他人的界限。哪怕沉浸在自然之美的狂喜之中，我们还是知道自己并不是那炫目的落日。我们纵然钦慕自然之美，却不能与之融为一体。

早期的瑜伽哲人认为，"我"与"非我"之间存在着一片灰色地带，可以是"我"，也可以是"非我"，又或者二者皆是，这是作为自我认知的"我"与外部世界交互的界面。这个灰色地带就是我们的身体。瑜伽以及其他类型的修行之所以如此关注身体，恰是因为身体处在一个矛盾的位置上。我们死去时无法将身体带走，活着时却一刻也离不开它。如果死时我不能将它带走，那它怎么可能真的是我呢？既然身体终将在死亡面前背离我，那么我又何必费心照料它？可如果我对它不管不顾，我的生命便开始渐渐枯萎，经验到一场提前到来的缓慢死亡。瑜伽把身体称作"灵魂之载体"，虽然俗话说得好，没人愿意清洗租来的车，但瑜伽指出，我们必须照料好这个可怜的载体，从健康到心到小我再到灵魂，面面俱到，这符合我们的最高利益。在瑜伽中，身体的谜题是解开人类存在之谜的起点。

每个人拥有单独"我相"的意义是什么呢？我们能否像割掉阑尾一样去除它？为什么这种演化性状或多或少地存在于整个动物界？为什么它在人类中尤为突出？

对此，最自然的答案就是，单独的身体需要单独的意识。设想一辆车配备了两个独立的方向盘和两个司机，它永远也无法上路。每具独立活动的身体都需要一个单独的"我"，通过心、感官和身体，与环境建立联系，从环境中获取食物、空气和水。既然每个生物体之间都有着或微小或巨大的差异，那么懂得自己的独特之处的同时，也要能识别其他生物体的差异。在最基本的层面上，两性繁殖的人类需要能够辨别男女，

147

而靠风传粉的花就不需要这种能力。这个世界上或许不存在两粒一模一样的沙子，然而既然沙子不需要依据自己的主观意志去移动、觅食或繁殖，那么它们最不需要的就是高度发达的小我。

前面说过，我相是流动的。当我们投身于伟大的理想或事业时，作为"粉丝"支持奥运赛场上的国家队时，我们会融入一个更大的身份认同当中，并在那一刻放下了个体小我的负担。但这种集体认同既不充分，又十分短暂，它其实仍然是关于"我"的意识，充其量不过是原初的"一"（元一）的拙劣替代品。

我们的"我性"（I-ness）是一种自我身份的认同。我们都需要在某种程度上认同自己的独特性，才能维持生理和精神上的健全。这是有益的。可是既然如此，为什么"小我"或"小我中心"之类的词却带有如此消极的含义呢？

这是因为在我相的表面覆盖着一层强力胶水，各种记忆、财产、欲望、经验、依恋、成就、观点和偏见紧紧地黏附在"我"之上，就像附着在船壳上的藤壶。我相通过心和感官接触外在世界，这种接触所带来的一切财富、荣耀和苦难都会——回传给小我。小我把它们累积起来，并宣称："这一切就是我。"我的成功、我的妻子、我的车子、我的工作、我的悲哀、我的愿望，我的、我的，都是我的。这种单一的身份认同很容易让"小我"患上象皮病的症状：极端地膨胀，变得粗糙、厚实。

在印度有一个很可爱的女孩名字——阿斯米塔（Asmita），意思是"我性"。这个词源自 aham 和 asmi 两个词，其中 aham 意为"我"（I），asmi 意为"是"（am），合在一起写作 asmita，意为"我是"，换句话说就是作为自己身份认同的那个"我"，或者"我"这个身份的状态或属性，我们可以称之为"我性"或"自我性"。同样，aham 意为"我"，akara 意为"形态、样貌"，合在一起写作 ahamkara，指的是把自己的财富和特质认为是"我"，即"我相"。由此生出"我，我的，我所有的"。当我们把自己认同为"我"时，那就是"我性"（asmita）。它表达着一切生命都拥有独一无二的天赋之美，"我性"反映了这份天赋之美，但它同时还意味着自傲。过分的自傲是病态自我的表现，这其中的关联显而易见。我们的身体会得病，心也会得病，而自我也不例外。如果要回答我们前面问的那个问题，即为什么人类这么容易陷入小我膨胀，答案可能就在于人类非凡的语言和记忆能力。沟通和记忆让小我不断地从由心传递而来的经验中汲取养分。自然而然地，小我就变得越发沉重，陷入病态。

很久以前，瑜伽士就剖析了这种不尽人意的状况。他们意识到，心为了个体生存而采取的这种"追求愉悦，避免痛苦"的偏见，是会带来麻烦的。"自我意识"（I-consciousness）的好处是显而易见的：单独的意识适于单独的生物体。那么自我意识的麻烦出在哪儿呢？瑜伽士问道，会不会这种意识的单独性——或者说"我性"——根本就不是"真我"，不是我们存在的本质，而只不过是出于日常实用目的而产生的冒名顶替的假我，而我们已经如此习惯于它的存在，以至于开始相信它就是真我呢？

他们切中了问题的要害。有人把小我比作灯泡里的灯丝，灯丝因为能发光，就宣称自己是光的源头，而真正的源头其实是电。事实上，"自我意识"之光来自另一个更深的源头，这个源头在日常生活中难以察觉，人们却一直本能地感受到它的存在。我们相信它与我们的起源有关，它连接着所有生命肇始的原初的"一"。我们还相信它与我们的命运终点有关，它连接着我们最终要回归的终极圆满。我们将它与天空相连，那是通往无尽的隐形入口。这个世界纷繁复杂、变化多端、千姿百态、分隔重重，如诗人所言，这是一个"得失盈亏"[①]的世界。活在这样一个世界里，我们无法在自身的存在或者日常的纷繁琐碎中感知到这个源头，无法感受到那终极的"一"。我们充其量只能隐约感到它的存在，就好像依稀记得早年旧爱模糊的脸庞，又或者羞怯地期待着它，仿佛渴望着的梦中情人的容颜。

这个源头有个最常见的名字，叫作"灵魂"。当"我"附着于意识之上时，就成了小我（ahamkara，我相）。如果"我"能够被消除，对灵魂的觉知就会注入意识之中，然而这并非对灵魂的真正领悟。灵魂是一个独立的实在，不可与任何形式的"我"意识相混淆。虽然如此，当小我沉寂时，意识会感受到灵魂的真实，这时灵魂之光就会穿过通透的意识闪耀而出。

在某种程度上，我们都能在生命的起点与终点感受到灵魂的存在。环顾周遭的世界，我们在两种相反的感受之间挣扎，要么"这里不可能有灵魂存在"，要么"如果世上真的有灵魂，那么这里一定也有"。我们猜想灵魂不会局限于我们所了解的时空，不会仅仅存在于从生到死之间的岁月。我们短暂的一生仍不过是意识之"我相"的范畴。"我相"在承载它的身体内出生、成长、茁壮、枯萎，最后随身体一起死去。灵魂是平等的：如果我们有灵魂，那么他人也有。灵魂不属于任何个人，恰恰相反，是我们从属于灵魂。

----

① 见英国诗人华兹华斯（Wordsworth，1770—1850）的无题诗 "The world is too much with us；late and soon/Getting and spending, we lay waste our powers"。（这尘世拖累我们可真够厉害 / 得失盈亏，耗尽了毕生精力。——杨德豫译）——译者注

如果我们误把这种分离、必要却短暂的"我"意识当作我们真实而永恒的身份,把它与灵魂相混淆,那么我们就会陷入一种进退两难的困境。一方面,我们最渴望的莫过于活着,莫过于成为生命世界的一部分。但另一方面,一旦我们选择认同我们自身中必死的那个部分,就不啻给自己判了死刑。拥抱一个虚假的身份,接受表面上的混淆,这会把人置于一种几乎无法忍受的压力之中。瑜伽把这种状态称为"无明",认为这是我们最根本的烦恼,是一切错误的源头,所有其他误解和谬误皆出于此。将自己认同于易朽的小我,正是这种无明催生了人类的创造性和破坏性,也正是它造就了文化之灿烂与历史之悲剧。

人类创造了无数宏大壮丽的工程,试图确保自私的小我免于死亡。埃及的金字塔不正是一次欺骗死亡的尝试吗?没错,金字塔是人类的奇迹,体现了管理、工程、几何以及天文学的巨大成就,但建造金字塔的动机不过是法老们对个人永生和虚荣的渴望,他们相信有种方法可以让他们在人间的高贵小我骗过坟墓。

尽管心底总有一个声音在低声告诉我们,这些都是徒劳的奢望,然而我们还是在尝试各种办法,试图在生命的倒计时里将一部分自我延续下去,或者通过享乐求得慰藉,提前弥补注定的损失。不然的话,那些奢华享受还有什么意义呢?消费主义绝非永生之门,仅仅是死亡面前无效而短暂的安慰剂。

既要忍受对无常的恐惧,又要对必死的命运抗争,确实让人疲惫不堪,因此我们同样渴望抛下小我,去真正融入、沉浸和超越,从小我的重压下解脱。自私的小我是一位让人筋疲力尽的旅伴,我们得不断迎合它的任性,屈从它的心血来潮,可它从不满足,我们还得不断安抚它的恐惧,尽管它根本无法停止恐惧。

那个可爱的阿斯米塔，单个身体所具有的单独的意识，最终变成一位贪婪、偏执、虚荣的暴君，不过我们往往更容易注意到别人身上的这种丑态。

　　造成这种可悲转变的原因正是无明，无明让我们错把自己的一部分当作了整体。瑜伽修行和瑜伽伦理在很大程度上就是为了遏制小我的膨胀，揭开有碍洞察的无明面纱。要做到这一点，有赖于意识的第三个组成要素的介入和协助。

智性：辨别之源

　　第三个组成要素是智性（buddhi）。瑜伽再一次将智性和心（manas）做出了区分，这个区分很重要。心的特点是聪明。人类比其他生命都聪明得多。瑜伽说得很清楚，一个人愚蠢并不是因为他不如邻居聪明，而是因为他缺少智性。做出某些特定的行为是愚蠢，无法从错误中学习也是愚蠢。人人都有愚蠢的时候。但相对而言，每个人都是聪明的。一位火箭专家或者语言学教授很可能比地里的农夫、工厂里的工人更愚蠢。专家也许有更高的智商，但这并不意味着他有更高的智性。让我举个例子：某些科技强国发明了许多复杂恐怖的武器，他们一定是聪明的。然而，他们不加分辨地把这些武器卖向全世界，最后武器落到了他们的敌人的手里。请问这种做法到底是聪明，还是愚蠢呢？如果你认为这是愚蠢的，那么究其原因到底是因为他们突然失去聪明了，还是因为他们缺乏智性呢？心总是善于编造的，但编造和革新是一回事吗？革新意味着引入新的，进入变化的过程。编造不过是为旧的事物制造出不同的变体。这是一个细微却重要的差别，我们经常将二者混为一谈。比如，如果有人老是让我生气，我可能找出上千种不同的方式来表达怒气，用新的骂法或行动来泄愤。直到有一天我决定不再以愤怒回应，新的转变就此发生，这才是革新。革新带来真正的转变。瑜伽致力于帮助我们真正革新，开发智性，在我们的自我和世界之间创造出一种全新的关系模式。这种新的关系需要我们对世界有真实客观的感知，需要我们明辨是非、审慎抉择。

智性具有两大突出特性。第一个特性是反观性。它能够置身于小我之外，客观地省察，而不只是主观地感知。采用主观的视角，小我会抱怨说"我讨厌自己的工作"。换用客观的表达，我会说"我具有足够的技能，足以让我找到一份更好的工作"。智性的第一个特性使它的第二个特性成为可能：智性懂得如何抉择。它可以采取革新性的行动，它可以做出最初的改变，它可以决定跳出我们无法摆脱的习性，另辟新径，开启新的自我演化之旅。智性不会闲聊，它是我们意识中安静、坚定、头脑清醒的革命者。智性是意识中沉静或沉睡的一员，但一旦觉醒，它就会处于主导的地位。

回顾之前关于心和我相的讨论，在意识的组成要素中，这是两个坚定的保守分子，在逻辑上这意味着它们受控于那些抗拒改变的机制。心和感官的追求是重复快乐，逃避痛苦。我们讲过这背后的基本原理，但与此同时，我们也应该看到，这本质上是一种停滞不前的行为模式，它根植于过去的经验。因此，它很可能回避革新，从而扼杀演化的可能性。我们知道，我相或小我将自身定义为过去所积累的经验的总和：我的童年、我的大学学历、我的银行账户，等等。我相或小我就是迄今为止不断累积的往事的总和。过往才是它的心头所爱。为什么？那要问小我最怕什么。它最怕的是自己的死亡。死亡什么时候会来？在未来。所以当然小我最快乐的事就是沉浸于过往的无穷变化中。这就好比在同一间旧房间里把同一套老家具重新摆放一番，边打量边说："这看起来很不一样，不是吗？"是不一样吗？确实。真的不一样吗？其实没什么本质差别。小我最不想做的就是扔掉这些旧家具，走出这间老房子，因为这意味着它要去面对未知。未知重新唤起了小我对自身无常的所有恐惧，害怕自己冒充真我或灵魂的把戏被揭穿，到那时，小我所理解的自身的存在将就此终结。

在印度，宗教修行的目的正是为了消除小我永存的幻觉，这个发现吓坏了早期来到印度的欧洲旅行者。他们觉得这简直是活着的自杀行为。但是矛盾的是，他们又对此满怀敬意。三摩地的体验向我们揭示出小我并非真我的源头，并让我们超越了小我的身份认同。三摩地之后，我们又回到小我，却只是把它当作生活必需的工具，而非灵魂的替代。如此一来，我们也就不再被小我的狭隘、恐惧和贪婪所束缚。

哲学这个词在梵文里是 darsan，意思是"心像、视见"，是对我们自身的视见，是某种客观的心像，就像是自我的一面镜子。这就是智性的反观性特质。柏拉图说过，"只是知道还不够"，因为这是主观的，我们还必须"知道自己知道"。这才是客观的。人之所以为人，正是因为我们能意识到自己是有意识的。树也是有意识的：橡树丛和谐地安排枝杈的位置，让树丛中的每一棵树、每一片叶子都能受益。然而，树木意识不到自己的意识。自然的意识是无意识的。人类的历史可以被描绘为一个旅程，从无意识走向自觉意识或自我觉知。如果这个说法成立，那么这种演化既体现在个体层面上，也体现在物种层面上，因为意识是渗透性的。

那智性之镜又赋予我们什么优势呢？很简单，它让我们仿佛能从一定的距离审视自己。忽然间，"自私的小我"就成了一个客体。通常小我是作为主体存在的，只能从自己的角度去看待一切。智性这面真正的镜子让我们仿佛能从外面看到自己，因此可以留意到从前所看不到的东西，比如领带上的食物污渍。如果我们不喜欢镜子里自己的形象，我们就会设法改变。事实上，意识是一面双面镜，既能反映出外界的事物，也能照见内在的灵魂。

我们可以选择解下领带，把它清洗干净。我们可以选择开始习练瑜伽体式，净化我们的身体。"我们可以选择。"这是智性的第二个特性。基于客观的信息，我们可以选择是否清洗领带。我们可以选择在清晨习练瑜伽体式，或者多睡一会儿。在拉丁语中，智性的意思是"在二者之间进行选择"。它并不仅仅意味着去思考。

你有没有注意到，当我们遇到问题的时候，我们会说："嘘，等等，让我想想。"其实，我们真实的意思是"嘘，等等，让我把念头停下"。我们想要看得更清楚，所以需要把脑中不断跳动的画面和词语定格，让它们隐含的关联显现出来。心总在一刻不停地产生念头和画面，就好像一台没有关机键的电视机。各种念头飞速闪过，难以捕捉，而且绝不会主动停下。它像电波，永不停歇地从大脑向太空发射。它无法自我革新，心所产生的念头无法解决由念头所引发的问题，就像一台受损的发动机无法自行修复，除非有机械师凭借他的客观认识和技术进行干预。这正是智性的任务：把念头停下、认出、辨别，并干预。

要完成它的任务，智性首先要有能力将心念之流定格。我们把这种能力叫作"认知"（cognition）。认知是认识的过程，同时还包含了觉知和判断。认知能力让我们看清感知当下瞬间状况的核心在于选择。只有当念头的画面不再闪烁，我们才能从客观的立场审视自己，并扪心自问："现在我该做这件事，还是该做那件？"时间会在觉知和反观的刹那停顿，命运也突然在那一刻被我们掌握在自己手中。"我应该再来一勺冰激凌，还是适可而止？"选择或许困难，但至少并不复杂。在那一刻，我们站在了命运的岔路口，哪怕再微不足道的选择，在某种意义上对我们都至关重要。

试想某天早晨，你醒来问自己："是起来练一会儿瑜伽体式，还是翻个身再睡一个小时？"当然，这两件事都是我们想做的，但我们也知道鱼与熊掌不可兼得。我们面临一个选择，眼前是个岔路口。两条路各有诱人之处，但很明显一条路比另一条更好走。具有认知能力的智性带给我们一种对于抉择的明晰的感知力，但我们仍会卡在做出抉择的刹那。真的要选那条更难的路（起床锻炼）吗？

是的，要选那条更难的路。这要感谢智性的第二个方面，即意志力或者说决断力。意志有时被称为"意动"，这就是为什么在瑜伽中我们会说智性既有"意动性"又有"认知性"。正是意志力驱动我们起床将自己对选择的觉知转化为具体的行动，也正是通过意志力，我们将那个更难的选项从假设变成了事实。因此，我经常将哈他瑜伽描述为"意志力瑜伽"。

现在，你已经起床了，你赢得了一场战斗，但还没有打赢整个战役。泡杯咖啡，读上个把小时早报，岂不优哉？能够起床是个不错的成就，也是朝着正确的方向迈出了一小步，但难道这就够了吗？于是又到了认知、抉择和运用意志力的时候了。用不了多久，你就开始在早上六点半习练瑜伽了。这是全新的行动，是第一次、是开始，也是革新。

这是创造历史的行动，为你的个人历史写下了新的篇章。多亏了智性之镜和智性之剪——让你观看、抉择并行动。你会在之后感受到习练的好处，或许是出门上班时感到身轻体健，充满活力，也许还会为自己的行动力和自控力感到满意。除了身体得到锻炼，其实你还锻炼了意识中通常处于蛰伏状态的智性本身。

等第二天早上闹钟响起，就要再次重复以上过程，或许并不是完全重复。既然习练良好的身体会愈加强健，那么磨炼有素的智性也必定如此。对于身体来说，持之以恒、方法得当的付出所得到的回报便是广义的健康。但是在另一个层面上，我们真正收获的是自控力，这才是我们对自己满意的原因。

这一点至关重要。不消说，拥有了健康和自控力，我们就更加有能力把控自己的生活。掌控自己的生活会让我们感到快乐，因为这样会让我们感到更加自由。自身潜能的释放与实现，让我们可以探索这世上各种可能的生活方式。自由是所有人内心最深处的渴望，这是唯一将我们引向一体而非分裂的渴望。自由让爱与被爱的渴望成为可能，而自由最深远的影响可以触及我们自身与无尽的合一，而这正是瑜伽的根基和目标。即便无尽看起来还很遥远，但请别忘了，当我们通过智性的努力把双脚从温暖的被窝儿挪到冰凉的地板上时，我们就已经迈出了通往无尽的第一步。

至此，我们已经大致讨论了心、小我和智性，它们共同构成了意识。当然，还有许多内容尚未述及，还有更多的内容需要你在这个模型的指引下自行探索。意识本身大于其各部分之和，关于这点我稍后会谈到。之前，我讨论过心和小我（"我"意识）的固有缺陷，但还没谈到智性的不足。然而，我们的首要工作是唤醒并激活智性，然后再去看看哪里可能出错。帕坦伽利称之为 sattva-suddhi，即智性的净化或清洁。

现在，我想要描述一下心（以及向它输送信息的感官）、小我和智性的合作（或不合作）是怎样体现在每天的日常琐事当中的。我们可以在心里想象这样一个模型：意识就像一个圆环，分割成了三个交互沟通的部分。但这个模型是静态的，而世界显然是动态的。所以，我们要给意识一项挑战，用一个可感知的外物测试它的活动。这里我们用的是一大桶香草冰激凌。

你下班回到家，筋疲力尽。你在回家的路上去吃了个比萨，所以现在并不怎么饿。到家后走进厨房，你就像着了魔一样，自动打开了冰箱门，发现了一桶香草冰激凌。

这一连串的事情依次发生：

1. 你的眼睛（感觉器官）看见了冰激凌，扫了一下标签（香草味），将信息传递给了心让它去解码和识别，建立了一个事件链：a）外物，b）感官，c）心。

2. 心按部就班地把信息传递给自私的小我。现在，事件链上多了一环：a）外物，b）感官，c）心，d）小我。

3. 电光火石之间，小我和心就绑在了一起，接着心中的记忆登场了，一个问题自动地抛给了记忆："吃香草冰激凌，带给我的是快乐还是痛苦？"

4. 记忆毫不犹豫地回答："快乐。"

5. 小我于是说："好，把它给我。"心就指挥着手（行动器官）的动作，把冰激凌从架上拿了下来，打开盖子，找到勺子。接下来的事就一如既往了。

现在，让我们回到第 4 步，看看这个故事是否还会有其他的结局，如果有，又会怎样发生。

5a. 心和小我隐约听到在意识的背景里似乎传来一种嗡嗡声，仿佛有什么想要引起它们的注意。这让它们有些不安。它们转过身来，不再注意开着门的冰箱，于是看见智性在上蹿下跳。智性问道："我可以问记忆一个问题吗？"

6a. 心和小我有些坐立不安，感觉到可能有麻烦，但最终还是回答道："你最好别问，不过如果你坚持的话，我们也不能不给你这个机会。"

7a. "谢谢，"智性说，"记忆，请你告诉我，你曾经每晚都吃冰激凌，后来发生了什么？有什么后果？"

8a. 尽管有时候会犯错，但记忆的本性还是诚实的。于是，记忆回答说："我记得你长胖了很多，连新裤子都穿不进去了，还得了鼻窦炎，关节炎也犯了。"如果不加质问，记忆就只会记得冰激凌的美味，并错误地提示："吃吧，享受吧！"正是因为有了智性的介入，我们才得以思考一个更为复杂的问题："我们活着是为了吃，还是吃是为了活着？"

9a. 智性依然占据主动。"让我来总结一下我们的困境，"它说，"我们都喜欢吃冰激凌，哪怕已经吃得太多了。但我们又都讨厌吃冰激凌所带来的副作用，尤其是你，小我，你是多么虚荣地在乎自己的外表啊！在我看来，我们面临一个选择：吃，还是不吃？我想答案已经很清楚了。"（认知 + 选择）

10a. 可怜的心已经彻底晕了，尽管它名字叫作"心"，其实它没什么主心骨。心过于活络，没有定数，就像狗追皮球一样可以跑向任何方向。通常它就只会对小我言听计从，而此时，小我很不爽："经过一天漫长的劳累，我总是要吃冰激凌的。这对我来说是个巨大的安慰。这是我应得的。我就是这样的人。"

11a. 智性也为穿不上的裤子感到烦心，不过它在意的是因此造成的钱财浪费。它最后发言道："这次，我要坚持自己的立场（意志力）。我实在受够了你们一成不变的做派，日复一日，没个长进，不是在对结果发牢骚，就是在做白日梦，幻想曾经的美好能够重现。除非我们有所行动（挑战），否则什么都不会变。心，请告诉手离冰激凌远点，把冰箱门关上。"心照做了。

12a. 第二天，对昨天发生的一切，大家都感觉良好。事实上，小我还自鸣得意呢，它已经说服了自己，让自己相信放下冰激凌从来就是它的一贯主张。

如果我们能训练自己将这个小故事中的 1 到 4、5a 到 12a 的所有步骤压缩至短短的一秒钟，并且每天数十次地把它运用到各种情景中，那么我们将会拥有自律的心、随顺可变的小我、敏锐而充满生机的智性。而这些又会让我们的意识运转自如，高度整合。你或许已经注意到，起床习练瑜伽体式的例子讲的是拥抱积极的行动，而冰激凌的故事则讲的是避免消极的行为。无论哪一种，智性的运作方式都是一样的。智性就像船上的舵，必须既能右转，又能左转，否则小船就只能原地打转。

不管怎样，当我们试图改变一些根深蒂固的行为模式时，最好采用积极的叙述方式。"让我找到正确的上提胸腔的方法"要比"可别再做错了"更好。这在孩子身上很管用。"别站在那儿"这样一句命令，唯一的作用就是告诉孩子他 / 她做错了。在孩子的意识构成中，无意识的力量更加强大，他们无法凭借这样一个命令弄明白到底应该站在哪里才是对的。只有成年人的理性心智才有这个能力。相反，采用"过来，站到这边来"这样的指引，孩子就能听得懂。否则，孩子心里会充满做错事的恐惧，而非做对事的希冀和期待。瑜伽把固有的行为模式称为 samskara，意为"潜意识印记"。顾名思义，它在很大程度上栖居于我们的无意识之中，那么最明智的做法就是强化积极的新行动，而不留恋消极的旧行为。在走上这条自我变革的新路之前，我们必须弄清楚这些固有的习惯和行为模式或条件反射——潜意识印记——是怎样反复控制我们的。

业力：从习性中解脱

如果把意识比作一片湖泊，意识细微的初级波动就像是湖面上的涟漪。我们很容易识别这种波动。比如，好朋友邀请你去家里吃晚饭，但在最后一刻却打电话取消了邀约，这让你感到非常失望。这就是意识湖面的初级波动。你感到失望，不开心，觉得被辜负了。你在意识的浅层处理这些情绪。你不得不让自己冷静下来，克服失望的情绪。外来的扰动在意识的湖面引发了一阵涟漪。

意识的次级波动则大不相同，它来自湖底深处。意识的湖底盖满了沙子，当你在生活中体验了足够多的失望时，湖面的涟漪就会引发直达湖底的暗流，并悄无声息地在湖底筑起一座暗礁，这是一座失望的暗礁。这座湖底的暗礁不断引发次级的波动，于是你发现自己经常性地感到失望或悲伤。

再举一个常见的例子。如果你是易怒的，无论是你的妻子、孩子、父母，还是别的什么事都能轻易惹你发火，那么当你的愤怒反应积累到一定程度时，它就会在意识的湖底逐渐筑起一座愤怒的暗礁，最终，你就成了人们口中那个容易愤怒的人。如果你从 16 岁就开始吸烟了，那么每当你拿起一支烟就相当于在给自己洗脑。"在这种情境下，我会拿起一支烟"这句暗示语会泛起一道涟漪，透过意识涌向湖底那座"抽支烟"的暗礁，使其愈加高大。这就是为什么戒烟比戒什么都难。抽烟这种频繁重复的习惯，不仅造成身体上的成瘾，还引起精神上的渴求。最终吸烟的习惯渗透到了生活的所有场景中。能够触发烟瘾的生活场景实在太多了，这让很多人甚至在戒烟多年后仍然会偶尔想要来一支，这是因为湖底的暗礁仍在。

当你有了一座愤怒或失望的暗礁时，你会有这样的条件反射。比如你经常对父母发怒，那么当你妈妈走进房间时，她可能只是说了一句"晚饭好了"，但是发怒的条件反射已经蓄势待发，哪怕她没说任何激怒你的话，但愤怒暗礁的存在意味着任何与其有关的刺激都会向湖底发出一道暗流，冲击着这座暗礁。于是，一道扭曲的、代表着坏脾气的次级波动从湖底反弹而出。你之前积累的坏脾气被唤醒："哦，是我妈，她很气人的"，所以尽管她只是来叫你吃饭，你的回答却是："好了，行了，来了，来了。"你的声音里夹杂着一股毫无根据的怒气。这种情况也经常发生在夫妻之间。不管是烟瘾，还是日积月累的失望，形成习惯反应的过程却是相同的。一个人如果经历了太多的失望，失望的暗礁已经成形，那么他在任何情况下都会很容易感到失望。发生任何事情，他们不会说："哦，这可能是件好事"或者"让我们拭目以待"，反而会说："哦，天哪，我不知道，这事儿肯定会出错。"这是失望的次级波动引起的次级反射，一种完全没有根据的负面想法。

这些积习是日积月累形成的，想要消除它们也需要足够多的时间。不是说你坚持了一天不抽烟，或者管住嘴一天没有骂老婆，又或者说上一句"对，我要看到生活中光明的一面"，你就能轻易移除历经多年甚至一辈子才建起来的暗礁。时至今日，这座暗礁已经体形庞大，发出的次级波动威力无比，又极难觉察。

习练瑜伽就是要削低这些潜意识的暗礁，让我们不再受制于意识的各种波动。每个人都渴望自由，谁也不愿被不可见的力量所操控，可事实上，无意识的黑暗深渊中潜藏的这些习性暗礁正在操控着我们。刺激信号从意识的表层迅速穿过层层湖水，与湖底那些沉积已久的无名暗礁相遇，激发出种种次生的念头。这些念头会以一种我们意识不到也无法控制的方式，刺激我们做出下意识的不当行为。这些行为出于事先形成的条件反射，而非我们的自由意志。于是，不论我们多么渴望，却仍然无法打破旧的行为模式，最终或许只能接受现实，承认说："我就是这样的人""生活总是让我失望""事情总让我生气"或是"我有着容易成瘾的人格特质"。

只要你一天不吸烟，你就相当于从湖底的吸烟暗礁挖去了一捧沙子，使它矮小了一分。可第二天你烟瘾仍在，因为虽然你现在有了一座建成一天的"我不吸烟"的暗礁，但别忘了你还有一座积累了24年的"我吸烟"的暗礁。显然只有通过不断地习练，不断为"我不吸烟""我不失望"或者"我不会生气"的暗礁积沙添土，我们才能一点点重塑自己。我们不断缩小那些消极的暗礁，将它们转变为积极的习性，比如"我不吸烟""我天性善良"或者"我心平气和"，这样你就建立起一座座良性的暗礁，比如善良、温和、开放、不吸烟，或者任何你渴望的品质。你建立起好的性情，你的生活也会更加舒心。一个拥有好习惯的人，会显得和蔼可亲，人生也会顺风顺水。这是习练、净化和满足所带来的回报，也是自我革新的结果，你甚至不需要瑜伽也能实现这样的革新。瑜伽当然可以帮助你达成自我革新，瑜伽提供了一条路径，但并非除了瑜伽就没有别的重塑习性的方法了。话虽如此，瑜伽仍然是一个强有力的工具，能把我们从根深蒂固的坏习惯中解放出来。通过瑜伽，我们可以识别这些坏习惯，承认它们的存在，并逐步改变它们。瑜伽的独特之处在于它能带我们走得更远，走向无条件的自由，因为在瑜伽眼中，哪怕好习惯也是一种制约和局限。

瑜伽从没忘记我们的终极目标不仅是去除坏习性，还要通过培养善行来建立好习性。首先，当然是消除坏的暗礁。然而，瑜伽的指南针指向的是解脱。因此，我们想让湖底平坦无痕，让它无法形成任何次级波动。那才是真正的自由。但是说实在的，没人能够一下子就从坏的习性跳向自由。你要先把坏的习性变成好的习性，再从好的习性到达自由。这才是一个合乎逻辑的发展进程，这才是切实可行的做法。理论上讲，确实可以从坏的习性直接达到完全的救赎，这样的实例或许也有，但实在罕见。

现实中，大多数人都有很多坏习惯。你先要把它们转变成良好的习惯，最后消除一切习惯。当你的进境触及更精微的鞘（kosa）时，你不吸烟不再是因为你是"非吸烟人士"或吸烟有害健康，你将完全不考虑好与坏的二元。同样，你不再需要咬紧牙关才能忍住不去反击激怒你的人，你不再刻意行善。自由已经成了你的第二天性。面对一个粗鲁的人，你或许愤怒以对，或许谦恭以待，但无论你采取哪种方式，你的行动都是随心所欲且恰当合宜的，不受过往习性的限制。

在教学中，有时，我有必要去扮演恶人。为了不让学生在习练中发生危险，我必须表现得毫不仁慈，这才是真正的仁慈。虽然我的愤怒反应是适宜的，但我不会执着于愤怒。扮演愤怒的角色并不会干扰到我意识的湖底或者创造出一个行为模式。在转身的那一刻，我就已经放下了愤怒。我变得不执，并准备好用友善、幽默或任何其他合适的态度来应对下一个学生的需求。我既没有陷在情绪里，又能全身心地投入人生剧场里的悲喜剧。

比如你曾经嗜巧克力成癖，后来你戒了它，好长时间不再吃。有一天，有人递了一块巧克力给你，你既可以接受，也可以拒绝，然而你知道，即便你接过一块尝尝，也绝不会上瘾发作到非要买下整间巧克力店才能满足内心深处沉寂许久的渴求。你可以浅尝辄止，然后说："真好，不过够了。"你没有沉迷，所以你的行动是自由的。这使你感到节制而轻松，坦诚处事。你不再受困于过去的善行或恶行。这对于因果业报有着重大的意义。

每个人都想要多些善业，少些恶业，于是我们努力让业果少一些不快。令人愉悦的业果来自积极的习性反应，所以积累善因，就会收获善果。这让生活更愉悦、更宜人、更顺心，于人于己都是如此。这对于社会有着切实的益处。然而瑜伽的目的是自由，所以瑜伽士会说："我想要跳出因果，没有任何业报。我活在当下，甚至不受善因善果的影响。我要让我的行动不产生因果。"这样的人既不会沉溺于过去，也不会因为自利的动机而耽于未来。他只是洁净地行在当下。如果我们懂得了习性和业果的关系、行为和后果的关系，我们就能打破因果的链条。持之以恒、全心投入地习练（tapas），其优势在于能够带来持久的效果。通过长时间的习练，我们得以消除长时间形成的习性。我们无法一步登天，或者靠着一次圣河沐浴，就直达自由之境。这是做梦，是幻想。小我会卷土重来，让我们再度沦陷。圣河沐浴只是一个开始，是善愿的宣示。只有通过无数分钟、无数小时乃至很多年不间断的、用心觉知的修习，我们才能涤除我们身心的污垢，疗愈我们的创伤和弱点。不过，就算是初学者也能够迅速学会从借方转为贷方，生活质量也会因此获得显著的提升。镇定、自控和革新，给予我们力量，让我们在生活的逆境中坚忍不拔。

不管你是否认可因果业报的具体说法，每个人都渴望逐步提高自己智性的门槛，并从中获益。好比有一种业果迁移的阶梯，人人都有向上的冲动，却对于坠落的后果感到惧怕。然而我们必须小心，不要把进步的想法投射到某个永远不会到来的未来。

我们真正寻求的目标是直行（act directly）于当下。直接的行动来自直接无碍的感知，来自一种看清当下实相的能力。见山是山，不带偏见，并采取相应的行动，这才是活在当下的真实含义。如果我们的感知和行动都仅限于当下，那么我们就离瑜伽的理想更近了，那就是无垢无色的行动。行动要么是黑色的，完全根植于自私的动机，并且导致痛苦的结果；要么是白色的，无私而善良；然而，大多数的行动都是灰色的，它们源自复杂的动机并带来复杂的结果。这是世间的常态。瑜伽的行动则是既彻底摆脱了过去的积习，也不耽于对未来个人利益的渴望。它是这个当下刹那正确的行动，仅仅因为它是对的，无垢无色。瑜伽的行动有着巨大的好处，它让你在这世上有所作为，却不产生因果。对于追求自由的瑜伽士来说，好处在于他们一心想要做的就是摆脱因果之轮，跳下因果业报的旋转木马。

瑜伽士懂得从乐到苦、从苦到乐是一个永无休止的循环轮转。这个循环惊喜而刺激，大部分人的目标就是消除痛苦，只经验快乐，然而瑜伽士知道这是不可能的。因此，他们选择了一个彻底的解决方案，那就是超越因果的无穷链条。瑜伽士并没有消极遁世，相反，他可以行动却不受染着。所以我们才说瑜伽士的行动是"无垢行"或"无色行"，而只有当骑在这架旋转木马上的小我不再假装灵魂的时候，无垢无色才有可能。灵魂总是超然于生命游戏之外，它是观者，而非参与者，所以，当基于小我的人类意识在宇宙灵魂中消解了一切身份认同的时候，意识就不再陷入痛苦和愉悦的陷阱之中了。这时候，人们才领悟到小我仅仅是真我的一张演员面具罢了。

很少有人能超脱到这种程度。人生中的大部分行动都是灰色的，其结果也是好坏参半，但人性会逐步培养出一种道德意志，把行动从灰色向白色转变。阻碍这个自我革新过程的因素在于我们对无意识深处生起的心念波动几乎毫无觉察，更别提控制了。很少有人具备那种清晰和灵动，能够捕捉到源自固有习惯和条件反射的意识波动。然而，如果我们能够理解记忆的复杂角色，我们就更有可能善用记忆，让我们的行动体现出更多的觉知和自由。

记忆：解脱还是禁锢

　　巴甫洛夫在喂食的时间对着狗摇铃，狗就开始分泌唾液，这是因为铃声触发了"铃声等于吃饭时间"的心理机制，引起狗的联想，唤起它的记忆。铃声启动了狗"该吃饭了"的条件反射，狗的唾液马上流了下来。狗不会说："等等，这是一个次级波动。只是铃声而已。"我们很难捕捉到从无意识层上升到意识湖面的次级波动，反而陷入它所引发的结果中。就像狗分泌唾液一样，这个结果既发生在生理和感官层面，也发生在行为层面，因为流口水也是一种行为。我们还来不及干预，就已经陷入了次级波动引起的结果当中。

　　举个例子，电影中的性和暴力对我们也有着类似的影响。即使我们在意识层面不喜欢或不认可这些，但它们通过无意识深渊里的性欲和暴力暗礁产生出的次级波动，还是搅浑了意识的湖水。只有完全摆脱了因果的人，才能摆脱这些精神染污带来的威胁。广告业的把戏在很大程度上就是触发了消费者的无意识反应。我们的意识就这样逐渐变成它接收到的信息的样子。

我们很难觉察这些来自湖底的次级波动。我们总是误以为自己正在对当下某个情境的主要刺激作出反应，以为自己在应对意识表面的涟漪，却不知道实际上我们的反应在很大程度上来自早就堆积在意识湖底的旧习性。消费者购买产品，却不知道是哪些因素无意识地唤起了他们的购买欲。我们误以为自己的行为是出于我们的自由意志，我们说服自己相信自己是自由的。然而事实上，我们却受到这些无意识波动的操控或影响。"影响"（influence）这个单词的拉丁语词根的意思是"流入"，这表明拉丁语把想法理解为一种水流或波浪。瑜伽士想要直接地去观察和行动，就要让自己的意识湖底平坦无碍，这样他就只是单纯回应来自意识表层的外在刺激而行动。

我们要如何才能捕捉到来自意识湖底的次级波动呢？比方说你正在开车，另一个司机心不在焉或者自私自利的行为在你心中激起一股愤怒。但在你意识到这些之前，你就已经开始按喇叭、诅咒谩骂，而且自己也开始野蛮驾驶。这种反应能给你带来什么好处吗？你的宁静如此轻易地被打破，这会让你感觉更好吗？责怪另一个司机会让你恢复平静吗？都不会。

想要拦截意识湖底发出的次级波动，你需要有迅捷清晰的感知和敏锐的自我觉知。如果你意识的湖水浑浊不清，你身心系统内的毒素遮挡了你的视线，那你就不可能拥有清晰的视见。毒素使你的肝脏运行缓慢，不能有效地过滤血液，大脑因此受损。你的神经系统在面对危险时会反应迟缓，面对压力时又会反应过度。为了健康，你必须了解无意识的心，它在你的神经系统之内表达自身。如果神经受到扰乱，你就会感到心力衰弱。相反，如果神经强健、稳定而富于弹性，你就会感到心的安稳。当心安稳下来，遮蔽心的悬浊物就会沉到湖底，意识的湖水重新变得澄澈。而洁净和知足二者并行，我们将会看到它们正是遵行自我约束

（niyama）的首要戒律。一旦通过习练瑜伽净化了身体、安抚了神经，那么清晰、满足和宁静便应运而生。满足意味着意识之湖里的心念不再翻腾起伏，你将开始体会到帕坦伽利对瑜伽的论述："瑜伽是让意识波动止息的过程。"

当一个人心湖浑浊、毒素淤积、迟钝怠惰、心怀不满（指责他人是让他心生不满的主要原因）、焦躁不安的时候，他永远也捕捉不到涌向意识湖面的次级波动。他甚至来不及注意到它，这个次级波动就已经化身为行动了。只有通过体式或调息培养出敏锐的觉知和迅捷的行动之后，我们才能革新自己。另外，在行动之前先进行调息，我们就能延缓自己的反应，吸气纳入神性，呼气放下小我。这个短暂的停顿，让我们有时间进行认知反观、矫正反应并再次评估。正是这个在因果过程中的短暂停顿让我们启动了自由的进程。

呼吸、认知反观、矫正反应、重新评估、采取行动，这是一个无穷尽的过程。最终这整个过程将融为一体，那时我们会发现自己已经全身心地投入到了当下的瞬间，没有过去，也没有将来，正行和正知在当下融合成一个无与伦比的刹那，然后是下一个刹那，一个又一个刹那。最终，我们不再被连续的时间流裹挟而去，而将时间体验为不连续的一个又一个刹那的集合。我们的视见如此清明敏锐，意识湖底泛起的任何次级波动都难以逃脱我们的洞见。这就是我们所说的"正念"。伟大的运动员能够在身体层面做到这一点，他们似乎比其他运动员拥有更多的反应时间，就好像比赛在他们周围都变成了慢动作，因此他们可以随心所欲地掌控它。

通过体式和调息，我们意识到那些不请自来的心念是多么容易让我们失去平衡。以半月式为例，我们单腿站立，另一条腿平行于地面，一侧手臂高举向上。即便我们已经找到了平衡，然而一旦心里念头一闪：
"哦，好棒！我做到了！"我们就会立即开始晃动，摇摇欲坠。只有心静
下来，我们才能成功地保持住这个体式。类似的，通过调息，我们看到
呼吸和意识之间是如何互动的。呼吸和意识任何一方的扰动，都会在另
一方引起相应的混乱。当我们让呼吸平静下来，并且专注它向内的运动时，
我们的意识就不再受到外界刺激的干扰。同理，若意识变得安稳时，呼
吸就会有节律。在这两种情况下，意识都是接纳的和被动的，不再如饥
似渴地寻求外在的消遣和娱乐。这就解放了意识，让它的注意力沉入意
识湖底的最深处。通常，这里是无意识的深渊，觉知之光无法穿透到这里。
然而，如果湖水是澄澈的，那么湖底泛起的任何暗流都不会让我们意外。
这一点儿都不神秘，它只需要反复的训练和长期的自学。一旦我们从平
衡中学会了如何进行反观和矫正，能够察觉到所有的运动和变化，并揭
示它们的源头，那么我们就变得更敏感，能够进一步认识自我，由此我
们跨入了智慧之门。这时我们能够分清楚什么时候是我们在直接回应外
界的挑战，什么时候是过去的条件反射所形成的暗礁在试图影响和扭曲
我们的反应。这时我们就能认清什么样的念头是出于周全、有用而且必
要的反观过程，是一种了不起的天赋和才能；什么样的念头是毫无意义
的干扰、不经大脑的闲聊，就像一台关不掉的收音机；而什么样的念头
又是来自过去经历的微妙干扰，是一种根植于无意识记忆中的自毁机制。

　　我们之前讨论了怎样把消极习惯转变成积极习惯的过程，这是我们
获取更大自由的前奏，这更大的自由即是一个又一个相续刹那的纯粹觉
知和智慧。然而，人们也许会问一个问题，这个问题其实不无道理："假
如无意识记忆中的负面暗礁是源于某个单一事件，比如说十年前的一次
创伤性事故，那该怎么办？当潜藏的印记重新浮现，这种创伤记忆就会
自动被唤醒，并持续困扰我们的生活。"我们无法造出一块正面的礁石来
与之对抗，我们似乎注定被记忆中无法更改的往事所束缚。事实并非如

此。我之前所说的关于强健神经和安定心神的办法仍然有效。更何况我
们还有一剂古老的万能灵药叫作"时间治愈一切"。时间的确可以疗愈，
但前提是我们要允许时间去疗愈。西方心理学认为人们应该反复讲述和
反思他们的问题，然而这么做只会让问题强化甚至恶化。觉悟可以帮助
人们看清问题背后的固有习性，而对问题的反刍只会让它变本加厉。我
们都知道，如果不停地去揭伤口上的痂，那么伤口永远好不了。同样，
我们要让记忆中的老伤慢慢愈合。这并不是说要去刻意压抑创伤的记忆，
而是说，不去给它提供新的食粮，它自然会枯萎。记忆中的暗礁，只要
我们不再为它填沙补土，它就会被岁月所侵蚀。正确的瑜伽习练会加速
这个过程，因为它让我们能够识别那些源于过往印记的冲动，并切断滋
养过去积习的机制。如果依照潜意识冲动做事，那么这些冲动就会日益
猖獗，因此，拦截内心冲动的能力本身就是逐步走向解脱的办法。如果
我们能赶在这种冲动搅乱意识之前将其拦截，它就无法在意识表面形成
涟漪，也就无法进一步去加强意识湖底的暗礁。

至少，我可以举一个自己生活中的小例子。我年轻时就受邀赴海外
传播瑜伽，在起先的几次旅行中，我有时候会遭受到人格侮辱和令人震惊
的种族歧视。在伦敦的一家小旅馆，他们禁止我在餐厅用餐，说要避免造
成其他客人不快。在美国的机场，我见识到了体制化了的种族主义的丑恶
嘴脸。尽管我对种族主义和平等有着强烈的情绪，但那些事绝不会影响我
对英国和美国人民热情相待。当时我那年轻的"自我"所受的伤，只留下
了一道健康的疤痕，没有挥之不去的恨意，也没有退缩逃避，试图躲开同
样的情形。随着时间的推移，这些国家的法律和社会态度都发生了改变，
少数种族不再遭受这种傲慢与偏见的非人对待。

这个原则也适用于瑜伽对各种成瘾的治疗。不被滋养的，必然枯萎。
而欲望，哪怕只是在心里想想，都会不断地滋养负面的印记。在习练体

式和调息时，瑜伽带领我们自动将意识转向内在，教会我们在当下作出建设性行动的艺术，从而引导意识远离欲望，转向我们的内在，转向不受打扰的精神核心。在这儿，瑜伽开辟了一条崭新的道路，让我们能够反身内视，去感知、去观察、去认识自己的心（antarlaksa）。通过这种方式，瑜伽创造的冥想禅心就成为一种可以祛除疾病的强大疗愈工具。

记忆不是用来回想世界的平台，而是让我们逐级而上的阶梯。智性的发展绝对离不开记忆。智性只有在咨询过记忆并从记忆那里获得信息之后，才能开启它所追寻的转变。心只是对记忆作出反应，而智性则会对记忆进行质询。智性会向记忆盘根问底，从而区分不同行为的后果，并建立事件的联系，而这些联系是心（manas）所不敢推究的，它太不安了。《薄伽梵歌》中说，若非记忆，智性无以昌盛，我们亦无以触及己之灵魂。关键在于我们如何运用记忆，更重要的是意识的哪个元素在盘问记忆。这份工作必须交给智性，因为只有智性才有力量提取真相、反思后果并创造性地行动，最终打败执拗顽固的小我。

让心或者智性来盘问记忆，会给出截然不同的答案。我们已经讲过，当心和小我来盘问记忆时，记忆总会回答："只要是我喜欢的，越多越好，无论有什么后果；只要是我不喜欢的，一概不要，无论有什么后果。"心和记忆联手唤起过去痛苦或愉悦的经验，并把它们跟眼前的情形画上等号，而不管这种生搬硬套有多么不合适。智性会创造性地比较记忆和眼前的情形，而心的做法却让我们故步自封，困守于过去的行为模式，这是破坏性的。

记忆的作用在于它能帮你为未来做好准备，让你知道自己是否有所进步。应该利用记忆去提升自己。如果记忆只是让你一味地重复过去，那么它就毫无用处。重复过去意味着你仅仅活在回忆里。一旦今天变成昨天的翻版，那么记忆不啻是我们演化之路的绊脚石。不要活在记忆里。记忆只是一个工具，用来衡量我们是否处于完全的觉知并且有所演进。不要惦记着昨天，只有当你觉得自己有什么做错了的时候，你才需要回到过去。把过去的经验当作我们前进的跳板。不要活在过去或者渴望重复先前的经验，这只会让智性停滞不前。

那么身体记忆呢？是否也像意识的记忆那样既能奴役我们，又能解放我们？是的，这里的关键也依然在于智性的觉醒。意识潜藏在我们身体的每一个细胞里，但大多数人对此都是浑浑噩噩的。神经系统遍及身体各处，有神经在的地方，就一定有心的存在。心所在的地方，也就有记忆在。任何技巧性的重复动作，都依赖于记忆。陶匠的记忆体现在他灵巧的双手上。当我们开车走在一条熟悉而曲折的路上时，我们仿佛本能地知道该怎么转弯，完全不需要有意识地思考。在陌生人的家里，我们总也找不到电灯开关，可一走进自己家，手会自动摸向开关。气味和味道会自动唤起儿时的场景，完全用不着意识的介入。

细胞记忆也会触发消极的想法："我可不干，麻烦死了。""我不喜欢他，长得像我老板。"同样，只有习练才能将智性之光带到细胞中，从根本上消除这些消极因素。我在第二章里说过，伸展能将神经系统的通道（nadi）从中心带到外围，使神经强健和放松。觉知也可以通过这些通道在周身展开。觉知就是意识，而智性又是意识的一部分，因此随着觉知的展开，智性之光就到达了每一个细胞，照亮了那些先前晦暗未知的区域。我们常听人说起灵魂之明，而这是身体之明。我们的细胞以每分钟数以百万计的速度死亡，但如果我们赋予它们生机，那么它们至少曾经活过。当智性之光照入细胞，我们的本能之中就加入了更高等的直觉力。人类的本能是记忆和心共同作用的结果。无论利弊，它只会因循过往的经验。它让我们得以生存，却也可以毁坏我们的生活。当细胞中的智性觉醒，本能就转变成了直觉，我们的行动就不再被过去所摆布，因为我们内在的智性之光会告诉我们该怎样为将来做准备。

细胞层面的记忆以直觉的形式为智性服务。而在意识层面，记忆最初是充作智性的参考资料库，智性审慎地查询记忆，像学者一样超然。一旦智性学会每时每刻都自动查询记忆，那么有意识的直觉就诞生了，而我们把这种有意识的直觉称为"智慧"。

记忆还可以通过另一种精微的方式，不知不觉地影响我们的生活。在无意识层面，记忆中的印记充当了感知过滤器的角色。智性努力想要看清事物本来的样子，但是心和记忆倾向于用过去的经验来解读眼前的事物，并悄悄建起偏见的暗礁。我们都知道一切偏见都取材于过去的经验，你一看到某事，就给它安上一个扭曲的价值评判。非但如此，偏见还会投射到未来之中，也就是说，通过影响我们看待事物的方式，它让我们只去体验那些可以印证我们先前想法的事情。这就是为什么我说它像一个过滤器，它会过滤掉一切挑战我们既有信念的信息。如果你认为所有外国人都靠不住，那么你肯定会遇到一大堆不靠谱的老外，因为你压根不会去注意到那些违背这一信念的反例。瑜伽称之为"感知错误"。跟忘戴眼镜而看错公交线路之类的简单感知错误比起来，这类感知错误更加危险，也更难去除。

通过掌握瑜伽对人类意识运作机制的分析，辅以瑜伽习练，会让我们在平常的生活中更加豁达、从容和睿智，而且每当生活呈现出不同寻常的挑战和机遇时，我们总能应付裕如。我们会在下一章里继续探讨智性，以及它如何把我们带向真正的智慧。

第五章　智慧——智性鞘

本章讨论的是我们存在的第四层——智性鞘（vijnanamaya kosa）。智性鞘多孔的外侧边界与心意鞘相邻相交融。"心"产生各种想法（念头），而"智"则生出智性，并最终通达智慧。瑜伽区分意识的不同组成部分及其相应的波动（vrttis），我们可以利用这种区分找到向内旅程的方向，并引发我们身心的转化。通过这种方式，我们发现自己有能力拒绝冰激凌的诱惑，即便吃也吃得适量，不会有害健康。我们可以不断提升明智的辨别力，更善于自我控制，更有能力在未知的水域扬帆起航。

　　在智性鞘的内侧边界上，你会发现个体灵魂（jivatman）。这是神性的火花，存在于我们每个人的神性体（Divine Body）中。在深化自我认识和培育更高智性这两个边界之间栖居着纯粹的洞见。这是我们作为个体对于人类的整个存在进行探索的顶点。

　　要达到这个顶点，只有清除智性之杂质，并不断调服狡诈的超级小我，而它总是表现为不安的小我，或我相。瑜伽为我们的这段旅程提供的工具是它的第六和第七支,即专注和禅定。而我们之前学习的其他各支,从体式到摄感,也都一直在,它们在很大程度上成为高级成就的坚实基础。举个例子,如果你想要禅定,那么你先要进入某个坐姿;如果你想要禅定,你必须有能力让心和感官从外界脱离,将能量导向内在,这就是摄感。如果忽视了这些基础,那就好比一个人坐在大树上,却拿着锯子要锯断自己坐着的那根树枝。

本章的内容无疑会更精微,但并不复杂。事实上,用语言去描述体式和调息往往比说明洞见、小我和二元这样的概念还要难一些。问题在于,对这些概念的觉知意识似乎超出了我们的日常经验,所以它们会显得有点抽象。其实,它们并不抽象,反而很真实。话虽如此,要厘清和辨明这些概念,我们免不了要运用一下想象力。

让我做个类比。风(空气)元素对应着智性鞘,而我们的演化理论系统表明,触觉是空气的精微对应物。让我们想象一下为什么这么说,其道理何在?不论白天黑夜,我们都浸浴在空气里。空气总是贴着我们的皮肤。每一次呼吸,空气都渗透到我们身体的内部,就像水浸润着鱼一样。空气总是触碰着我们,不管在身体的内部还是外部。触感不仅微妙,而且亲密。当我们说到某种感人的体验,无论是一本书、一场交响乐、一部电影,还是某个特别的人,我们不是会说"它触动了我"吗?空气和触感都深入人心。空气围绕并渗透到我们存在和生活的每一个层面;智性也是如此,而且必然如此。那么让我们看看智性是如何做到这一点的。

检视你的智性

我们都有个体智性（buddhi）。这是一种具有自我反观性的觉知，有能力做出有意义和增进自由的选择。关于这一点，我们在上一章提到过。不要把智性和知识（vidhy）混淆。知识的获取来自外在，仍然不可确定；而智性基于我们自己的主观经验来自内在，对此我们往往会有决断力。

在本章中，我们首先必须明白的是，尽管我们的个体智性能像船舵一样为我们指点方向，但它只不过是宇宙智性（mahat）的微小分支而已，而宇宙智性才构成了宇宙的组织体系。宇宙智性无处不在，就像空气一样，我们时刻沐浴和呼吸着它。当然，我们往往设立屏障，将宇宙智性隔离在外，因为我们过分骄傲于自己渺小而必要的个体智性，所以我们无法从宇宙智性这个无限的、普世的、滋养的资源中获得完全的益处，正如我们糟糕的呼吸方式让我们无法充分获取普拉那能量一样。我们已经知道了呼吸和意识是怎样互相配合的。同理，个体智性和宇宙智性也是相辅相成的。宇宙智性是宇宙觉知的操作系统。

当我们吃生菜时，它的每一片叶子都展现出塑造它的宇宙智性的美和繁复。因此当我们咽下生菜的时候，我们也在分享着其中的宇宙智性。每一颗完美的米粒、每一枚丰硕的果实无不如此。在生物层面，我们以它们为食物，但在智性和意识层面，我们是在通过一个神圣的仪式与它们合作，因为赋予其形态和功能的智性也同样塑造了我们的形态和功能。

因此，本章的主题是跨越个体智性和宇宙智性的分离，它关乎智性的延伸和意识的扩展，让包围着"我的"智性和"我的"意识的屏障开始消融。我们的孤独感也将由此开始走向终结。这是一种融合——或者说灌注——我们被自然宇宙的富饶资源所灌注。[①]我们可以把人类的普通智性叫作"本能"，而这种更高的智性则可称为"洞见"或"直觉"。它穿透屏障，让我们不再被个体独特性的牢笼所囚禁。普遍性的成长将摧毁这个体性的牢笼之墙。我们会发现，禅定将是这个过程的顶点，那时"二"将为"一"让位，将不再有主体和客体、这个和那个、我和它的区分。也正是在那时，人体验到自己完整的存在，从每一个细胞开始，一切都纳入那独一无二的"一"中，人也由此瞥见了自己的灵魂。当下我觉知到构成我的各个部分，并活在对各个部分之整体的觉知当中。

按照帕坦伽利的第三节经文的说法："如果我们的心能够止息其波动，哪怕只有一刹那，我们会看到什么样的实相？"我们会处于无意识之中，还是会进入超意识？对于这个问题的答案，你只有亲身体验才能知道。这就是为什么我们可以为禅定做准备，却无法教授禅定。你可以做一切来趋近禅定，可禅定只有发生了才发生。你可以把一架钢琴扛上

---

① 此处讲述的是 kaivalya（解脱、独存）状态。孤独感开始走向终结。解脱并非与世隔绝，亦非弃世离家，而是融合，是与神性的融合，与宇宙的合一。宇宙的富饶是至上的富饶，超越世间所有。——普尚吉

三层楼，却无法让一颗躁动的心平静下来。你最多能训练它保持警觉，防范任何干扰平衡的因素。这就是为什么瑜伽要花那么多的时间和精力来识别消极的、无用的和破坏性的因素，因为它们干扰了心的稳定和平衡。现在我们必须从智性的角度来探讨一下意识的本质。

意识的透镜

哈他瑜伽（Hatha Yoga）的意思是日（Ha）月（Tha）瑜伽，其中，日代表灵魂而月则代表意识。我们可以把意识比作透镜。透镜的内表面朝向灵魂，外表面则与世界保持接触。透镜的外表面总会沾染一定程度的污垢，从而模糊了我们的视线。事实上，被污染的镜面不仅让我们看不清外在的世界，而且还会阻碍灵魂之光闪耀而出。如果窗户蒙尘导致房间昏暗，我们不会抱怨阳光，而会把窗子擦拭干净。所以，瑜伽要做的就是去清洁意识的透镜，好让太阳（灵魂）之光穿透过来。因此，洁净本身不是目的。类似的，印度女性在做饭前会清洗身体，念诵祷词，这是在净化自己，不过她不是为了洁净而洁净，而是为了将自己的心意原原本本地转化到食物里，不带任何的曲解和混淆。烹饪背后有爱的心意，是对他人的供养、滋养和支持。这份爱的心意只有通过纯净、清洁的意识才能得到最好的传递。干净的身体、纯洁的心灵、清洁的双手和洁净的厨具加在一起等于一个快乐、健康、有爱的家庭。

心本身及其功用会随着我们的死亡而消逝。然而，意识作为心的一种面相，作为持续觉知的包膜，则会恒久延续，它会携带着过去的印记以及未来或好或坏的潜能流传下去，我们相信它甚至可以从此生延续到来世。记忆耽于过往，想象专注于未来。受到这两者的胁迫，我们失去了直接感知现在、感知当下、感知真正实相的能力。

因此，我们需要换一个角度来考察意识的本质。下一章我们将讨论烦恼（klesa）对意识的染污性干扰，但在这里我们将从意识的五种自然状态或变体的角度加以探讨。对于这些状态，我们都有切身的体会，但往往视之为理所当然。瑜伽认为，我们能从意识的五种状态中学到很多，因为它们也是心念波动的模式，会干扰到心，影响它看见真相的能力。如果读者奇怪我们为什么要这么坚持去审视那些让意识湖面变得纷乱的各种心念波动，那么请允许我引用帕坦伽利的第二句经文来提醒你："瑜伽是让意识波动止息的过程。"为什么这么说？因为瑜伽即禅定，而这一章谈的就是专注和禅定。散乱心无法进入禅定，因此我们要识别和平息所有的干扰模式。意识必须保持被动的醒觉——不是像牛在满意地反刍咀嚼那样的平静，而是像林中野鹿那样的醒觉而处于接受状态中，唯一的区别在于野鹿感知的是外在的世界，而瑜伽士则是用同样的敏锐感知内在的世界。这是登上觉知之巅的智性，时刻准备着进入未知的神秘领域。然而，我们的意识并不总是醒觉的，因此我们必须探索那些妨碍我们保持敏锐的心之转变。

心之转变

意识（citta）有三大功能。第一是认知，即感知、认识和辨别。第二是意志，即付诸行动的动力。第三是意向，代表心"火"一般的特质，总是在变化，总是在以任意形态、在任意方位跃动。这些功能都有助于我们获得新知，并领会关于人在宇宙中的位置的实相。

让我们看看心"火"的特质。火闪烁而跳跃，心也是如此。事实上，意识本身变化如此之快，以至于我们还没来得及看清和探究某个意识波动，它就已经和另一个意识波动混作一团了。这种混乱的变化是一种自然的过程，它展现了意识的活力。我们所有的活动都取决于这些意识波动。

我在前面说，心会舞动。有时候，心会带着我们欢快地起舞。如果你想要充分地驾驭一匹烈马，那你一定要学会理解它、驯服它并控制它。同样，我们也要驯服躁动的心，否则它会带着我们到处跑。由于心总是在感官的带领下向外，被外部物质世界的各种诱惑所吸引，所以它难免把我们带入到各种始料未及的麻烦之中，或者让我们陷入初看还不错但结果却很苦涩的状况。

按照帕坦伽利的说法，意识的波动或痛苦，或不痛苦；或可见，或隐蔽。他的意思是，有些事情看上去令人不快，让人感到烦恼和痛苦，它们也的确如此。例如，复习备考非常辛苦，通过考试的好处却暂时隐而不见，直到日后方能显现。相反，餐桌上的享乐令人无比愉悦，而纵欲过度导致的痛苦恶果则可能在很长一段时间内都是不可见的。如果最终罹患疾病或者身体衰弱，那时痛苦才变得可见。当我们用尽所有资源、勇气、意志和信念来克服疾病时，我们会再次进入一种没有痛苦的状态。这时我们会有所警醒，认识到一切事物都像硬币一样有好坏两面，因此，冲动之前要三思而后行。凡事都有代价或者回报。"感觉好就行"，这句话从长远来看并不是一句值得信赖的格言。所有哲学都认识到，纵情享乐之人终会陷入自找的痛苦之中。古希腊人说过，适度是最伟大的美德。瑜伽告诉我们，只有通过习练与不执，我们才能学会避免在快乐和痛苦两个极端之间摆荡。

心波动的两极属性也同样适用于意识的五种状态（citta vrittis）。它们分别是正知（pramana）、谬误或错觉（viparyaya）、想象或幻想（vikalpa）、睡眠（nidra）和记忆（smrti），这些是人人都有的自然心理状态。它们由大脑和神经系统产生，并伴随死亡而消失。人们难免会问，研究这些心理状态有什么意义？睡眠不就是睡眠吗？想象除了是想象还能是什么？说到正知和谬误，是啊，有时我是对的，有时又会犯错。然而，在瑜伽看来，理解这些心理状态对我们有着巨大的价值。因为当这些心理状态出错的时候，对它们的误用会招致无穷无尽的麻烦，并影响我们的生活质量和行为表现，而我们行为的后果会一直存在，成为业力。"种瓜得瓜，种豆得豆"是普遍的道理。瑜伽认为行为的结果不仅仅限于这一世。如果一个人满脑子谬见，活在妄想里，睡眠很糟糕，记忆不可靠，那他的行为能好到哪里去呢？希特勒真心相信犹太人是劣等民族，并据此采取了行动。这是谬误、是错觉，也是彻头彻尾的妄想。在他那一世，希特勒最后身死国灭，同时也毁了大半个世界。如果因果之链真的可以超越死亡延续，如今谁愿意与希特勒对调身份呢？

因此，意识的五种状态绝对值得好好研究一下，既分析其优点，也辨明其缺陷。这能帮助我们遵循正确的生活方式和正确的思维方法，还能给我们指明方向，让我们掌控思维的过程。我们的最终目的不是要锁死或限制它们，而是要逐渐地转化它们。它们并非彼此分离，而是像布料的丝线一样彼此交织，彼此影响。睡眠不佳或者嗜睡会让人昏沉，从而降低了其他四种状态的清晰程度。这时，人不可能去进行任何敏锐的分析来获得正知。当你疲劳的时候，记忆就变得困难。我们还需要借助记忆才能唤起其他四种意识状态。记忆支撑着这些状态并把它们联结起来。

在上一章，我们探讨了记忆既有破坏性又带来自由的两面。我们发现，"痛苦"形式的记忆将我们禁锢在心理时间里，迫使我们无休止地、无意义地重温过去的体验。我们就像雨季中的马车，轮子陷入了泥泞之中。而"无痛苦"形式的记忆则体现了辨别力（viveka，分别智），对我们的成长至关紧要。

辨别力就像智性的刀锋，能辨别真假虚实，它善用记忆，分析往事的结果，作出取舍和决定。如果能预见后果，我们就不会轻易被眼前的痛苦与欢愉所左右。辨别力是作出有意义的比较的能力。比如，"跟昨天相比，我今天练得怎样？"或者"我左腿和右腿的伸展有何不同？"你没准会发现右腿正处于沉睡状态中。起初，这是一个试错的过程。后来，我们就能学会避免犯错。例如，在头倒立中有个常见的错误是上臂紧缩。

在错误发生之前，记忆就提醒我们要当心。我们也因此打破了坏习惯。这种辨别力十分有用，它可以唤醒觉知。

觉知，加上辨别力和记忆，能激发出心的创造性，让它不再机械。机械心只会探究外部的现象，把世界看作一架巨型机器，由此产生客观的知识。我说的客观知识是指有关我们周遭世界的知识。客观知识有时候是有用的，有时候却是危险的，这取决于你如何运用它。例如，拿邻居的新车跟你自己的旧车相比较，你可能会心生嫉妒和贪婪，也可能因为他的新车更安全或更环保而替他感到欣慰。我说的创造性大脑则不同，它既关注外在，也关注内在，从而产生主观和灵性的知识。我说的主观知识是指从皮肤开始向内对自己的认识。说回邻居新车这个例子，如果你明白污染是不对的，那么你就既不愿意污染环境（外在），也不愿意污染自己（内在），所以你的创造性应对方案或许是更换你自己的车。

当觉知与智性联结，我们就能彻底诚实地看待一切。当大脑和身体和谐运作时，人就变得完整。记忆为这个过程提供支持，因为当记忆完美运转时，它就和智性融为一体。一旦记忆将它的盟友从享乐心换成明辨智，它就不再让我们陷入旧习的陷阱，反而成为我们真正的古鲁，指引我们趋向完美的知识和行动。

净化了记忆，我们也就净化了自己的整个心。对于普通人而言，记忆只是心过去的状态。对瑜伽士而言，记忆则是心当下的状态。别忘了，记忆会记录一切。如果记忆只会重复过去，阻碍进步，那它就毫无用处。但如果记忆能帮你未雨绸缪，那它就是有用的；如果它甚至还能帮助你成长，那它就是必要的。记忆是一张不断更新的损益表，让我们看清自己是在退步还是在进步。通过区分记忆中哪些是需要的、哪些是该丢掉的，我们允许全新的经验浮出了水面，而过去经验中所有有用的部分，当下也都能为我所用。这时记忆不再单独发挥功能，而是与意识融为一体。帕坦伽利说过，当记忆被彻底净化之时，心如瓜熟蒂落，意识也以它最纯粹的形态闪耀光芒。我的意思是，只有当记忆毫无染污地激励我们当下瞬间的行动时，记忆本身应有的功能才得以发挥。被净化的记忆不再包含无意识中未经处理的情绪，而只是应对当下自然生起的诸般感受。

同样，想象力也既能让我们受益，也能给我们带来损害。想象力无疑是人类最伟大的天赋，但其梵文词汇 vikalpa 同时也意味着幻想或妄想。如果没有踏实的应用，那么再鼓舞人心的想象力也依然是无效的，没有任何现实的意义。当科学家有了一个想法，他可能要花费多年去实验、分析和检验求证，最后才会有成熟而具体的结果。一个作家也许会梦到一部新小说的情节，然而除非付诸纸笔，不然他的点子毫无价值。一个乳臭未干的年轻人曾对一位伟大的诗人说："我有一个绝妙的诗歌创意。"诗人犀利地回答道："落到字词上！"真正的诗人是脚踏实地的，不管有什么创意，总得写出来才作数。

让我们来看看这五种意识状态是怎样联起手来和我们作对的。当我们做白日梦的时候，幻想和睡眠的迟钝搅和在一起。如果这个白日梦是关于过去的，那么前述混合体中又加入了记忆。这种体验或许惬意又安心，但它不会有任何结果。事实上，当我们跌落回当下的现实中时，其间的落差也许会让人感到相当苦涩。这就是从无痛苦的状态中生发出来的痛苦状态。

那些在纯幻想中无法自拔的人永远无法赢得人们的尊重，也总是无足轻重。我们把最高的敬意留给了那些将远大而深刻的愿景化为现实的人。圣雄甘地年轻时就梦想着印度独立、脱离英国的统治，然而他用了

189

一辈子不懈的苦行才终于实现了梦想。这里的关键是苦行（tapas），苦行意味着强烈、净化的热能，就像炼金士点石成金之火。想象如同跳动的火焰，是火温度最低的部分。摇曳的火光映照出事物的形状，在瑜伽术语中，这就是火的精微对应物。想法和概念，不就是心的相吗？我们要做的就是用苦行这架鼓风机去吹动净化之火，让它变得炽热，将心的相转变成现实。为了完成这个任务，要用体式习练让身、心和谐统一。心总是走在身体的前面。心早已到了未来，身体却还停留在过去，而自我则在当下。在体式中，我们学会让身、心和自我协调合作，从而将我们内心愿景的相转化成我们生活中的现实。

睡觉就是睡觉。我之前问过："睡眠能教给我们什么？"毕竟，我们从未见证过自己的睡眠。在睡眠中，我们处于迟钝而无意识的状态，因此对睡眠没有任何直接的记忆。但我们一直知道自己睡得好不好。我们都想要那种深且无梦和滋养的睡眠。瑜伽士无梦，他们或者睡眠，或者清醒。睡眠分三种类型。如果醒来感觉沉重而迟钝，那便是惰性的睡眠；如果醒来焦虑而不安，则是动性的睡眠；如果醒来感觉轻盈、愉悦、精神焕发，就是悦性的睡眠。睡眠就好比一朵绽放的玫瑰回归花蕾，此时的感官安憩于心，心安憩于意识，而意识则安憩于存在。这种状态听起来不正是瑜伽所追求的吗？因此睡眠肯定能教我们一些东西。在睡眠中，我们甚至回归到天真无邪的状态里。所以，睡眠中的人不会是罪人。

在睡眠时，心和感官都处在安憩之中，存在一种消极的空虚状态，一种空洞或缺席的感受。之所以这些描述都是消极的，是因为在睡眠时缺失了对当下和觉知的意识。学瑜伽的目的就是在清醒时把这种消极的空虚状态转化成积极的心的状态。那时感官和心仍像花蕾一样合拢，但却有一个见证者始终保持醒觉。此时，自我不再被过去积累的经验所束缚，人便进入了一种纯粹的心的状态，意识的波动也止息下来。在警觉和清醒中所体验到的宁静深沉之睡眠，就是三摩地。当心被调服而保持止息时，唯余灵魂。自我缺席的睡眠状态跟三摩地很像，区别在于睡眠时人是迟钝而没有觉知的，三摩地则是睡眠之无我与智性之活力相结合。

我们在深眠中会失去我们的自我和我性，会忘了自己是谁，并回归到宇宙的永恒之心。当我们醒来时，在自我意识回来之前会有那么一个短暂的瞬间，我们仍然可以瞥见这种安宁的无我之境。此无我之境应该成为我们的向导，成为我们进入禅定之心的自然窗口。在禅定之心中我们意识到我们本是一体，并学着接受这一点。当自我归于寂静时，我们的自傲的感受也会减轻。我们变得更宽容、更善解人意，不再被生活中的侮辱所冒犯，也不再受身心内外焦虑和痛苦的影响。

瑜伽的修习教我们应对一天中随机出现的每一件事，然后将它们一一放下。其中包括写信、回电话、清洗碗碟，以及让愤怒过境就消失。老话说得好："肠满今朝愁，莫添他日忧。"意思是，我们应该把生活中那些令人不快的挑战限制在合适的位置，不要让它们像伤口一样溃烂并染污我们其余的生命时光。如果学会了这一点，我们的睡眠就不会像有害的宿醉一样，携带着白天尚未解决的忧虑和恐惧。同样，我们也不该吃得过多太晚，否则睡眠会很混乱骚动（动性），醒来后会陷入不满和躁动。如果我们的心接触了太多暴力的画面、念头和言语，那么无意识就会在灾难坎坷的梦里重现它们。就像良好的想象能打开心的创造力，良好的睡眠也能让心振奋而醒觉。如果我们每天都活在当下、活得透彻，我们将收获清明的良知。清明的良知是我们为安宁祥和的夜晚所做的最好准备。

有时人们会说，一个脑中空空的愚人，与一个处在三摩地的神圣喜乐境界的圣者，在观察者看来似乎并无二致。这是因为无论愚人还是圣者，他们的意识都没有任何波动。这两者的区别在于：愚人是消极、困乏、麻木的，而圣者则是敏锐、积极、至上觉知的。我之所以提出这一点，是因为初学者很容易将困倦或愉悦的倦怠与禅定境界混为一谈。通常，当一个学生在做挺尸式（见第七章）或尝试进入禅定的时候，会不知不觉陷入一种宜人的懒散中，感觉自己像被一团棉絮包裹着。这可不是什么三摩地的序曲，而是睡眠的前兆。我们不想在清醒时还像在睡眠中一样迟钝，也不希望因为睡眠紊乱而变得狂躁亢进。如果在夜里辗转反侧，那我们在白天也不得安宁。我们要追求的是一种醒觉、自足、无我的境界，类似于酣睡过后的精神焕发。安睡的体验可以让我们推想心和感官安住于禅定境界的感受。好的睡眠让意识容光焕发，而糟糕的睡眠则让意识暗淡无光。

如果晚上睡不好，那白天看什么都别别扭扭的。错误的知识会导致错误的想法、言语和行为。这可不是无害的。通常，一旦我们纠正了自己的错误认知，再回想过去时我们会说"当时我真不该这么说"或是"当时我真不应该这么做"，我们感到内疚和悔恨。为了避免吃后悔药，在实际生活中我们花费大量精力以防止犯错。为了买栋房子，我们会请评估员去检测房屋结构、土壤安全、水源供给，还要请产权公司来核实法律事宜，请银行妥善处理资金转账。我们还会调查配套的学校资源和交通设施。我们不希望犯任何错误。然而，大多数人在回顾往昔的时候都会觉得人生处处都是错误。

我们总说"早知如此，何必当初"，然而我们现在懂得的东西似乎也不能防止我们在将来犯下更多的错误。瑜伽之路向我们指出，正确的知识和错误的知识是意识的两种状态。通过瑜伽习练，我们能减少和消除错误的感知和错误的知识，从而获得准确的感知和正确的知识。我说的不是要改变我们的观点，尽管有时这确实会发生，而是要把成见统统抛弃。所谓观点，不过是启动过去学到的正确或错误的知识，并把它运用到当前的状况中。因此观点总是根植于过去，而我们对记忆的研究告诉我们，过去往往是个雷区。瑜伽习练者总是努力活在当下，当下才是实相所在，因此他的目标就是要在任何情境下都保持对当下的完美觉知。这自然无法一蹴而就。因此，在我们向内的旅程中，我们也许会观察到自身的一个变化，那就是基于错误感知和错误信息的成见逐渐消失，为更扎实更精准的见解所取代。这就像我们先要用好习惯取代坏习惯，然后才能达到无条件的绝对自由。下面让我们看一个例子。

三四十年前，大多数人认定女人无法胜任男人的工作，觉得她们更适合低级的活计，即使她们做了男人的工作，也应该少拿点钱。现在，大多数人都不再相信这种说法。社会舆论已经改变。而且我们可以说，当前的事实也证实了我们观念的改变。我们认为这种观念的进步是因为人们摆脱了错误的知识。女性的职场表现为此提供了切实的证据，让我们的看法不再受制于世俗偏见，而偏见意味着未经审视的结论。

在这种观念转变的过程中，如果一个男人和一个女人同时来应聘，你可能会在各方面条件相当的情况下更倾向于雇用那名女性，有意想要表现出你对女性能力的新见解，或者还想借机纠正过去的不平等。然而，如果应聘者条件相当，你却更偏向女性，这仍然是一种偏见的表现。这说明过去依然保有其控制力。既然你已经把一个坏的习惯转变成了一个较好的习惯，那么怎样做才算是真正摆脱过去的限制，基于正确的知识做出正确的行动呢？就这个例子而言，你应该通过面试准确地看清他们的能力是否适合应聘岗位，自然而然地得出录取谁的结论，而不受到任何性别因素的干扰。

这个例子说的是外在世界，瑜伽习练针对的是我们的内在。在瑜伽里，我们所要关注的是：如何通过自我修养来获得直接而正确的知识，进而必然重塑并转化我们与外在世界的关系，同时推进我们向内旅程的探索。

根据瑜伽哲学，正确的知识来自三种证据：直接的感知、正确的推理，以及来自权威经典或有经验的智者的证言。故此，我们首先应该让个体的直觉感知接受逻辑和理智的检验，然后再看它能否得到传统智慧的印证。我们都熟悉这个认知过程。就拿买房来说吧，我们会先去看一下房子并形成初步的印象，即直觉感知；然后，再根据自己对于房屋的了解做出评估，最好经过正确的推理；而房屋勘测员就好比那个经验丰富的智者，而他的技术手册就好比是权威经典。这样一来，三种证据就完美地相互印证了。

你在这里所运用的能力就是智性。我们在上一章提到，智性比思维的和感性的大脑更加精微。智性关心的是事实和推理，而非印象和诠释。智性本来就遍布我们存在的所有层面，但它经常处于沉睡状态，所以我们要做的第一步就是去拍拍它，唤醒它。

习练体式时，我们通过伸展为细胞体的表层带来智性，又通过保持体式为生理身带来智性。身体一旦被唤醒，就能呈现其动态的一面，展现它辨别的能力。这时，身体所提供的是主观的经验事实，而心所产生的则是想象的观念。经过对姿势进行精确、彻底地衡量与调整，让身体各处都处于平衡、稳定和均匀的延展之中，这个过程打磨了我们的辨别力。辨别是一个权衡的过程，属于二元世界。当错误被完全摒弃，余下的必定是正确的。随着智性在意识中的扩展，小我和心也就收缩到恰当的比例，不再占据主导，而是为智性服务。接着我们会发觉，记忆——尤其是记忆——已经脱离了寻求束缚之心的掌控，并转投到渴求自由的智性麾下。

般若：洞见和直觉

接着，我们进入下个阶段。灵性的智性，也就是真正的智慧，只有不再辨别时才会显现。真正的智慧不通过二元发挥作用，它只感知"一"。它不需要剔除错误，因为它只看得见、只感受得到正确的事物。买房子的时候，我们需要运用有逻辑和辨别力的智性。而一位政治家，无论动机多高尚，也只能在相对和无常的世界里做出抉择。灵性的智慧则与此不同，它无须抉择，它知晓一切。它全然活在当下，因此超越了时间的限制。随着我们不断向内行进，不断更趋近灵魂，我们会更加清楚这一点。

此刻若你抬头看见碧空如洗，你一定感到心满意足，会说晴朗的天空是蓝色的。但科学却告诉我们，大气层是无色的，像水一样透明。感官感知可能存在缺陷，但至少清晰而健康的感官能让我们看到天空、河流还有湖泊的绚烂色彩。这种感官的知识虽不完美，但真实。它为我们提供了一个合理的基础。良好的神经系统让我们行动敏捷而确定。健康的身体给予我们行动力量；澄澈的心让我们的情绪稳定，没有大起大落。觉醒的智性能帮助我们选择、决策并开启行动。我们见证着：我们正在探索的存在之诸鞘开始聚拢，融为一体，这样它们就可以从越来越接近存在核心的源头开始和谐地行动。

　　我在这里描述的是一趟向内的旅程，从喋喋不休的大脑出发，经过清晰的本能，最终抵达清明的直觉。刚开始习练瑜伽的时候，你可能还活在自己的心和情绪里，它们就像一间没完没了的网络聊天室。你会读一些书和文章，想要了解怎样吃才最合适以及如何锻炼身体，有些可能是任何野生动物都会不屑一顾的内容。但你不懂得如何生活，只知道被欲望所驱使。你的本能迟钝。随着体式和调息的习练，你首先从心向外走出来，接着净化了整个身体、感官和各个器官。你的本能也恢复了活力。新唤醒的身体智性会自动上前告诉你什么食物对你有好处，什么时候该吃多少，什么时候该如何去锻炼身体，什么时候该休息或睡觉。人们忘记了，在我们向内追寻灵魂的旅程中，首要的目标是重拾动物王国的那份原始的快乐，健康而本能，鲜活而充满生机。同时，我们正在逐渐把本能转化成直觉。智性在分析、综合、推理和思辨的磨砺下，变得强壮。渐渐地，更高的直觉智性开始显露，就像日出前的曙光。本能是细胞的无意识智性的显露，而直觉则是超意识的认知，你不知道自己是怎么知道的，却已然知道。

　　我年轻时每周末都搭火车从普纳赶到孟买去授课。那是一辆开往孟买的马会专列，车上挤得满满当当的都是赛马迷。他们想当然地认为我也是同好。对此我实在疲于解释，只好默认，于是常有人问起我对某场比赛的看法，还把参赛马匹的名单拿给我看。我会迅速选一匹马。令人惊讶的是，在回程的火车上，很多下注的人过来告诉我说："知道吗，你选的那匹马赢了！"这也许纯属巧合，但我举这个轻松有趣的例子是想告诉大家，直觉就是这么来的。在很多小事上，我们都能自动地找到正确的做法。例如我们往往不经意间就已经把圆钉敲入圆孔，方钉敲入方孔。我们在精神上并没有那么笨拙，其实还颇为灵巧。

长期错误的感知和错误的知识让生活错位，就像抡起锤子把方钉往圆孔里砸，或者用赛马的术语说：挑的全是败将。如果你坚持这么锤下去，于人于己都会招致灾难性的后果。你会困惑不解、混淆黑白、张冠李戴，这些都是辨别力的反面。错误的感知会扭曲现实，引发人们错误的感受并染污了意识。只有通过培养智性并从错误中吸取教训，我们才能根除错误。园丁都知道，杂草总会再长出来的，但是在杂草疯长之前及时动手，除草工作至少会容易许多。

现在我们已经讨论了如何在生活中发展个体的智性。当我们穿过智性鞘进一步向内探索时，经过培育的智性已转化为智慧。这时我们就会明白专注和禅定对修心的重要性。通过不断远离小我那种虽然情有可原却显得幼稚的推动影响，我们把"知"的源头从大脑转向心，再从心转向灵魂。正如个体灵魂是宇宙灵魂的一部分，个体智性也是宇宙智性的一部分。随着我们学会像调节天线那样不断调整自己去接收身边的自然智性，我们就不仅会变得头脑清晰，而且还习得了生活的智慧。当我们学会发展正确的感知时，我们就能更大程度地获得这种智慧。而随着我们学会将迟钝、散乱、摇摆不定的心转化成专注、可控的瑜伽之心，我们也更有可能感知到这种智慧。

心之五质

为了让我们更好地体会到意识就像大海，无穷波形、层叠不绝，瑜伽特别指出了心的五种特质或品质，分别对应于我们在讨论的意识的五种状态。它们分别是迟钝心、猴子般散乱心、摇摆心、一点专注心，以及最高境界——受控的意识，这种状态只有在超越时间的禅定之境即三摩地中才能体验到。

区分这些意识的特质是为了帮助我们更好地进行自我观察和自我认知，而不是为了批评我们的不足。有一个常见的误解说，瑜伽只适合具备专注力的人。但是，并非人人都有这样的天赋。其实，任何人都可以习练瑜伽，无论他当时处于怎样的身心状态。正是通过习练，人们才学会将散乱心专注于一点，比如膝盖或胸腔。瑜伽是一种训练方法，教我们学会直接感知。同样，幽默也能帮助人们从分裂走向整体。幽默让心变得轻松，更容易去引导和专注。安定心就像轮毂，哪怕整个世界都在围绕着你旋转，心却不动。

幽默大师十分善于观察波动的意识。他们的题材常常是愚钝或者犯傻的人，或者是心思一直游走不定的人，这些人总是作出不合逻辑的思维跳跃和联想。幽默大师巧妙地揭示出其中的荒谬之处。幽默大师在模仿这些愚钝或心不在焉的人的时候，从始至终他本人是在以极度的专注呈现他的笑料。当我们开怀大笑、满心轻松之时，我们反而会不自觉地去留意他所说的每一个字。聪明人会因为了解心的各种机巧而发财。艺术家也懂得观众的各种意识特质。200多年前，一位英国作家曾说读者有四种类型。他将第一种类型比作沙漏，他们的阅读就像沙漏中的流沙，一边读一边漏，最后什么也没剩下；第二种类型像海绵，把每个字都吸了进去，但又把每个字几乎原封不动地还了回来，就是稍微脏了一点；第三种类型类似于果冻袋，把所有纯洁的东西都给挤了出去，留下的是垃圾和废物；第四种类型可以比作戈尔康达钻石矿中的苦力，他们筛掉了没有价值的沙石，留下纯粹的宝石。

巧的是，戈尔康达钻石矿离我的出生地不算太远。然而，如果把这个比喻挪用到我们现在讨论的存在的第四鞘，那么这里的钻石代表的是哪一个瑜伽术语呢？钻石坚硬而通透，而正是这通透给我们提供了线索。通透也是智慧最典型的特征。我们都想培养智慧，把人人都多少具备的灵巧和机敏转化成通透的智慧之光。

为了找到钻石，我们必须在矿场辛苦劳作，筛掉虚假的渣滓，提炼出宝贵的真实。让我们通过瑜伽习练的例子来分析这个筛选的过程。

智性的修养

　　有时我会对学生们说，你们在课上所做的瑜伽，从严格意义上讲并不是瑜伽。为什么这么说呢？因为在课堂上，尽管毫无疑问你在"做"瑜伽而且也有所学——希望如此——但你所做的只是服从老师。指导你做瑜伽的智性来自老师，你只是尽力追随。而当你在家自己习练的时候，是你自己的智性在掌控一切，所有的进步都是你自己得来的，会更容易保持。此外，你运用的意志也来自你自身，而非借助于老师的权威、魅力、实力和暴脾气。源于你自身的意志会对你影响深远。瑜伽不是通过身体的习练来锻炼身体，身体的习练目的在于心和智性。

　　习练和修行（sadhana）有着巨大的差别。修行是获得成就的方法。这里的成就指的是通过有效的呈现和正确的实践所成就的真实。所谓真实，必定是实相，并能引领我们走向纯粹和解脱。这才是瑜伽修行，而非机械性地重复瑜伽习练（yogabhyasa）。瑜伽修行的终点是智慧。你或许可以把瑜伽修行翻译为"瑜伽朝圣之旅"，因为它是一场有终极目标的旅程，而非不加思想的重复习练。

当我说"智慧源自对智性的修养"时，每个人都点头赞同，但实际上我们的心常常处于过度膨胀的危险中。所以，让我们暂停一下，稳定心神，就像在体式中那样，去探索我们所说的智性究竟是什么。

举例而言，如果要从根本上掌握智性的含义，有一个说法是：智性是能被意识和良知感受到的身体的清晰的感知（敏感）。良知非常接近于真我（Self），这一点我们稍后会谈。利用在体式习练中获得的敏感（力），你还可以诊断出哪些地方是缺乏感受的。这是智性的功能，即筛掉戈尔康达矿场里的泥土。智性的下一个功能是要将感受带到那些缺乏感受的地方，让觉知也流到那里。当感受遍达全身时，你才成为一个感性的存在，也就是说，你才真正地活着——也许是你出生以来第一次感受到自己活着。除此之外，你还要观察这种敏感（力）的分配是否均匀。这里的智性表现为一种要完善所有不完美之处的意志。快速灵巧的心要服务于智性，心会训练自身把散乱的心念汇集整理，服务于更高尚的目的，即"圆满的善"。心是必要的，我们要借助它所形成的语法、句法和词汇与其他生命形式建立联系。就算是最高形式的智性也不该忘了感谢具有感受和采集能力的心，毕竟，智性需要借用心所提供的词汇和语法来向外界表达自己。

当修习到了这个层次，我们几乎实现了全然的专注，完全的渗透贯通也近在眼前，然而对于我们所说的自由意志，仍然存在一个岔路口。在大多数人眼中，自由意志意味着能做自己想做的事，不勉强自己去做不想做的事，无论好坏。截至目前，我们的瑜伽修习已经提升了我们实现自由意志的潜能。健康、活力、聪慧和自控力的提升，让我们有能力参与比以前更多和不同的活动，改善我们的人际关系的品质。当然，还有把冰激凌放回冰箱的能力。所有这些都属于大家普遍认为的"自我实现"，这是生活令人惬意且不可或缺的一面。然而，我们也开始听到另外一个层面的自由意志的声音，你或许可以叫它"寻求自由的意志"。 尽管听上去很吸引人，但寻求自由对于普通人而言其实是令人生畏的，因为自由意味着进入未知的核心，意味着不执，意味着终极的自我知识所潜藏的痛苦。追寻自由需要真正的胆识，因此我们需要花点时间来考察意志的源头是什么。

1944 年，我的修行困难重重，我的习练变得干瘪，生气全无，矫揉造作。因为我的动作源自头脑和小我意志，而不是源于我的心、我的智性。一个简单的事实是，小我是有限的，因此来自小我的意志也是有限的。小我的意志是属于我们的个人特质，受限于我们的自身。它只不过是我们过去经验和所得的总和。因为来自头脑，所以它总会觉得勉强。因为来自一个有限的源头，所以它最终总会耗竭。

相反，源自心之智性的意志则连接着无尽的源头——宇宙智性（mahat）和宇宙意识。它是一口永不枯竭的源泉。瑜伽把这种源自宇宙意识的行动意愿或意志称为灵性意志（Prerana）。那些毒品或者酒精上瘾的人被建议最好不要用"攥紧拳头"的方式来试图控制自己，因为这种源自小我的意志最终将会耗竭，崩溃将随之到来。相反，他们应该将自己交付给"更高的力量"，只有通过接触智性行动的宇宙之源，他们的意志才能每天得到补充。我在第二章中就提到了灵性意志，它是原质意识的智性意志通过我们所进行的自我表达。而且，它只会通过我们的心而非脑来表达。只有通过发掘无尽的意志和智性之源，我们才能从自身找到勇气，贯通至我们存在深处的勇气。

我们现在要发展的智性取决于情感和道德上的成熟，即尊重真实和德行的能力、感受慈悲大爱的能力。在文前导言中，我提到了苏格拉底的格言"认识你自己"。但现在认识自己的价值是如何体现的呢？这句话自有其道理，苏格拉底简单明了地指出，关于自我的知识能让我们在一种自由的状态里更有意识地生活。我想用一个比喻来解释"更有意识"的重要性。对大多数人而言，人生的道路走得就像一个一岁半的孩子学走路那样窘迫。学步的孩子会把一只脚迈到另一只脚前面，是因为如果不这么做，他就会摔跟头。他走得步履蹒跚，跌跌撞撞。更有意识地生活，意味着像成年人走路那样，保持平衡，方向清晰，目标明确，在朝向终极自由的路上越走越自在，越走越自信。

梵文语源学能帮我们理解这一点。我刚才的类比是，要像成年人那样走路。在梵文中，maanava 的意思是"人"。因为跟 manas（心）一词的联系，它还意味着"有心之人"。maana 的另一个含义是活得荣耀而有尊严。意思再清楚不过了：我们是人，有着天赋的智性，智性能为我们的前行提供目标和方向；努力追寻有道德的生活，荣耀而有尊严。

悬在人类头上的问题是："我们真的能获得自由吗？"对此，我们的头脑中常常持着矛盾的观点，尽管我们承认甘地、耶稣或是阿罗频多（Aurobindo）达成了自由，但我们知道自己做不到。我们日常生活中遭遇到的种种失败和挫折，看上去似乎也在证实着我们对自己的偏见。但是，请读一读甘地或阿罗频多的故事吧。你会发现他们的人生也充满挫折与错误，甚至还不乏早年生活中的道德污点。我也清楚地告诉人们，我自己的瑜伽经历如何充斥着疾病、排斥和嘲弄，而且我除了瑜伽之外别无所长。

为了解决这个悖论，我们有必要回顾一下原质和宇宙灵魂的关系。首先，我们不得不区分一下决定论和必然性。我们的生物特征是被自然决定的，在演化上是有利于我们自身的。在生物学层面上，这种决定论是如此的强大，以至它创造了必然性，也就是说，我们都有两条胳膊、两条腿、一个脑袋，等等。在意识层面上，某些决定性的力量也对我们有强大的影响，比如我们都想追逐快乐，逃避痛苦，躲避恐惧，让我们的小我和傲慢膨胀。但这些并不是必然的，它只不过像一个地面不平的赛场而已。瑜伽是一项经受过彻底验证的技艺，借助宇宙意志的充分应用，连同能够作出选择的智性和自我觉知的意识，瑜伽可以把我们从必然性中解放出来。通过这些办法，我们可以有意识地走向自我解脱，并借着上天的恩典，走向普遍的自由。

据说亚当和夏娃原本生活在原初的"一"的状态中。瑜伽说，自由的最高体验就是"一"，"一"才是至高的真实。人类的困境在于我们觉得自己被困在了一个无人区，陷入了一个怎么走也走不完的旅程当中。亚当和夏娃吃下禁果而失去了原初的"一"之境，从而迈出了走向个体性的第一步。至今，我们仍在延续着他们的苦旅，没有回头路，而脚下的路又令人不快——所以我们只能继续前行。一路上，我们将饱尝个体性带来的甜蜜与苦涩，并将所有这些经验纳入并整合到我们走向圆满觉知的旅程体验中。但是，谁也不能断言我们无法最终达成"一"之境，重归天堂故里，进入终极而非原初的"一"境地。要走完这漫漫长路，我们需要补充力量——事实上，我们需要三种力量（sakti）。

力量和智慧

现在是时候回到瑜伽习练的原点了，以便我们向内的旅程走得更深入。通过瑜伽习练，我们已经建立了不可忽略的健康的身体力量（sarira sakti）。然而，我们缺少能量和意识的身体其实是处于半死的状态。在关于调息的第三章中，我们说过普拉那能量（prana sakti）至关重要。现在，我要介绍第三种力量，即觉知之力量（prajna sakti）。prajna 是对意识的觉知。我在前面刚刚提过，当时我把它叫作"自我觉知的意识"，但是没有给出梵文的翻译。自我觉知之力量叫作 prajna sakti。 prajna 也可以译为"般若"或"智慧"。

这三种力量首先要彼此协调同一（正位），才能与灵魂的力量（atma sakti）相合，并最终与之融为一体。我在第三章中警告过，身体的力量加上能量会让整个系统过载，好比将过高的电压送入承载力不足的电路。只有引入对意识的觉知的力量之后，我们才能平衡我们里面这些强大的力量。这使得拓展存在的每一鞘成为可能，却不会导致危险、压力或过载。在习练体式时，觉知的任务就是去填充物质身体层（骨骼、肌肉等）

和器官层（内脏器官）之间必然存在的空隙。即便我们整合了身体的诸鞘，仍然会有一些空隙没有被觉知和能量填充。坚持全面地修习瑜伽八支，最终会修复人类系统中固有的所有缺陷。通过习练瑜伽所产生的力量必须形成一个连贯、不可分割的整体。瑜伽修行就是要将纤维和皮肤、皮肤和纤维编织在一起，并且让外层诸鞘和内层的灵魂交织在一起。只有那时，我们内在生发的合一的力量才能和围绕着我们的宇宙力量相融合。否则，分裂只会不可避免地继续下去。

我在本章讨论了宇宙智性（mahat），一种可供我们利用的宇宙资源。觉知之力量丝毫不亚于宇宙智性，它渗透到我们存在的黑暗空间，并用意识将它照亮。意识必须在清晰、明亮和宁静中安定下来。意识的安定给无我而又非常贴近宇宙灵魂的良知带来一种愉悦的满足感。

在实践中，这是如何运作的呢？我们已经知道，宇宙能量（prana）是随着呼吸进入我们内在的。那么，宇宙觉知又是如何导入我们的内在呢？它的燃料是什么？它的燃料就是意志力或持续专注的意愿。看看我们是如何靠近瑜伽八支的第六支专注（dharana）的？然而，你一定会接着问："怎样才能点燃意志力的燃料？我知道它来自心，而非脑，但我不能指望把它从空气中直接变出来呀！"你当然可以！因为它就是气，或者更准确地讲，是普拉那能量，它点燃意志力的燃料，并允许觉知扩展、渗透至全身的各个系统。能量和觉知均为宇宙存在的实体，它们如同好友，其中一个出现，另一个必定跟随。正是通过觉知的意志进行穿透，智性才能够进入并占领我们存在中最暗的角落。这种智性是照亮黑暗的清明，是智慧的曙光，是直觉的视见；它见其所见，知其所知，即刻自发地行动。这是因为这三种力量已经共融，并与灵魂的光芒相一致。我们说，智性具有内见力（insight）。我们还可以补充说：灵魂具有外见力（outsight），就像光芒四射的灯塔。正如我在本书的开头所说的那样，在向内的旅程中，随着我们的意志逐渐深入内在，我们的灵魂会向外与我们相遇。

我从不同的角度屡次谈起自由。说起自由，我们都会不约而同地联想到空间。美国人常常怀旧地提起当年美国西部的空旷和自由。空间就是自由，我们通过习练体式和调息创造内在的空间，就像宇宙大爆炸一样。黑暗的空间是未知，是无明。但是当能量和觉知的力量相结合，就会生成一道驱散黑暗的闪电。只有通过运用内驱力来趋向意识，我们才能见证此情此景。这是一种主观的启悟，任何他人都无法见证或者证实。这就像你牙疼的时候，没有人可以感受得到你的疼，同样世上也没有哪个权威能说服你相信其实你的牙不疼。

我们在本书中一直反复提到"向内的旅程"。可是现在我们发现自己置身于这样一个境地，自己的内在明显要努力向外走，想要表达它自己。我们创造了这样的空间，让最内在的源头能够开始闪耀而出。如果你的习练只停留在身体层面，那你就缺少了释放内在所必需的空间。你也永远无法领悟到，每一个细胞皆有智性，它们通过智性意识到自己短暂的存在。你仍然把自己锁在黑暗致密的物质中，而你真正应该做的是让内在之光闪耀而出，照亮整个空间。你练了那么久的瑜伽，到了这样的水平，却仍然被小我拖累，这太遗憾了。一个人应当活得自然天成，像个快乐而自信的孩子。灵魂的诉求只有一个，就是要扩展并充满我们的整个存在。然而，我们的心却一直畏畏缩缩，自感卑微（不配），对此我们还常常以一种傲慢虚假的人格来加以掩盖。这也是智性中存在的固有缺陷之一。

智性之杂质

　　瑜伽在教育上所作的全部努力就是为了让我们的生活顺顺当当。但我们都知道一个外表完美无瑕的苹果，可能已经被看不见的虫子从里面啃空了。瑜伽关心的不是外在的表象，而是要找到并消灭里面的蛀虫，这样的苹果才里里外外都完美和健康。这也是为什么瑜伽，以及所有的灵性哲学，看上去总在讨论那些消极的欲望、弱点、缺陷和不平衡。因为他们都想在虫子从里面吞食和腐坏整个苹果之前逮到它。这并非善恶之间的斗争。虫子吃苹果乃是它的天性。只是在瑜伽中，谁也不想成为那个从里面烂掉的苹果而已。所以，瑜伽坚持科学地、不带任何价值评判地去查验、去弄清哪里会出错，为什么出错，以及如何进行纠正。这是关于自我的有机耕作，目的在于真我。

　　能够到达并穿透存在的第四层，这是一项重大的成就，但是如果我不指出这可观的成就背后也尾随着可观的危险的话，那我就是没有对读者尽到我的责任。一种明显的危险是骄傲，不是因为工作出色的满足，而是一种高高在上的优越感、独特感和分别心。

现代社会对外貌、表现和包装的关注已经成了一种偏执。我们不去问自己"真实的我是怎么样的？"而是问"我看起来怎么样？别人怎么看我？"我们也不反思"我在说什么？"而只关心"我的话听起来怎么样？"

举个例子。有那么一些人，瑜伽体式的一招一式都打磨得精致完美，引人注目。他们对此深感满意，颇为自得，可能还因为这些外表的卓越赢得了丰厚的经济回报。我年轻时，一度为糊口而奔忙。为了提升瑜伽在公众心目中的地位，我以我有形的身体树立了瑜伽艺术和美学的典范。我总是尽我所能把瑜伽体式展现到极致，平衡而精准，一气呵成，振奋人心。那时候只要有需要，我就是展示者，我就是艺术家。这是我对瑜伽艺术所作的贡献。但是，在我个人的习练中我完全不会有这种想法。我只关心探索、学习、挑战和内在的转化。最重要的是向内穿透。瑜伽是向内的渗透贯通，直到将整个存在、感官、呼吸、心灵、智性、意识和真我全部融为一体。它绝对是一场向内的旅程，一场朝向宇宙灵魂回归的内在演化之旅。反过来，宇宙灵魂终有一天会愿意显现，会拥抱你，将你融入它的光辉里。

学习瑜伽需要有良师指导，才不会伤到身体，不会过度伸展、扭伤或损伤内在的纤维、肌腱或韧带，也避免心和情绪的受伤。不足或错误的瑜伽习练会导致上述伤病。我知道，因为我亲身经历过。然而，如果你的瑜伽习练只是朝向外、展示和自我满足的，那它压根儿就不是瑜伽。这样的态度会毁损和扭曲你最初的性格。在课堂上，当你对比他人的表现而感到暗自得意或者惴惴不安的时候，你要如实地认清这些情绪并将它们释放。

毫无疑问，我们可以从生活中获得许多快乐和满足。帕坦伽利说过，对快乐的恰当满足非但在生活中不可或缺，也是解脱的关键因素。但帕坦伽利也警告世人，以错误的方式来与原质（自然）互动——在原质中，烦恼和痛苦仍然掌控着我们——可能会带来困惑和自我毁灭。有人只追求表象上的快乐，我认为那是一种浅薄的意向，绝对是错误的行事方式。这种对快乐的追寻其实也是在寻求等量的痛苦。一旦我们觉得外表比内容更重要，我们肯定已经走在错误的岔路上了。

因此，智性成就中的陷阱，甚至比感官的诱惑更难识别。我们很容易承认自己"我永远抵抗不了巧克力的诱惑"，可我们当中有多少人会承认自己曾为了升职而在同事背后捅刀子？我们会回避这种对于自我的认识，因为我们本能地觉得对于这种丑陋的认识更接近宇宙灵魂。

我们大多数人，不管练不练瑜伽，起码到了成熟的年纪都会落入一种尽职尽责的日常例行，恪守一套繁复的行为操守，努力"做好""做好人"，害怕如果不好的后果。然而这一切既不能解决问题，也无法树立决心，只是一种苟且的和平，一种由节制带来的体面。控制我们的欲望，是一个不断"修剪"的过程，而不是一次质的转变或顿悟的体验。

制戒和内修能帮助我们进行理性的约束，充当我们行为的防火闸。体式是一剂清洁剂，调息则开始拽着我们的意识远离欲望，走向明晰而有判断力的觉知（prajna）。在摄感阶段，我们学着逆转从心流向感官的能量，使心的能量回转向内。专注净化智性，而禅定则去除小我的染污。

专注会净化智性。对此，你肯定会提出质疑，整本书里，智性大都被描述为纯粹的好，没有过任何不好。当你还在吃力地攀爬瑜伽之山的几个小矮坡时，你这样的反应是正常的。人们都热切渴望登上崇高的智性之巅。然而现在我们仍在智性鞘自身中，我们一定要提醒自己，五大

210

烦恼染污着我们存在的每一层，只有原初的宇宙灵魂才是纯净无染的。

我们已经打磨、培养并淬炼了我们的智性，并且意识到智性分辨和选择的力量，它有能力逐渐引领我们走向自由。智性能自我反观，让我们成为自身的见证者。崇高、绝对、洁净的智性是灵魂的近邻。那我为什么还要大声警告"正如浓烟掩盖了热炭，尘土覆盖了明镜，羊膜包裹着胚胎，陶醉的智性也遮盖了真我"？（《薄伽梵歌》第3章第38节）哪怕到了这一步，仍要筛出智性的瑕疵，只留下宝贵的钻石。

高超的智性赋予我们天赐的力量，而我们都知道权力会导致腐败。当智性堕落时，它会给我们自身和世界带来灾难。智性的杂质体现为原始或混杂的动机、自私的意图、骄傲、追逐权力、自私的野心、恶意、操纵算计、虚伪、欺骗、狡诈、自大、不诚实和在他人窘迫时隐秘的喜悦。这些杂质大多来自智性的意动的一面（意志、决定、意图），而较少源自智性的认知和反观的一面。它们带着一种本能的、生物性的扭曲，赤裸裸地表达出"对我有什么好处？哪些是属于我的？"并且对他人充满蔑视，总是一副"我对，你错"的姿态。

我们说过，智性可以通过咨询记忆将后果考虑在内。但智性并不擅长察觉它自己的动机，而这些动机可能是由小我悄悄渗透进来的。如果你想看看智性杂质的实例，只需在某天买上6份不同的报纸，或者看几个不同的电视频道。你会发现同一件事会被报道成多么截然不同的样子！也许这仅仅是出于简单的误解，但更大的可能性恐怕是为了满足报刊所有者私人利益的偏见或曲解。这种利益也许是国家主义的，因为该新闻机构跟执政党有关联，又或许是为了隐蔽的经济利益。毕竟，大部分报刊的所有者都是富人，并且热衷于变得更加富有。请注意报道中到底哪些信息被忽略，哪些信息又被报道，这时我们将不得不得出结论说，媒体吹嘘的客观性往往是表面文章或者过于虚伪。这不是因为记者的心智功能有问题，相反他们心智运转良好，只是他们的智性被破坏了。我们称其为智性的杂质，而我们很难察觉自己身上的智性杂质。如果我们过着一种外在上看来有道德的生活，那么我们很容易让自己相信：我们自身无可指摘。这往往是清教徒或宗教狂热分子最容易犯的罪行。我们的个人生活常常抑制真相又暗示假象。小我协助和教唆智性犯下种种错误。

这些智性杂质是人性的严重污点，而且没人可以否认自己存在着智性杂质。不过我们通过意识中最接近灵魂的良知的帮助，可以去除这些杂质。

良　知

智性大体上可以做到自我监督，因为它既有发起行动的能力，又有预见行动后果的能力。有意识地去观察和识别我们自身的缺陷而非他人的缺陷，会让我们受益匪浅。这种自我省察是自我研习和自我教育中不可或缺的一部分，而自我研习正是内修中的第四项道德准则。不过，我们仍然需要一套瑜伽技法和一位独立的仲裁员。我先讲讲这位独立的仲裁员。独立仲裁员是见证者的见证者，这一角色一直以来是由良知（antahkarana）来充当的。这是意识透镜朝向灵魂的一面。与意识透镜朝向外界并通过感官和周围世界接触的一面相比，这一面不太可能受到外界的染污。当意识朝内的我们称为"良知"的一面变得完美无染时，它只是映现灵魂的光芒。在梵文中，我们称它为"美德器官"（dharmendriya）。

在某种程度上，宇宙意识可以被视为原质的灵魂。它像宇宙一样无尽，包藏万物。宇宙意识在我们身上体现为个体良知。它离宇宙灵魂的距离最近，因此二者的关系也非同一般。良知是我们体验到的原质世界与灵性世界之间最近的接触点。因此，你可以说良知是从宇宙最深层的

"一"来感知因果。良知是灵魂浸润物质之所，是灵魂和原质之间的一座桥梁。因为良知源自那"一"，所以它每次只告诉你一件对的事，只提供一种正确的行动方案。当我们的意识能够回应个体灵魂的诉求时，它就成了良知。

好的建议可能有各种来源，也可能各有各的功用，然而只有通过分析和综合，我们才能得出一个最终的方案，而这是大脑的工作。直觉常常表现为某种内心的声音，源自精微而灵敏的智性。直觉或许告诉你不要去接受一份工作，尽管表面的条件很诱人；或者它会让你踏上一趟从未预想过的旅程。至少在智性转化成纯粹的智慧之前，对直觉我们既要怀有敬意，又要谨慎。直觉超越了理性，而且来自你的心底。

那么良知有什么特别呢？它的独特之处在于，良知会"受伤"，会让我们感受到痛。我们常说受到良心的谴责。直觉会提醒我们，也许这会让我们心生疑惑，因为不知道它从何而来。但良知却让我们感到痛楚，这是因为它处在一个悖论的核心，那就是作为一种灵性的存在，却受困于身体的皮囊，委身于物质的世界，这到底意味着什么？良知让我们去做更难的事，因为它一直在拉着我们不断接近合一和圆满。我们的欲望、自私和智性的缺陷又总把我们拖入纷繁的世事当中，让我们去评判衡量，疲于应付，试图两害相权取其轻。而良知，当它完美无染的时候，它发出的是一直在我们耳边低语的灵魂的声音。在这个意义上，哪怕令人痛苦的良知也是一种莫大的荣幸，因为它证明神仍然在对我们言语。

良知和灵魂这种紧密的毗邻关系让我想起了多年前的一次罗马之行。当时，教皇保罗健康状况不佳，便邀请我去探访以便教他几堂瑜伽课，我接受了。但是，在红衣主教们的请求下，教皇提出了一个要求，课程要完全保密，因为一旦曝光，人们可能会曲解，说一个天主教的教皇居然练起了印度教的东西。当然，我向他保证瑜伽是普世性的，超越了任何教条或宗教。我告诉他，我肯定不会去刻意宣扬发生了什么，但如果被人问起的话，我也不打算撒谎。显然，我的诚实引发了对于泄密的担忧，课程也就胎死腹中了。

不过，那次我去了西斯廷大教堂，看到了米开朗基罗伟大的天顶画。画中的上帝从云端把手伸向亚当，而亚当也向上帝伸出了他的手，他们的手指几乎相触。这正是我所说的灵魂和良知的关系。它们几乎相触，从天堂伸出的手臂时不时将神性的火花传递到人类手中。

专　注

前面的讨论中，没有说净化智性的瑜伽技巧，我打算在这里讲一下，因为这些技巧可以将我们直接引向禅定，而禅定则是净化小我的技巧。现在，离旅程的终点已经不远了，这也是为什么瑜伽总是强调坚持，再坚持，加倍努力，放弃你已经取得的成果，放弃你已经累积的权力和荣誉。千万别在临近终点时功亏一篑。为了说明这种紧迫感和危机感，瑜伽特别提道：即将觉悟的人甚至会受到天使的诱惑而偏离正确的道路。基督教也有这种说法。记得耶稣将要达成目标的时候，黑天使带他到了一处高地，在那儿向他展示整个世界的土地，向他许诺统治天下的权力。耶稣是至上的弃绝者，至高的奉献者（Bhaktan）。

我在第一章说过，专注、禅定和三摩地是循序渐进的，总称为三夜摩瑜伽，即最终整合的瑜伽。然而，因为"专注"这个译名太过直白，我们很容易忽略或轻视它的重要性。投入注意力并不是瑜伽术语中的专注。真正的专注是无间断的意识之线。瑜伽讲的是意志如何与智性和自省的意识一起，将我们从心念波动和聚焦于外在的感官这种必然性中解放出来。

我们之前说过，喋喋不休的心是许多散乱、细小的波动。专注则是一股大波，将许多细小的波动融合为一个大的波动。"多"归入"一"，再止息一心（念）之波动，进入禅定。你无法同时平息许多细小的波动。我解释过，在体式中，我们把注意力（心念波）送到右膝、左膝、手臂、右膝内侧、左膝外侧，等等，逐渐将觉知遍布全身。这时，我们的觉知是整体的，所有不同的元素都在同一股智性流的控制之下。这就是专注，一股强有力的心念波。这就是我们通过学习许多细小的事而习得的大事。一旦心学会了通过这种方式进入专注，学会从多中求得一，它就可以去追求静的禅定状态。在这种状态里，就连专注的大波浪也变得平静。你无法绕开这个过程。就像你无法从九十九（多元,多样）直接倒数到零（静的禅定状态）而跳过中间的一（专注）。

当每一个新的点都被研究、调整和保持之后，习练者的觉知和专注必然会同时投注到无数个点上，这样一来，实际上意识就均匀地遍布全身。这样的意识被智性（主体）的定向流动所照亮，既有穿透性，又有包容性，同时它作为身心（客体）的见证，又具有认知力与转化性。这就是专注，一股持续不断的专注流，激发出高度的觉知。这种持续的醒觉状态会不断地调整适应，创造出一种完整的自我修正机制。通过这种方式，调动了存在的所有元素的体式习练就能唤醒、磨炼并培养智性，直到智性与感官、心灵、记忆、自我全都融为一体。这样一来，自我就呈现它的本来面目，既不膨胀也不萎缩。在一个完美的体式中，习练是禅定的，沉浸在持续的专注流之中，这时自我呈现它完美的形态，即无可挑剔的整全之存在。这就是在悦性层面上完成的体式，光明灌注于整个姿势。因此，这也是禅定境的体式。我不会说"我正在禅定"。我确实没有在禅定，而是正在习练体式，但这种习练是在一个具有禅定特质的层面上进行的。习练者体验到了存在的全部,从核心到皮肤。心是平静的,智性是清醒的,它存在于心中,而非头脑里。自我是安宁的,有意识的生命充盈着身体的每一个细胞。这就是我说的,体式为我们打开了瑜伽的所有可能。

禅　定

　　我常说，瑜伽即禅定，禅定即瑜伽。禅定是让意识的波动止息，让波涛汹涌的大海归于平静。然而这并非一潭死水，而是一种深邃的宁静，孕育着一切创造的潜能。还记得《圣经·创世记》中的话吗："神的气息行于水面之上。"当你搅动水面时，你就在创造了。你创造了表象世界中的一切，从核战争到莫扎特的交响乐。瑜伽士的旅程则是朝着相反的方向，从充满快乐和痛苦、混乱而无止境的物质与事件的世界，回到最初水面未曾波动的静止状态。瑜伽士之所以这么做，是为了回答一个问题："我是谁？"他希望一旦找到了这个问题的答案，就能够回答另一些问题："我存在的源头是什么？""我能否认识到神？"

　　这一章的高潮部分在于存在的体验和个体灵魂的充盈。不过，关于禅定的习练，我们会延伸至下一章，下一章将主要讨论三摩地（完全融入存在之海或普遍的神性）。我们为了解说所区分的瑜伽层级和界线是一种人为的建构。瑜伽是我们上升的阶梯，但如果你是在真实的梯子上爬到了第七根横木（禅定），那么你全身的重量都会落在这根横木上，然而在瑜伽中，你的体重会均匀地落在之前所有助你攀登的横木上。这意味着，所有这些横木只要断了一根，你就会跌落。在第七章中我们将对伦理准则加以考察，伦理准则既是实践的根基，当它实现之后，又是实践的检验，届时我们将对这一点尤其有体会。

每次提到禅定，我就成了纯粹主义者。我非如此不可，我是一个瑜伽士。这并不是说为了减压、放松等目的去上冥想课有什么不对，而是作为一位实践中的瑜伽士，我必须言明真相：心怀压力或者身体虚弱，你是无法进入禅定的。对瑜伽来说，禅定就好比是奥运会的决赛。你没法以半吊子的状态出赛。瑜伽之前的所有阶段都是为了训练你达到最佳状态。

瑜伽的禅定不是一种无害的嗜睡或麻痹状态，也不是某种平静的状态。一头奶牛不练瑜伽也可以很平静。禅定是悦性的（sattvic），带着明亮的觉知。禅定一旦变得平静或麻痹，就意味着它被惰性（tamas）染污了。

共鸣的波动模式或者震荡作为机械性的刺激，能让心得到控制。我说过大海的波涛有镇静心神的效果，而风吹秋叶的婆娑也是如此。这些源自大自然的规律性的波动模式对人脑的波动有一种镇静效果，就好像如果把许多摆钟放在同一个房间里，它们就会以和谐的共振一起摆动，尽管钟摆各自的实相可能有所不同。瑜伽则教会你如何自己达到和谐的状态，而不需要共鸣的帮助。这些装置诱发的无害的嗜睡状态，对于你看牙医的时候舒缓压力是有用的，这也是为什么他们会播放山涧溪流、山羊铃声、海浪拍岸之类的背景音乐的原因。这些声音让人心情舒畅、昏昏欲睡，但这不是禅定。很多人所声称的禅定，充其量不过是减压或正念训练而已。

瑜伽典籍确实也建议以漂亮的花朵或神圣的图案等物象来帮助人们进入禅定。瑜伽还强调说，更好的办法是专注于内在的对象，因为这样会将注意力导向内在，从而更接近灵魂。从鼻尖往内，身体中有多个部位都可以成为专注的对象。

我建议大家专注于呼吸。没有什么能比呼吸渗透得更深入、更全面了。当然，你立刻会提出反对意见：运动着的呼吸就像大海的浪涛，持久不息又变动不居，因此算不上对专注彻底的挑战。你说得没错。但呼吸中的屏息呢？呼吸是会静止的。呼吸活动的暂停是一种赋予生命的力量，这难道不是我们能想象到的最伟大的寂静吗？呼吸总是在动，屏息则不然。

瑜伽的禅定是独自而非通过群体来完成的。但禅定并不会让人感到孤独，禅定体现的是一种独存感，就像那一轮明月带给人的那种极致而超然的独存感。不要将孤独和独存相混淆。孤独是感受到和宇宙的分离。而独存则是成为宇宙万有的共性。当我们用不动的专注之眼去感知屏息时，屏息就把意识带到了其存在的核心，从而止息了心念的运动。正如帕坦伽利所述，瑜伽是意识波动的止息（Yoga citta vritti nirodah）。我说，专注净化了智性。止心，顾名思义，乃是纯净的心。

这是旅程的终点吗？我们已经走完了吗？不，我们还要面对小我，那个已知的小我，那个灵魂的冒名顶替者。小我是最后一个走下舞台的演员。他恋栈不去，哪怕只剩一个观众还在为他鼓掌。有什么办法能把他赶下台吗？有，那就是寂静和屏息。

我们在第三章中讲过，总体上，屏息或真我的实现有两种，即吸气之后的满盈，以及呼气之后的空。在吸气过程中，随着气息的吸入，真我浮现。在随后的屏息中，真我包裹着身体的边界，二者融合为一。在这无我之境中，真我得以全然体验，小我蛰伏，随时准备着重新现身。在呼气后，自我的各鞘向着真我靠近。这些鞘会随着气息的流出向内移动。这时，与真我的融合得到全然体验，无小我，小我自私行为的潜力也被抹去。吸气是存在之整体的实现，存在从核心向外围扩展。它是灵化身为血肉存在于这世上的全部意义的充分体现。它让我们发现个体灵魂。它将每一个细胞的觉知带到了个体的存在当中。通过存在的核心，即个体灵魂（jivatman），每个人都实现了降生于世间的意义。这是对个体的整体体验，从最内到最外，从最精微到最粗糙。如果将我们比作一栋拥有数百个房间和走廊的巨大府邸，通常我们就只会待在某个房间里。我们待在心里，待在记忆里，待在感官里，待在未来里。我们吃饭的时候，就待在胃里；思考时，就待在大脑里。我们总是只能占据一片小小的领地，从不曾占据整个府邸。体验存在的整体就好比同时处在所有房间里，每一扇窗都有光透出来。

呼气后的屏息中，会发生什么呢？此时没有了时间的流动。你不会说："我要屏息 30 秒或 40 秒。"这里没有念头，心念已然消失。因此，屏息是自然而然的。

现在还有一个尚未谈及的问题。屏息的冲动到底源自哪里呢？屏息行为的背后定然暗含着某种主观意愿或者意识决断。这个冲动（prerana）只能来自原质，毕竟原质是自我——不是宇宙灵魂——的智性起源。所以，屏息时，小我仍然存在，不管它的形象多么模糊。我们说，禅定就算不能抹去小我，也能抹去小我的污浊。这个过程是这样的：就像心念（思想）活动的止息能净化智性一样，不存在意动的屏息也能抹去小我。在某一点上，习练者最终体验到的并不是他正在屏住呼吸，他不再是主体，不再是一个能动者，而是呼吸在带动着他。我的意思是，在禅定的最高境界中,宇宙在呼吸着你。你是被动的。你不存在任何个体的、私人的意愿,你处在一种无我(没有小我,没有自我)的状态里。在印度哲学的术语中,就好像梵(Brahman)——创造者在借着你表达祂自己。你是祂的意志和设计的体现,就好像已经完成的画作是艺术家的表达。呼气之后非刻意的屏息撕开了时间帷幕的缝隙。没有过去,没有未来,也没有当下正在流逝之感。只有当下之刹那。关于个体灵魂,我们之前有谈过,"此杯满溢,充盈光与存在",那么这里我们体验到的恰恰相反。此杯已空,没有小我或自我,没有意图,也没有欲望。这是一种时间之外的永恒、神圣之空,是与至高无尽的融合,叫作三摩地,我们会在下一章中讲述它。三摩地是一种经过性的体验。它不是一种持续的或可以保留的状态。我们把三摩地之后的终极自由称作解脱(kaivalya),那是一种独存的状态,意味着这人已经融入无尽,不再被大千世界的表象所欺骗。

我们要去体会,当宇宙呼吸着你,而非你呼吸着宇宙的时候,作为客体的宇宙已经将作为主体的个体吞入,就此终结了二元性。禅定导致的二元性的终结,也是所有分裂和冲突的终结。瑜伽士独存合一。

第六章　极乐——喜乐鞘

现在，我们向内的旅程已经将我们带到了我们存在最核心的喜乐鞘，也叫神圣鞘（anandamaya kosa）。喜乐鞘存在于我们每个人之中，这是我们的灵魂栖居地，我们从这里可以瞥见拥抱着众生的宇宙元一。对于我们内在神性的洞见促使我们再次回归人性的本质。为了了悟宇宙灵魂，我们首先要理解自己的灵魂。在理解自己的灵魂之前，我们必须探索所有遮蔽着真我的东西，尤其是要认识狡诈的"我"，它有着千般伪装，千方百计想要干扰我们。

"我是谁？"这一直是人类心中最根本的问题。传统的解答可能多多少少指向一个人在社会中扮演的角色或承担的主要职能——我是牧师、战士、商人、仆人、木匠、妻子或母亲。但是，这个问题的深层含义仍然没有得到解答。无论如何，谁也不可能一生自始至终都是母亲、商人或教师。这些只是暂时的状态而已。哪怕你说"我是男人"或"我是女人"，这依然是不全面的。因为曾经你是个孩子，而且，当你睡着的时候，性别的差异还有意义吗？

实际上我们说的是"我是我"，但这并不能帮我们解答"我是谁"这个问题。当我们说"我"的时候，我们指的似乎是以我们的知觉、行为、感受、思考和记忆为中心的那一小部分我。它常常被称作小我或自我。但是，如果我们只会说"我是我"，每个人都说得一样，那么从逻辑上来讲我们所有人都一样，然而很明显，我们又都不一样。所以，为了解释我们彼此的差异，并进一步定义"我"，我们添上了一些能够在某个方面为"我"定性或举例说明的特征和特质。有钱人或许会觉得"我和我的财产"能够清楚表明他是谁，政治家会说"我和我的权力"，慢性病患者说"我和我的疾病"，运动员说"我和我的身体"，电影明星说"我和我的美貌"，教授说"我和我的智慧"，一个脾气糟糕、心怀不满的人则会说"我和我的愤怒"。给我们的"我"贴上杂七杂八的标签，这不仅是我们看待自己的方式，也是我们看待和描述他人的方式。关键是，所有这些特征都是外在于"我"的。换言之，"我"是通过与周遭一切的结合来识别自身的。

　　很显然，对于"我是谁"这个问题，我故意跳过了一个答案。那就是："我是一个人。"要让这个问题有价值，你必须追问："那么，人又是什么？"这正是瑜伽要做的工作。瑜伽探索的出发点，以及所有瑜伽习练背后的基本问题，恰恰就是"我们是什么？"甚至体式本身也是一种探寻，每一个体式都在问："我是谁？"通过体式，习练者抛弃了所有外在的部分，直到只剩下宇宙灵魂。最终至正的体式就是真实地表达："我即彼，彼即神。"习练者只有在身体的力量（sakti）、纯熟的智性（yukti）以及虔诚和奉献（bhakti）三者结合的框架里接近和完成每一个体式，才能体会这个表达。

　　因此瑜伽说，让我们把能够发现和识别的一个人的所有组成部分都筛查一遍——身体、呼吸、能量、疾病和健康、大脑和愤怒，还有对于权力和财富的自傲。瑜伽首先要检视的就是这个神秘的"我"。"我"一直都在，也一直意识到自己的存在，但是你在任何镜子或相片里都看不到。

"我"常常是忧虑的源头。"我"存在于身体里，而我们明明知道，身体会死，大脑也会死，心脏会停止跳动，肺会停止呼吸，感官也不再有感受。那么，这个"我"是不是很有可能也会跟着死掉呢？这令人感到不安。如果我所认同的身份是短暂而易逝的，那么，还有什么是永恒的呢？难道一切都是无根之木？在瑜伽看来，这种确定性的匮乏，本质上是有害的。瑜伽认为一切疾病最深的源头，就是对宇宙灵魂（purusa）的无知所导致的痛苦和哀伤。由于看不到真我，我们不得不认同于原质（自然）世界的特性，然而这些特性却是不断变化的。为了识别我们自身，我们只能抓住居于我们内在身体的部分意识，即所谓的小我。把小我当作在世界安身立命所必需的别名，还是误把这个别名当作真我，这二者之间可谓判若云泥。如果我们错误地把小我当作灵魂的化身，就会不可避免地陷入周遭世界的纷纷扰扰当中，会被困在欲望、情绪波动、麻烦苦恼，以及各种罪恶、疾病或障碍里。我说"不可避免"，是因为小我意识本身就是这个饥渴贪婪、欲壑难填的疯狂世界的一部分。换句话说，我们都是无根之木。我们都渴望永恒，在内心深处，我们明白我们原本就是永恒的。但我们把永恒抛置一旁，而错将短暂易逝之物认同为我。

当我们第一次问"我是谁"的时候，我们满心希望找到一个永恒的身份，而并非某种临时的角色、功能或特征。一个"真正的"大我，真正的意思是：它是恒常不变的，不会受制于必死的肉身。这就是为什么瑜伽要检视我们的整个存在，从身体开始，层层向内，对每一层都要进行整理、测试、观察、实验、剖析、分类，直到建立起人类存在的完整蓝图。古代的瑜伽士和圣哲们一直在这样的系统性地进行，直到他们发现了自己所寻找的那道光，即永恒不变的真我。真我一劳永逸地回答了那个最初的、必然的问题：“我是谁？”这些圣贤赋予我们的礼物就是他们的知识、技巧和他们探索出的地图，让我们也能各自回答自己的问题，因为这个问题显然无法由他人代劳。在这一章里，我们将探索这个永恒不变的真我的本质，但是在此之前，我们必须先去了解五大烦恼，正是这些烦恼遮蔽了我们的理解，引发了诸多的痛苦。

古瑜伽士试图拟出一套方案，来促进人类个体和集体的演化。在制定方案时，这些古圣先贤们不由得扪心自问：“到底是什么让事情出了错？为什么我们有着最美好的意愿，却总会出岔子？难道我们生来就注定了要永远破坏自己的愿望吗？”他们的探索让他们认识到人人皆有的五大烦恼。

五大烦恼

　　这些烦恼是人类意识里的某种特定干扰模式，就像果蝇盯上健康的苹果一样普遍。在任何时刻，我们心的状态都处在某种波动模式里。这种波动模式极其复杂。它持续地受到各种外界刺激的扰动，如一个广告、一句恶语或者一个朋友的微笑。而从无意识和记忆中冒出来的各种念头让心更加纷乱，如一个愿望或一阵后悔。然而，现在我要解释的是一些更持久的干扰模式。它们被内置于我们生命之中，就像苹果生命周期中的果蝇一样。它们被称为意识的染污性波动或烦恼（klesa）。它们腐蚀我们的生活，破坏我们想成为整全之人的美好意愿。

　　有五种烦恼与生俱来，折磨着我们每一个人。事实上，第一种烦恼可以看作其他四种烦恼的根源，一旦你有能力克服它，你就已经把黑夜转化成白昼了。有一些思想流派，特别是在西方，把所有邪恶力量都称为魔鬼，瑜伽则不同。瑜伽也将所有导致人们作恶的力量统归一处，但区别在于，西方思想认为邪恶是有智性的。西方的魔鬼是聪明的魔鬼，精通诱人堕落的艺术，拥有独立于人和神的意识，并致力于对抗人和神的意志。于是就出现了善与恶两种既智性又感性的力量之间的无休止的冲突。

　　然而瑜伽并不认为存在一个聪明的魔鬼。瑜伽认为魔鬼是无知的。事实上，魔鬼就是无知本身。我们通常认为，说不出阿尔巴尼亚的首都在哪里就是无知。但瑜伽所说的无知或无明，最好的翻译可能就是"不知"，顾名思义，就是不知道。所以，对于印度人而言，最大的恶魔就是这种不知道的状态（无明）。然而处在无明中的我们，到底不知道什么呢？

　　答案是这样的：你不知道什么是真，什么是假；你不知道什么永恒，什么易逝；你不知道你是谁，你又不是谁。你的整个世界都是颠倒的，因为你把客厅里的摆设看得要比连接我们所有人的那"一"更真实，比将我们连为一体的人类的关系和责任更真实。瑜伽发现之旅的目标就是要感知将宇宙万有融为一体的连接和联合。

　　正是因为认识到我们都生活在一个颠倒的世界里，所以有这样一种说法：凡夫的白天正是智者的黑夜，反之亦然。一位形而上学的诗人有句名言："坚守自己愚行的愚人终将成为智者。"①中世纪欧洲人文主义思想家伊拉斯谟（Erasmus）有一部名著叫《愚人颂》（*In Praise of Folly*）。从欧洲到远东，都有这样一个传统观点，人类的感知充满缺陷，以至往往大智若愚的"白痴圣人"要远比他看似明智的邻居更有智慧。这个说法的意思是，我们不是简单调整一下看法就够了，我们要把所有认识从内到外、从外到内彻底地颠倒过来。这意味着，终极的真理是无法被庸常的意识所理解的。

---

　　① 作者为英国浪漫主义时代的起点诗人布莱克（William Blake）。——译者注

这些关于无明的说法都极具挑战性，对它们也有不同的诠释方式。这些说法往往太具有颠覆性，因此需要用到悖论。耶稣的说法就很好。他说，如果你把一栋房子建在沙子上，房子会倒塌。如果把它建在岩石上，它就会稳稳屹立。这意味着生活一定要建立在坚实的实相基础之上。然而不幸的是，某些貌似坚实的东西，也就是那些生活中给我们提供安全感、财富、身外物、偏见、信念、特权和地位的东西其实一点也不牢固。我之前说过，学会在不确定中生活是伟大的生活艺术。耶稣还表达了另外一层含义，那就是只有建立在精神价值（dharma）上的生活才是稳固建立于实相之上，才能抵御生活中的冲击。

你也可以这么说，所有人都不经意间生活在瑜伽的真理之中。瑜伽就是合一。"一分耕耘一分收获"，没有人可以例外。然而，我们却在拒绝整体的视角。我们发现自己常常对事情进行分割和区隔，挑挑拣拣，只选择符合自己看法的信息，拒斥那些与自己看法相左的事物。为什么？因为我们都误解了实相。不只是部分误解，而是全体误解。只有带着无与伦比的臣服姿态，实现至高的弃绝（bhaktan，奉爱者），才能将宇宙内外翻转。在西方，阿西西的圣方济各就是绝佳范例，他拥抱麻风病人，是因为他感受到了对方的灵魂和自己的灵魂无差无别。我们这些人却看不到这一点。我们就像那个把衬衫里外前后都穿反了的人，唯一的纠错方式就是把衬衫脱下来，弄清楚前后正反，再重新穿上。通过瑜伽，我们脱下无明这件衬衫，仔细研究一番，再按正确的方式穿好，把它变成知识的衬衫。为了做到这一点，我们要像检查衬衫的前襟和袖子一样，分别仔细检视瑜伽的每一支，好像它们是彼此独立的一样。就像人们知道衬衫虽然设计各异，但仍是衬衫一样，我们也不该忘了瑜伽就是合一。

精神价值不是物欲生活这顿大餐中的调料，或许只在周日打打牙祭而已。精神价值是真正滋养并维持我们生命的主食，物质价值才是调料，它们帮我们把生活变得格外愉悦。适度，加上不执的品尝态度，会使尘世成为天堂。然而，物质的价值无法持久。无明阻碍我们看到实相：无法持久的是小我之"我"（ME）。未被发现的灵魂忍受着我就是"我"（ME）这一错误的感知。这个充满私欲的"我"（ME）不愿死去。小我冒充着灵魂，这是人类所有痛苦的根源，也是无明的根源。

无明的本质是错把日常生活中的小我当作不朽的大我、真我。如果你把无明与人类的第五大烦恼"惧死贪生"结合起来看的话，你会发现无论长幼，人类大部分活动都在试图追求小我的永存,例如通过追逐头衔、名望、财富、荣耀或成就。但是，只有灵魂是永恒的，那个已知的小我终究会消逝，连同它的外在躯壳即身体一同死去。这是人类所处的可怕困境：我们以为的那个自己、我们的小我及其属性，终将消逝，而人类仅能隐约感受到的超意识和灵魂却亘古不变。我们无法忍受已知的逝去，又不能足够信任未知的存在。对此，瑜伽的答案是："去发现未知，你将与你自身的永恒相遇。"

五大烦恼缠绕交织在我们整个存在的纤维里，对于这一点，我想再怎么强调都不为过。它们跟懒惰或者贪婪那样的缺点不一样。我们可能有，也可能没有。但五大烦恼是干扰性的波动模式，源自我们引以为豪的个体性，包括身、心和灵所有层面。这些干扰波动代表着我们对作为部分的个体自我与作为整体的原质及神性之间的关系存在着根本的误解。我们不甚清楚自己从原质和神性那里获得了什么，也不清楚自己能为原质和神性的幸福贡献些什么，于是只能被留在旷野中哀号。如果我们与自己生命源头的关系出了问题，那么造成的创伤是爱人、仆人、财富、车子、房子和公众的赞美都无法治愈的。"认识你的父。"耶稣说。他的这句话直接指出了无明的问题所在。

其他四大烦恼都是从无明的根里发出的芽。从无明中生出的第一种烦恼是我见①（傲慢）。我见导致自负，自负导致希腊人所说的狂妄，竟要与众神一竞高下。毁灭是狂妄的必然结果。在瑜伽看来，这意味着我们每个人内在的个体性就像一段脆弱又美丽的枝丫，虽然有着纯粹的源头和意图，但在抽芽生长的当口遇见了外在世界中的万象——衣服、女孩、男孩、车子、地位、头衔、金钱、权力和影响力——于是被它们染着了颜色。我性起初是纯粹无色的，等到智慧的知识建立之后也将恢复纯粹无色。它是没有任何定义属性的纯粹，是奇点。然而它一接触尘世就被玷污、染色了，于是就变成了有我。它吸收了那些似乎围绕着它的属性特征，从而遗失了自己天真之美。这种美，我们在孩童身上见到过，那时世界还没有玷污他／她的天真。

　　所以说，阿斯米塔（asmita），我们独一无二、不受染污的个性，在经历了忧伤晦暗的岁月洗礼之后，渐渐硬化成了一层自私的、小我的和傲慢的排他之壳。这种我见的傲慢源自差别心，而非平等心。你很漂亮，可我很丑。我很凶悍，你却很软弱。我有家宅，你却是乞丐。我是对的，你是错的。事实上，这不过是无明上升到了一种政治平台的高度。我们本该为个体的独特性感到喜悦，可是却陷入了个人主义的癫狂。这种傲慢让我们看不到他人的才能。我们执迷于外表，做着毫无意义的比较。我们丧失了在他人的存在中感到喜悦的可能。我们期待着他人按照我们的欲望和期许行事。我们总是感到不满。借用一句高尔夫的比喻，我们失去了"在原球位击球"的能力。

　　前两大烦恼，即无明（不知）和我见，属于智性层面的干扰性波动

────────────────

　　①我见是将观看对象或小我的概念错误地认同为观者。（详见作者的《瑜伽经的核心》第86页）——译者注

模式。之后的两种烦恼，迷恋（raga）和厌恶（dvesa），则更多是从情感层面影响我们。这里，我们要留心我们的措辞。例如，当我们说"我很迷恋我太太"的时候，我们的意思是"我爱她"。所以，这里的迷恋只是一种爱的说法而已。而迷恋的真正含义是一种痴迷或不正当的爱，是将自私的小我依附于痴迷的对象之上。我们都见识过车主在看到自己的爱车被轻微剐蹭时暴跳如雷的样子，就好像战场上受伤的狂暴战士。这时我们看到的其实是不可持久的小我全然认同于同样不可持久的占有物，甚至与之融合的典型表现。谈到死亡，有个我们耳熟能详的说法是：生不带来，死不带去。事实也的确如此。我们无法带着小我走进坟墓，也肯定没法儿带上我的车子、我的地产或我的银行存款。这里的核心词是"我的"。你可以轻易看出这一切都源自无明——一个无常的实体竟然努力追寻与另一个无常的实体建立永恒的连接。从逻辑上看，这实在是疯了。这就是为什么我先前说，必须要把无明这件衬衫脱下来，把它从里到外翻转过来。一直穿着它，你根本没办法做出调整。所以，迷恋这个词指的是小我与令其迷恋的对象之间磁铁般的吸引力。

对于我们所拥有的财产，正确的态度应该是感恩，而非占有。我们应该感恩我们的汽车，因为它带着我们安全地去不同的地方，遇见我们不曾见过的风景。我也感恩我正趴在上面写字的书桌，它让这本书成为可能。至于这张桌子到底是不是"我的"反而无关紧要。在印度，我们每年都有一个仪式，给房子里的生活用品戴上花环，感谢它们为我们提供的服务。在某段生命旅程中，我们借用了它们的服务，并心怀感激。然而，桌子就是桌子，很可能在我死后多年以后它仍然会在那里行使自己的职责。当然，它也不是永恒的。

那么，你不禁要问，要是失去了爱人又该如何呢？你们从此生死两隔，离别之苦撕心裂肺。这是人之常情，但这并不算是迷恋。我是毫无防备地突然之间痛失我妻子的。当时我甚至都不在她身边，而是在孟买教周末的课程。我无法及时赶回去。在她的葬礼上，我没有哭。我的灵魂爱着她的灵魂。这就是爱。这种爱超然于万物之上，超越了生死之隔。如果是我的自我或小我主导了我对亡妻的感受的话，那我应该会流泪，而且可能主要是自我怜悯的眼泪。为逝去的爱人垂泪并没有错，只是我们必须清楚眼泪为谁而流——是出于生者的丧亲之痛，而不是感怀撒手人寰的逝者。然而，正如诗人所言："死亡也不能将我们彻底征服。"①

厌恶（dvesa）与迷恋正相反。它是一种会引发敌意和憎恨的反感，就像两块磁铁的同极相斥。厌恶依然只关注表面。我的本质不可能恨你的本质，因为它们是相同的。我或许会厌恶你的行为，但由此推断出我恨你这个人就非常荒唐了。倘若我也偶尔厌恶自己的行为，难道这意味着我也恨自己的灵魂，恨自己内在的神性吗？当然不是，我应该改正错误的行为。再一次，是无明把人像提线木偶一样操纵，并造成困惑。如果我们把人的行为和他最深层的本质混为一谈，我们就会把自己限制在一种对抗性的和攻击性的蹲伏状态里，陷入永无止境的冲突里。如此，等于我们加入了一场永远无法打赢的善恶之战。我们追求的目标应该只是让行恶者改正自己的行为而已。帮助他们最好的方式就是修正我们自身的行为，然后我们会发现所有人在很大程度上是大同小异的，大家共享同一种本质，而我们所有的痛苦都源自无明带来的根本误解。这里所说的无明指的是对原初的"一"或普遍共性的否认。

最后一种影响我们生活的波动模式或烦恼，通常发生在本能的层面。在本能层面，它是合理的，因为我们都是挣扎求活的动物。只有当我们

---

① 威尔士诗人迪伦·托马斯（Dylan Thomas）的诗句"Death shall have no dominion"。——译者注

把这种自然的生存机制上升到不恰当的层面时，才会引发烦恼。人们称之为惧死贪生（abhinivesa）。当你生病的时候，会很自然地留恋生命，也应该如此。这种为了生存的挣扎，是出于延续生命这一灵魂载体的合理欲望。毕竟，生命不像汽车，你没法去再买一个。因此，在精神觉悟的道路上，你要尽可能保持身体的健康。

我们都认同自己的身体，这是必然的。过马路的时候，如果一头大象朝着我们冲过来，我们不会大喊："天哪，我的小我要被碾压了！"在那个时刻，我们就是我们的身体，会立即跳到路边。我们生病的时候基本上也是这样。良好的健康会最大限度地让我们放下对身体的认同。

我们承认，长远来看我们并非我们的身体。身体会消亡，然而我们希望自己不会消亡。可是，疼痛不会听你讲这个道理。就算我们知道身体不是我们永久的身份，但这种知识只是理论上的。健康时，我们会忘掉我们的身体；可一旦生病，我们就不能不管它了。如果事情恰好相反，生活应该要容易得多吧！说起身体，这意味着我们不会在任何长远意义上等同于自己的身体，然而从实际目的看，我们就是自己的身体，因为只有通过身体这个载体，我们才能感知并最终发现我们的永恒。这也是为什么瑜伽要以身体为出发点。

也许我们能接受身体终将消亡的事实，尽管这令人哀伤。我们真正难以承受的是"我"会死掉这件事，小我也将随着肉身而逝去。恐惧让我们又跌回到了无明。在大多数人的认知里，小我是我们最亲密、最内在的部分。如果小我消失了，我们担心自己将被黑暗吞噬，落到永恒的虚空里。因此，我们认定要不惜一切代价让小我永存，于是建立王朝、打造名声、建起殿堂，以及各种象征着不朽的浩大工程，试图欺骗死神。在瑜伽看来，这些不过是一堆垃圾而已。小我是意识的一个重要组成部分，你需要通过意识才能在此生中运用你的身体。除此之外，它没有任何意义。

　　但是意识的范围却远不止于小我。根据瑜伽的观点，意识甚至比我们的心还要广阔。科学家正开始追问这样的问题："心是如何产生意识的？"而瑜伽的问题却是："意识是如何产生心的？"意识是心的先导，不受心的物理限制。意识存在于微观宇宙的层面，即比原子还要小的层面。一些科学家认为，宇宙智性存在于量子层面。心（manas）是意识中最物质、最外在的部分。因为心是最物质和最显化的，无论好坏，它的命运必须和身体绑定，这就是为什么车祸会造成"脑死亡"，但这并不意味着意识也死了。在濒死体验中，人们仍然保有某种形式的意识，但不在通常意识的构成元素之列。哪怕整个神经系统包括记忆都已经彻底关闭，意识仍然作为见证者继续存在，只是科学暂时还无法探知意识所在的那个层面。因为智性作为一种宇宙现象的微粒存在于我们每一个人之中，即便我们的身体受到了损伤，它也不可能被完全遮盖。同样的，灵魂也无法被毁灭，只是它的载体会死去。

　　去寻找那道光吧。小我不是光源，只有意识能传输那来自源头和灵魂的神圣之光。但是意识就好比月亮，只反射太阳光，本身并不会发光。因此瑜伽说，"要找到太阳，发现灵魂"。这正是哈他瑜伽（Hatha Yoga）的含义。哈（Ha）就是太阳——真我，他（Tha）是意识的月亮。当意识的透镜完美而无染时，显然那闪耀而出的启明之光正是最内在的灵魂。灵魂是神圣的、非物质的、完美的，也是永恒的。换句话说，灵魂不死。一旦发现灵魂不死，我们就识破了死亡的幻象，并征服了死亡。这就是为什么我没有为妻子离世流泪的原因。尽管我很痛苦，但我不会为一个幻象而哭泣。

因为这种对死亡结局的烦恼是必要的，也是有益的指导，所以它也是最难破除的，即便我们明白它，我肯定从理性上你是明白的。我们不要求在合理的生物层面消除这种烦恼，只需要防范它入侵非生物的层面。身体本能的求生冲动是很有必要的。然而，我们往往想要更进一步。我们希望自己的基因能在我们的后代身上延续下去。我们希望自己的孩子能继续住在自家世代居住的乡间别墅里。我们希望自己的企业在我们退休甚至死亡之后依然繁荣长青。如果我们是艺术家或科学家，我们希望自己被后世铭记。当我们将这种生存本能延伸至更细微的层面时，比如让小我长存，它就会在心理层面造成破坏性的恶果。

五大烦恼对于我们的生活，以及我们驾驭瑜伽之旅的能力是如此的重要，请让我简要地重申一下。无明（avidya，缺乏知识，缺乏理解）是一种根本性的误解，即认为物质真实要比精神（灵性）真实更重要。问题并不在于所有的物质现象都短暂无常并永远处于枯荣交替的变化之中，而在于我们依赖着无法长久的事物。当我性（asmita）表现为傲慢时，它就会陷入迷惑。然而，代表着个性的我性是一份非凡的天赋，它让我们在生命历程中有各种各样的体验，接触到各种物质对象。

迷恋或欲望（raga）是对任何享乐之源的情感绑定，其极端的表现形式是无法割舍任何东西，沉溺于生活中的物质享受，而非庆祝生命的喜乐本身。厌恶（dvesa）是一种对痛苦的情感上的排斥和逃避，表现为偏见和怨恨，它使我们无法从生活的艰辛和自己的错误中吸取教训。惧死贪生（abhinivesa）是一种贪恋生命的本能，尽管在生物层面上具有合理性，但一旦被不恰当地移植到生活的其他层面，就会导致扭曲的态度。你只要在呼气之后过度延长屏息时间，就能轻易体验到它。你会感到恐慌。无明代表了对于真实的根本误解，正是无明形成并助长了所有其他四种烦恼。如果你想大致了解这些烦恼破坏人类生活和影响人类历史的巨大威力，只要打开电视收看晚间新闻就行了，你马上就能识别出这五种烦恼的破坏性影响，这很容易。接下来请把这种观察应用到你自己身上。

目标可达成

禅定是终结五大烦恼的根本途径。禅定让复杂的心回到一种简单、纯真却非无明的状态里。当小我消失的时候，你就进入了禅定。作为瑜伽之花的第七瓣，禅定可通过循序渐进地修习瑜伽其他各支而达成。但是第八支，三摩地，则是禅定的果实。三摩地的达成，只能出于神的恩典，无法强求。三摩地是习练者和禅定对象合一的境界，这时至上的宇宙灵魂弥漫整个宇宙，习练者会体验到一种难以言喻的喜悦和平静。

我们在上一章探讨了当我们体验到存在之整体时的情形，那是一种从核心向外围的扩展性和创造性的运动，从而揭示了个体真我（jivatman）的存在。而本章的重点——喜乐鞘，则是臣服，是融合，是个体真我融入宇宙存在之海。这不仅仅是对小我的超越，更是一切已知自我的消融，持续的自我体验在此中止。三摩地让我们了悟造物主与造物相分离的原始幻象（无明）。这是真理的化身，是灵性上的实相，是原质与宇宙灵魂之间的神圣联姻，是存在主义乃至超存在主义的喜乐，是源头和终点的圆满融合，是重生于永恒之中。

对于我们绝大多数人来说，无论是现在还是过去的历史，三摩地都是理论上的境界。但是瑜伽指出了登上这一高峰的道路。对于大多数读者而言，这只能是在想象（vikalpa）中出现的天堂般的幸福景象。但是，绝对不要以为我在说它不是真的，或者说它难以企及。终极自由并非遥不可及。请考察一下你的想象。你会在白日梦里畅想未来，还是会努力回想多年前爱人的模样，而他或她的样貌早已模糊在时间的迷雾之中？是后者。你感到的这种渴望难道不是源自你存在的核心吗？这难道不是想要终止二元、寻求那"一"的渴望吗？那"一"并非通过互补而达成。那"一"存在是因为唯"一"之外，无有其他。

要找到个体灵魂，你需要启示，即通过吸气所带来的创造力。为了找到宇宙灵魂，你需要有放下的勇气，去呼气，去完成那最终的臣服。不要泄气。神圣意志会推动人类达到这个目标。你屏住的不仅仅是呼吸，更是阿特曼（atman）。在臣服和接纳之间还有一段路要走。首先，你臣服于神，然后，神接受你的臣服。接纳需要时间和空间，那便是屏息。

最后的飞升

　　我刻意提前预告了瑜伽探索之旅的最高峰。因为还有太多东西要学，太多心灵历程需要探索。我说过，应该把对五大烦恼的观察运用到我们自己身上。所以，我们需要一面镜子。因此，我们必须坚持自己的瑜伽修行，包括我们迄今学到的方方面面的习练。我们要完善我们已经成就的部分，加入新的深度和种种微妙，以便贯穿至这场探险的最终核心。我们必须不断扪心自问，否则转化就不会发生。没错，要怀着虔信前行，但也要不断质疑自己。哪里有傲慢，哪里就有无明。

　　在我们的意识最终趋于真我、真我融入无尽之前，还有很多精细的丝线需要被编织到瑜伽修行这件闪光的锦衣当中。首先必须织入一种"无我纯净"之禅定，这样小我的假象将始终被揭示。当小我被消除，与之相伴的种种烦恼也会消失。另一条要编织进去的丝线是对五大基本元素如何影响我们习练的理解。在前面的章节中，我已经讨论过地、水、火、风这几大基本元素，以及它们怎样对应存在的前四层，即粗身鞘、能量鞘、心意鞘和智性鞘。最后一个基本元素对应的是最终的喜乐鞘，我们称它为空元素，空元素让所有其他元素的移动和自由成为可能。空元素是最精微、最普遍的元素，我们必须学会如何驾驭它。

空元素，有时被译作"以太"，但并不是现代化学意义上的以太。它沿用的是"以太"一词古老的含义，即占据了物质微粒之间的空的空元素。物质在原子中占据的空间就好比把一个网球放在一座大教堂中，所以说，我们的原子以及我们自身几乎完全是空的。我们头顶的空（天空），是空间中的宇宙智性（mahat-akasha），而内在的真我是内在的宇宙智性（cit-akasha 或 chidakasha）。一个是外在的空，一个是内在的空。但对瑜伽士而言，他们所感受到的内在真我的空，实际上要大于我们周围外在的空。

空象征着自由。这种自由的意思是，有了空间，运动才成为可能，而变化本身不也是一种运动吗？当宇航员从太空望向地球的时候，他们统一、不分党派、不分国界地对地球产生了同样的观感，那就是"以和平协作的方式实现人类共同的目标"，而这种观感不仅改变了他们的生活，也让他们想要分享他们的经验。我说过，虽然我们无法都进入空间轨道，但我们都能进入空间，连接到我们内在的空间。令人意想不到的是，对内在空间的检视也能产生一种与太空之旅相当的一体效应。因此，我十分乐意再重述一次，大千世界的宏观宇宙就存在于每一个个体内在的微观宇宙之中。这句不言自明的真理，不管对你而言它是显而易见的还是不大可能的，如果它是靠不住的，那么瑜伽就是一派胡言。同样，诺斯替神秘主义、苏菲教、佛教以及耶稣的教导也都可以抛弃了。

瑜伽修行所赋予我的智慧在我读过的瑜伽经典中得到了印证。我所获得的智慧不仅来自瑜伽修行和经典阅读，还来自旅行以及我遇到的人们。所有这一切共同将最后的丝线编入那件瑜伽的锦衣之中。

《吠陀经》（*Vedas*）的作者们是观者，是诗人也是远见者，他们看到了无处不在的神性，存在于一切有生命和无生命、有机和无机的事物里。在某种意义上，我们已经遗失了这门艺术。停滞不前让人们不再敏感，然而智慧的声音仍在回荡。比如，伟大的加泰罗尼亚建筑师高迪曾说，建筑是自然的感性和几何的严谨性之间的创造性关系。这也是贯穿瑜伽习练的主题。我系统地尝试在瑜伽体式里呈现对称性来表达这种关系。并且，和建筑师一样，空间对于我来说也是一个根本性的概念。一个花瓶，就像一座建筑，也像人的身体一样，拥有两个空间：一个是它所容纳的空间，另一个是围绕在它周围的空间。当我们开始习练体式时，我们担心的是体式的形态，也就是我们在镜子中看起来怎么样。换句话说，我们担心的是身体之外的空间。现在，我们应该担心的是我们身体所包含的空间，也就是内在的空间，因为正是内在空间赋予了体式真正的生命和美。它被称为 "yoga svarupa"，即通过瑜伽实现自身之完美。这只有通过内在空间的调配才能实现。归根到底，只有这样瑜伽体式才会变得毫不费力，呈现出好比熔化了的黄金流出容器的自然之美。

为了到达无尽，我们不得不使用有限的手段。建筑师就是这样，无论他建的是教堂或庙宇。而且和建筑师类似，瑜伽科学也说，你必须要让内在和外在诸身正位，这样内外才能平行运转，保持沟通。如果一栋建筑物的位置没有对正，那它就会倒塌。高迪努力通过有形（实体）来表现崇高，瑜伽习练者也是如此。"正位"可以创造出一种彼此沟通的结构，就像一座大教堂，它是对神的供奉。这就是为什么对我来说，正位是一个形而上的词语。恰当的正位会创造出恰当的空间，正如一栋构造良好的建筑物那样。一座没有内在空间的建筑就是一堆石块，是一块实心的巨石。你能想象一下没有内在空间的身体吗？这样的身体既无生机又无法居住。

根据印度哲学，艺术分为两类。一类叫作满足身心愉悦的艺术（bhogakala）；另一类叫作取悦神灵的吉祥表演（yogakala）。所有艺术都包含科学（sastra）和艺术（kala）两个方面。如果目标是从混乱中呈现秩序，从无明中生出智慧，从美学中显现神性，那么你就能体验和表达喜乐（ananda）。当我的学生抛弃自己的天赋而去追求满足身心愉悦的瑜伽，那种看着好、感觉好，却不是真正的瑜伽时，你还会奇怪我为什么那么生气吗？

　　原质（自然）内在驱动力是通过演化来表达自己。对于生活在像印度这样的热带国家的人来说，这一点尤其明显。原质想要占据所有的空间，这在我们的语言中就反映为这样一句俗语："天性厌恶空白。"在原质看来，它的天职就是通过纷繁复杂的多样性来表达自己，这在我们眼里常常表现为越来越多的美。但原质并不总是表现为美，它也会压垮我们。为什么以前的瑜伽士要去喜马拉雅山？难道不是要去寻找空间，借助外在的空间映照出内在的空间吗？

　　之前，我将风元素（空气）与触觉以及智性相关联。我说我们既吸入空气，又沐浴其中。空元素甚至更亲密且无处不在，因为我们所有的原子都主要是由空构成的。声音和振动对应的是空，它们可以通过空间来传播，就像我们通过空间将电磁波发射到太空中，期待着有朝一日智性之间可以完成充分的交流。难道声音不是比空气更强大、更隐秘吗？鲸鱼歌声的振动能在海洋中穿越数百英里。难道神（AUM）的声音不比任何偶像都更神圣吗？难道音乐不是最高超的艺术吗？振动是一种波，它源自三个点——它只需要制造出一条正弦曲线——它是显化的第一步。它十分接近原质的根源，所以才会那么强大。我说过，"当你的体式垮掉的时候，你的灵魂也就跟着垮掉了"。当你的空间垮塌的时候，灵魂也就垮塌了。

眼睛是大脑的指征，而耳朵则是意识的指征。眼睛属于心和火，耳朵属于觉知和空。当一个人处在禅定状态中时，前脑是处于休息状态的，没有受到任何干扰。我们思考问题的时候都会把头向前探。但如果在禅定中头向前倾，前脑就会觉得不安。但是，当眼睛和耳朵之间保持和谐的时候，意识就更容易专注。眼睛是大脑的窗户，耳朵是灵魂的窗户。这和大众的常识相反，但当感官内摄的时候，这才是真实无虚的体验。耳朵可以识别振动。我们的内在空间对应着我们通常所说的天堂。于是，在真正看到内在的神性之前，我们会先听到内在天堂的神性。耳朵也见证着寂静。寂静是三摩地的音乐。

让我说得再直白一点。就像我们无法将土元素和我们的粗身鞘分离，我们也无法将空元素和喜乐鞘分离。在体式中，我们其实是在与各大元素互动。举个例子，当我们扭转的时候，我们就将空间挤出了肾脏，而放松之后，空间再度回归，不过此时已经是更新过了的空间。类似的，当我们扭转或收缩身体的时候，我们正把水、火和风，以及一定程度的土元素挤压出某个器官，而当我们松开身体时，循环再次开始，重获活力的各大元素得到了恢复。我们认为这是对器官的冲洗和净化。的确是这样，但在元素层面，我们做的正是调节各种元素的平衡，并体验每种元素带给我们的感受。

在扭转中，被扭转的不仅仅是器官，还有骨骼、肌肉、纤维和神经。同时，携带液体的血管也会被挤压。心（mind）会形成不同的形态，以对应身体的非常规姿态。智性也会以不同的方式触碰身体，而身体发出的振动也会改变。举例来说，我能感受到两侧肾脏的振动，并比较两侧振动的差别。扭转让我们更明确地看到每种元素的精微特质或精微对应物。比如，它让我们觉知到身体之"土"的密度、力量和气味，觉知到身体之"水"的弹性和味道，觉知到心之"火"的活力和远见，觉知到周围智性之"风"的清晰和触感，觉知到身体内"空"的空间的自由和振动。

　　就这样我们学会了区分并欣赏原质（自然）的精微元素，而我们本身也是由这五大基本元素构成的。这就像梵语中的 lila，意思是"宇宙游戏"，但这是一个在很高层次玩的游戏。就像动物幼崽通过游戏学会了生存的艺术一样，这个游戏对于我们学习如何在原质的精微核心中生存也是非常重要的一步。这是一个玩耍和试错的探索。如果我们能够和身体里的元素一起游戏互动，体会它们如何更新，如何比例失调又恢复平衡，我们就能以通常理解所不能达到的程度觉知原质。这是超原质的觉知，因为通常的意识对此一无所知。我们在向内演化的旅程（归元之旅）中发现了外在的演化，正如逆流而上的大马哈鱼洄游到自己的出生地产卵一样。现在，我们必须仔细观察原质自身的演化，只有这样，瑜伽士才能像喜马拉雅的夏尔巴人那样，完成最后的登顶，征服高山之巅。只有当他站在原质之巅的时候，瑜伽士才能遇见自己的灵魂和宇宙灵魂。而登上巅峰的方法，其实就是去理解它。

原质的演化

值得指出的是，达尔文的进化论和瑜伽理论并没有什么固有的冲突。瑜伽相信神的存在，但并不把神看作一个傀儡师同时牵动着数以万亿计的绳线来操纵木偶。我们经验着的世界与宇宙灵魂的真实相连相融。但是，世界并不是由宇宙灵魂直接操控的。这种看世界的方式和瑜伽的态度是完全一致的。

瑜伽认为原质和灵魂二元分立，这就是为什么瑜伽哲学被看作一种二元的哲学。对瑜伽而言，原质是原质，灵性是灵性。它们彼此交流，灵性的灵魂是至高而永恒的真实。但是，我们一定要严肃对待原质，因为我们既是原质的一部分，也活在原质之中。有人说原质是一种哲学把戏制造的幻觉，在瑜伽看来，这种说法实在幼稚。然而，把看得见的原质当作唯一的真实，这又是一种无明的人格化体现。对瑜伽士而言，原质是一座需要攀登的山峰。

瑜伽把原质的源头比作根，梵文称其为"根原质"（mula prakrti）。在根原质里，正如我们先前所见，存在着一些不稳定却充满创造力的习性，即原质的特性——三德（guna）：物质或惯性（tamas，惰性），动态或振动（rajas，动性），明亮和宁静（sattva，悦性）。在根原质中，三德是平衡的，而且分布均匀。它们只是作为一种潜能而存在。不过，它们又的确带着原质的持久属性。三德不稳定，而且不断变化。躁动并创造演化，这是它们的命运。

它们确实在创造演化，但这是一个逐渐的过程。精微先于粗糙，或者说无形先于有形。宇宙智性（mahat，觉）存在于我们所有人当中，它是无形的第一个显现。从宇宙智性中诞生萌芽了宇宙能量（prana）和意识（citta），从中又发展出小我（ahamkara）或自我感。从"一"之根，生出"二"元（分离的能力），再从二元中出现了振动，生命初始的脉动，从振动中产生了不可见的显化，从不可见中诞生了可见的壮丽和惊人的多样性、多元化。这最终的产物就是我们把这个世界变成了我们的游乐场、我们的天堂，或者我们的地狱、我们的牢笼。如果我们因为无明而误解了原质，只看到它表面的价值，那么它就成了我们的牢笼。

现代科学逃离自然（原质）这座牢笼的方法是分析。科学用的是解剖分析的方法，不管对象是青蛙、人体，还是原子。它从内在的微小细节中寻找真相。但是，你或许可以拆开一块手表弄明白它的工作原理，可你再也不能用它来看时间了。瑜伽也用剖析——比如小我、心和智性——但它不只分析，还进行综合或整合。就像科学一样，它的探查目的是求知，而求知是为了去穿透、去整合，并通过习练和不执去重新构建原质的"原初之完美"。换言之，它希望到达原质的根源，并去除发生其间的扰乱。瑜伽不想被原质的表象所蒙蔽，它想要坚守原质的最初之心。

瑜伽和达尔文学说的分歧在于，自然选择理论认为，随机的基因突变提供了随机的生存优势。如果说精微之物自己为自己赋予了粗糙的外在形式，那么自然选择的说法就不成立。三个世纪以前，艾萨克·牛顿的说法和瑜伽的思路是一致的。他说："统辖物质世界的秩序充分表明，它是由一种充满智慧的意志创造出来的。"这里说的显然不是傀儡师式的创造者，而是一种寻求自我表达的先天的原质（自然）智性。但是不要忘了，秩序和混乱是一对奇异的组合，其结果不可预测。

瑜伽会说，这种无法预测的多样性，是由于那个智慧的意志和原质的生命力（prerana）正在努力以更多的方式展现自己，就好像一个演员想要尽可能地扮演更多的角色。对瑜伽而言，DNA中的遗传密码并不是不可改变的决定性力量。它的决定性只在于它携带着过去业的代码。但这同时也是原质的意志在试图通过个性找到自由。举个例子，比目鱼的两只眼睛在头的同一侧，平躺在海床底部，它的黑色伪装也只有一面。它的这种独特性并非某个奇怪变异的结果，而是比目鱼在一个危险的世界中应对生存挑战所作出的回应，活力自内而生，受到无意识的细胞智性的驱动。

我们对各种元素及其精微对应物的探索，是为了穿透至演化着的原质之心，在它尚未显化成可见的物（比如树木、桌子、宾馆、纱丽、汽车）之前捕捉到它。除此之外，我们还希望调和原质三德，正是这些不稳定的原质特性赋予了原质创造性和短暂性。在物质的层面，惰性或物质性（tamas）占主导，所以踢到桌子腿的时候你的脚趾头会疼。在心灵感受的层面，动性（rajas）和悦性（sattva）占主导，这就是为什么复习备考可以令人振奋，而对卑劣行为的羞愧是令人焦灼的折磨，出色完成工作则是悦性平静的源头。瑜伽士的目的是成为"三德之主"（gunatitan），能够将三德恢复到原始的平衡状态，然后再将其以一种稳定的形式收摄回根原质，从而超越原质的变迁。这样一来，瑜伽士就可以在原质的动荡中岿然不动。

这并不意味着你会变得麻木不仁。我在前面提到过，我没有为妻子的离世而落泪。千万不要以为我当时没有感到悲伤，我的悲伤就像任何罹受丧妻之痛的男人一样，直到今日也依然如故。瑜伽士也是人。事实上，瑜伽士习得的慈悲，使他成为最有人性的人。不过，当他处于禅定那种不执但又如刀锋般警觉的平静中时，他是从原质之山巅俯瞰人生。

迄今为止，原质属性（guna）一直被认为是秘传知识中最晦涩难解的部分，不宜传播给普罗大众。我并不认同这种态度。我自己的古鲁曾说我不适宜习练调息，我为此吃了不少苦。然而，这个话题确实有难度，所以为了普通读者着想，我将给出最后一个类比。三德存在于所有现象中，但它们的比例总在不停地变化。随着比例的变化，原质现象就会显现（我们称之为生），生长和腐朽（我们称之为生命或存在），而后再次消失（我们称之为死）。对此，我为你提供一个奇怪却惊人的比喻，但它背后的科学知识不是我想出来的，而是爱因斯坦的著名方程式：$E=mc^2$。在这个方程式里，E 是能量（rajas），m 是物质（tamas），而 c 则是光速（sattva）。宇宙中的能量、物质和光永远被绑定在一起。对此可能有另一个类比，在物理中光（sattva）具有双重属性，既不是波，也不是粒子，然而根据不同的观察方法，它既可以呈现为有着特定位置的离散光子（tamas），也呈现为一种波（rajas）。甚至从我们更为平凡的层面上，我们还是可以学着去观察这三德之间变化着的相互作用。

这是有实际意义的。一旦原质法则回归本源，它们的潜能便处在休眠状态，这就是为什么进入三摩地境界的人只能存在，却无法行动。这时，原质的外在形态就像鸟儿收起翅膀一般折叠了起来。如果习练者没有足够的热诚来精进他的习练，而是安于已经取得的成就，哪怕到了这个时刻，原质法则仍会被重新启动并带来恶果。有太多得道之人转眼又掉落凡尘。

瑜伽：归元

　　我们都想要发展和完善自身。我们把这看作个人的演化，看作展开我们的翅膀。然而，真正的瑜伽之旅是"归元"，或者用上一段的说法，是收起我们的翅膀。如果说演化是瑜伽的准备工作，是想要与灵魂合一的意愿，那么，归元才是真正的瑜伽，是合一本身。我们从粗糙的物质世界中挣扎着进入精微的原质之心，就像大马哈鱼奋力洄游到出生地，既是赴死，也是重生。自我表达的原质力量欢迎我们的旅程，尽管它看上去像是在阻碍我们前进。所以，我们必须要竭尽全力，通过体式习练来推动我们的进步，并停止那些自毁的恶习，例如抽烟或暴饮暴食。我们还要运用自己的意志——不是小我，而是我们原质的生命精髓——来助力我们的奋斗。另外，我们还要通过臣服和谦卑的行动来祈求神助。这三者的结合让瑜伽之旅成为可能。

　　就我刚才说的道理，让我举两个例子，来说明一个人该怎么去试着改变生活。想象这么一个男人，手头拮据，工作又毫无前途。他感到焦虑沮丧，压力重重，动辄冲妻子和孩子撒气。每到周五晚上，他都要喝个烂醉，想要逃避他身处的困境。他能做什么？他会做什么？他努力管住自己不去外面喝酒，这本身就是个小小的胜利，那么，这省下来的酒钱又可以拿来做些什么呢？

他可以去买张彩票，或干脆多买几张。然而，获得转机的希望依然渺茫。因为首先，他的行为本身就是懦弱的，是他的小我在祈求神明让他中奖，而他没有作出任何意志上的努力。买一张彩票几乎不花什么力气，他也不可能有任何实际行动来让手中的彩票中奖。他唯一能做的无非就是别把彩票弄丢了。一切都是虚弱的——他与神性的关系、他本能的生命力、他的实际行动力，都是如此。这些都是幻想的软弱和连接的脆弱。

让我们假设他采取了一套不一样的行动。他用存下来的酒钱参加了一个夜校课程来提升自己的工作技能。在德行上，他努力改善与太太和孩子们的关系，并认识到了不管是不是自己的错，解决办法都在自己的手里。这是一个净化的过程，一个需要不断地作出个人努力和奉献的过程。接着他怀着一颗谦卑的心请求神帮助他找到一份更好的工作，并更好地承受现有的工作。什么也没发生。时间一天天过去了，经济有了好转。他在工作中的新技能以及表现出的成熟也得到了认可。于是，他得到了晋升，前景一片光明。家里紧张气氛也得到了全面缓解。这不是童话故事。我们的主人公形成了有效的连接，并在自己所选择的道路上充分展现了耐心和坚持（tapas）、身体能力（sakti）、学习（svadyaya）、智力技能（yukti），还有奉爱（bhakti）。他外在运气的好转反映的是他内在的变化。他让原质和灵魂达到更紧密的和谐，而结果就是我们所说的成功和幸福。

你或许会惊讶，我为什么要在"三摩地"这章举这么一个世俗的例子，然而别忘了，需要全部八片花瓣才能构成瑜伽之花。也许对于上述这个男人而言,他的三摩地就是一份体面的工作和快乐的家庭生活。同样,一旦抛弃了道德准则根基,即八支的前两支,哪怕最高水平的习练者也会堕落。很多人把灵性成长看作买彩票似的。他们希望某本新书、某种新的方法、某个新的洞见或者某位老师能像中奖的彩票一样,让他们体验到启悟。瑜伽对此说不,知识和努力必须来自你自己。你要学会约束自己的头脑、心、身体和呼吸(气息)。这既简单,又困难。

三摩地最终是神赐的礼物,但我们要怎样才能配得上这份礼物呢?我们必须回归精微,回到无处不在的宇宙能量,回到普拉那(炁)中去。我说过,普拉那是宇宙智性演化出的第一种形态。普拉那这个术语不足以涵盖它的范畴,不足以表达它作为神的信使的能力。根据《奥义书》,普拉那是生命和意识的基础。它甚至等同灵魂。它是宇宙万物的生命之炁,不管它们是否有身体意义上的呼吸。所有生命都从炁(气息)中诞生,并依炁而存,而当生命逝去之时,个体之炁会再度消融到宇宙之炁中去。重读一下这句话吧,它多么让人惊叹。炁就是存在,不是小我所渴望的那种个体的存在,而是臻于不朽的存在。我们的气息回归宇宙之风中。希伯来的《圣经》表达了同样的见地,因为在创世故事"徘徊在深渊之上"中,表示个体气息和灵与表达宇宙气息和灵用的都是"ruach",是同一个词。

普拉那直接从宇宙智性演化而来,因而承载着延续不断、永远不会终结也不会被毁灭的记录。我用大马哈鱼洄游到出生地产卵的例子为比喻,我们正在做的事也是如此。我说过,湍急的水流似乎要阻挡我们,和我们对抗。然而,普拉那为我们提供了鱼鳍和闪亮的鱼尾,让我们能够跃过激流。普拉那被其源头所吸引,就像每个个体灵魂都渴望与自己的宇宙源头普拉那相结合,在原质中尤为如此。

最近,著名的剑桥大学天文学家斯蒂芬·霍金谦卑地承认,他在一个重大的问题上改变了看法，我对于他的举动深感触动并颇有兴趣。过去他一直声称，进入黑洞的一切都不可能再逃离出来，连光也不例外，因为黑洞的引力太过巨大。如今他说，他发现了一些证据，证明确实有东西是可以逃离黑洞的，他称之为"信息"。普拉那是宇宙智性的载体，宇宙智性也可以被称作信息。在瑜伽看来，霍金教授的新观点似乎必然是对的。普拉那既是存在（sat），也是非存在（asat）。它是知识的源头，遍及宇宙，也无法被禁锢。请记住，知识只有开始，而没有尽头。黑洞是非存在的，但即使黑洞也能重新变成存在。普拉那将这个悖论呈现在我们面前。在我们生命的每一刻里，它都是最本质、最真实，也最当下的特性，但同时也是最神秘的。我们如何将这一实相融入修行中去呢？我们如何能将霍金教授关于宏观宇宙的理论与我们在微观宇宙中的修行建立联系呢？

当我们在最深沉的禅定中止息时——这是一种自发的、由神的意志所触发的屏息——我们就进入了黑洞，是"无"的漩涡，是虚空。但是，不知何故，我们却活了下来。时间必然带来死亡，然而此刻时间的大幕却被拉开了。这是一种非存在的状态，却是活着的非存在。它是无过去、无未来的当下。没有我，没有禅定者，甚至连呼吸者都不复存在。那么是什么从黑洞和从那"无"中逃逸了出来呢？是信息。信息是什么？是真理。真理又是什么？是三摩地。①

---

①此处的止息指的是屏息，且是瑜伽士的屏息，是自发的。在这个屏息中，我性与神性结合，二者紧紧相拥，合而为一，时间被超越。所谓存在是存在于个体的意识模式中，意识模式一旦被打破，时空便被打破了，于是有了非存在状态，但它却是活着的非存在，超时空的非存在。这种认识，这个信息就是实相，是三摩地。——普尚吉对整段的解读。

三摩地

　　其实，我刚才想说的是，心是个无底洞，就像黑洞。不要试图填满它，因为它是填不满的。我们要超越这个无底洞，去认识灵魂。对初学者来说，三摩地是个极具诱惑力的主题。可是不要沉迷于它，这背后有许多原因。初学者只能把三摩地想象为对他所知的自我的赞颂。这就像刚拿起网球拍的初学者就梦想赢得温布尔登或美国公开赛。瑜伽初学者常常沉醉于轻易进入三摩地的幻想中，而有人已经等不及要利用他们的这种轻信了。

　　三摩地必须自然到来。它也不可言说。你甚至无法问一个先前一直处在禅定状态的人："你刚才禅定了两个小时吗？"他怎么会知道呢？禅定是一种时间之外的境界。禅定是从已知进入未知，而后再回到已知。你不可能说"我要去禅定了"或者"我刚刚禅定了两个小时"这样的话。如果我们知道禅定持续了两个小时，那说明我们还在自我中，没有进入无尽。因为在无尽中，线性意义上的时间不复存在。在三摩地中就更是如此了。没有人能说"我正在三摩地中"。他不可能就此谈论或交流。三摩地是"我"的存在消失的体验，而解释则必须有"我"在场。所以，三摩地无法被解释。

现在我们来到了最内层的因果身。在这里，我们发现了自己的神性，我们的小我被真我（大我）所取代，因为在我们存在的核心，我们真正懂得了个体灵魂是宇宙灵魂的一部分这一真理。据说，只有当我们面对死亡的时候，人生的意义才会显现出来。在这时，事实上小我消融，或者说它不再假扮真我。这是瑜伽的最高境界——三摩地（喜乐的融合），也是终极的自由，在此，个体灵魂融入了存在的海洋。一直以来，我们都将自己认同为我们的身体、我们的器官、我们的感官、我们的智性和小我。但现在，我们全然与灵魂同在。在禅定中，意识朝向灵魂本身。三摩地就是与灵魂面对面。它不是一种被动的状态。三摩地是一个动态的过程，也就是说无论面对什么状况意识都能保持在平衡的境界中。心和情感的扰动逐渐退去，我们得以见到真正的实相。我们的意识，清除了各种思绪和情感，变得清澈透明。当记忆和智性都被净化，意识变得像水晶般晶莹剔透。

纯净无瑕的水晶能映照任何颜色，而不会有一丝模糊或混杂。同样，当我们的意识变得纯粹而不受任何干扰时，它也能清晰地反映思维的对象。无论我们思考的是工作、婚姻还是孩子，我们都能如实观察，不受染污和干扰，所以我们能够看清真相。当蔽日的乌云散开，明亮的阳光便会洒落。同样，当遮蔽自我的烦恼、干扰和障碍被去除时，真我就会闪耀着它自身的光华。在付出巨大的努力之后，瑜伽习练者可以达到做一些体式毫不费力的境界。我们取得的外在成就，是通过三摩地在内在达成的。这是一种毫不费力的状态，习练者体验到真我的恩典。一种带着巨大喜悦和满足感的状态。我们可以用头脑对三摩地加以解释，但这种解释无法呈现实相，因为三摩地只能由心去体悟。很少有人能一路走到三摩地，然而我们在乎的是演化，是前进的成长和变化。正是这些成长和变化，这种不断增强的见到实相的能力，能让我们生活得越来越自在。

三摩地也有它的问题，正如瑜伽的另外七支都有各自的问题一样。举个例子，如果有人问一位圣人："你是圣人吗？"那么根本不存在真实的答案。因为那是超越时空的经验，也没有什么历史记录，怎么能回答呢？如果圣人回答"是的，我是"，那么这时候他就不再是圣人了。所以他是在骗人。因为他既然做出了回答，那么他肯定不在三摩地里，他只有通过当下的自我来回答。如果他说"不，我不是"，他还是在撒谎，因为他已经碰触到了三摩地的境界，见到了终极的实相。所以，这是一个不可问也不可答的问题。

说到我自己，我经常不情愿宣称自己是瑜伽士。我只能说我正在路上，我很接近。我可以说自己是个先行者，这毫无疑问。我接近了目标，让它自然到来。我没有动机。早年的我有过许许多多的动机，而现在已经没有了。我唯一的想法就是坚持我学到的东西，以免发生退步。这并不是野心，但我不想退转（anavasthitatva）。我不想让惰性的原质属性在我的系统中发展，仅此而已。你也许会问，那你为什么还要习练呢？我之所以保持习练是为了不让惰性之德主导我的悦性之德。很多人又问我，既然我已经实现了我要达到的目标，为什么我还要继续习练呢？我的回答是"习练中的弃绝"。不过，我说的"弃绝"指的是舍离自私的小我。当一个人不再老是想着行动的效果或成果时，那才是一种深入向内的体验。与现在人们所说的冥想不同，今天常说的冥想类似某种镇静剂、某种药物，它无法促成完整的灵性（精神）成长。瑜伽的冥想或禅定（dhyana）则是令人充满活力的。通过禅定，人们从外在收摄入内，直抵核心。这段从外在走到核心的旅程就是不执（vairagya）。不执于结果，依于宇宙灵魂。一个人在习练中必须要超越三德——悦性、动性、惰性之德。唯有三德归于各占三分之一的平衡状态时，才能超越它们。这时，它们就被重新吸收回归创造之根，其固有的不稳定性也不再存在。因为悦性最为缺乏，所以我们最重视悦性的培养。

三摩地是一种"我"之存在消失的体验。这种无我之境只能体验，无法解释。然而，如果能给出正确的生活指导，就可以引领瑜伽行者走上正途。你无法通过习练和技巧学会德行（制戒和内修）。制戒和内修的基本伦理规范是可以解释的，因为它们只是需要遵守的简单原则。作为初学者，起初我们只求尽力做到最好，但最终我们要做到在每一个刹那、在任何的情况下都要带着全然的觉知去运用它们。制戒和内修的唤醒需要借助榜样，但其成熟则需要通过修行。体式、调息和内修都建立在可以解释的技巧上，也可以在专家面前完成并得到纠正。但是专注、禅定和三摩地都是体验的境界，无法通过言语解释来教导。最终，你要么达至此三境界，要么没有达到。如果有人说，"我在教授禅定"，那么作为一名瑜伽学生，我会说，"你在胡说八道"。因为禅定是无法被教授的，它只能被体验到。放松是可以教会的，而且也很有价值。如果放松能让人进入到平静、幸福中，那么这种放松就是禅定的一种准备，但是，不应该把它和真正的禅定混为一谈。

我说了，三摩地也有自己的问题。首先，既然它是未知的，那么该如何想象它？又该如何不怀贪婪之心地渴求它？其次，即使你体验到了它，你也无法用言语来解释，因为它不可言说。如果有人试图解释三摩地境界本身，那么大家就该质疑他要么落入了不诚实的陷阱，要么就是陷入了自我欺骗当中。第三个问题是，哪怕在三摩地中，你仍可能会被困住。传统上，三摩地被划分为不同的层次或品质。我只把它们分成两大类。第一类或级别低一些的体验，被称为"有种三摩地"（sabija samadhi）。sabija 意为"有种子的"。这就是说，尽管已经体验到了喜乐，但是欲望的种子仍然作为未来的潜能存在于小我之中。哪怕是获得了三摩地的体验，这些欲望的种子仍然可以发芽，并导致退转。小我还没有被经验之火彻底净化。在瑜伽之路上，这一点虽然已经处于特定的境界，但仍有危险，因为它可以成为困住习练者的一片荒漠。这种境界称为"manolaya"，意为一种醒觉而被动的心的状态，但在这里，它指的是对取得的成就感到自满，以及松懈下来、不愿迈出向内旅程最后一步的倾向。瑜伽士不能躺在自己的荣誉上，而要继续朝着更高的三摩地境界前进。在更高的境界里，欲望的种子被永远地从小我中燃尽，且永不生起，再无扰乱。这就是"无种三摩地"（nirbija samadhi，种子灭尽）。在无种三摩地中，对喜乐的感受没有任何依赖，哪怕是残存的小我也不需要。这是对于"绝对的空"的喜乐，是对于非存在转化成存在之光的喜乐。

关于这一点，有个故事说的是 19 世纪伟大的孟加拉圣人室利·罗摩克里希纳（Sri Ramakrishma）。他是一位灵性的天才，早年就能在不经意间轻松进入有种三摩地境界。他是卡莉女神的虔诚信徒，在他的喜乐境中，他陪伴在女神身边，处在一种熟悉又神圣的爱中。有一天，一位苦修行游的吠陀僧人路过罗摩克里希纳所在的寺庙，询问他的三摩地经验。他指出罗摩克里希纳还有更深入的潜能，于是他让罗摩克里希纳开始禅定。罗摩克里希纳依言照做，进入了三摩地。此时，三摩地于他而言已经是信手拈来了。而那位僧人拿了片碎玻璃，压在了罗摩克里希纳的两眉之间。罗摩克里希纳对此的反应既恐惧又超脱：在他的灵性极乐或内在的喜乐中，他觉得自己在一剑刺死他的女神，那位他挚爱且崇敬胜过一切的存在。于是，他进入了无种三摩地，进入了真空，一种最终的独存状态，一个没有他者的唯一状态，就如同数学家眼中的素数之纯美——一种不可分割的境界。这听起来虽然有些残忍，但是罗摩克里希纳最终获得了真正的、永恒的自由。他达成了瑜伽的终极目标。

你也许觉得我们只是在谈论一件奇闻、一个比喻，那么我想解释一下我们所说的喜乐的身体基础甚至神经学基础。源自大脑后侧的反射过程也能引导我们趋近极乐的境界（ananda）。脑干是阿斯米塔（我性）的位置，也就是个性化种子的所在。位于脑干上方的是下丘脑，它是整个身体的神经枢纽，帕坦伽利称它为"月亮之所"（chandrasthana 或 anandasthana），即喜乐之地。它与肚脐相对应，而肚脐是"太阳之所"（suryasthana）。二者的位置要完美地对正，这样能量才会不受扰动地均衡流动。大脑的四个区域必须平衡。这样人类的身体就可以成为天地间的纺锤或完美的导体，将日月两种力量连接起来；而正是这两种力量通过神圣联姻才形成了我们。月亮神经丛让我们的身体保持清凉，进而带来头脑的清凉。所有的痛苦和欢乐都存储于此。正是从这个源头开始，人才能了悟并生活在喜乐鞘那纯粹而寂静的境界里，体验存在的核心。

罗摩克里希纳所经历的是意识的最终转化。帕坦伽利这样描绘达到无种三摩地的过程："一个新的生命开启……此前的种种印记皆已被放下……当连那新的智慧之光也被放下时，无种三摩地来临。"

瑜伽描述了意识的七种内在转化。这些转化是纯主观的，也就是说，没有任何外在的迹象可寻。只有修行者本人才知晓它们，所以要描述它们就好比给盲人描述彩虹的七色一般。但是，为了让你们有个大体印象，我带你回顾一下意识的五种状态：正知、谬误、想象、睡眠和记忆。我们通常知道自己处于其中的哪种状态，所以在很大程度上，他人也是如此。我们已经看到，在对这五种状态进行定义、淬炼和培养的过程中，我们能学到许多东西。还记得吗？帕坦伽利建议，心的疗愈状态能帮助我们。这些状态是外在的、客观的，它们是：友善，为他人的成功感到喜悦，为他人的痛苦感到同情，对他人的邪恶中立。这些都是有力的工具，我们可以通过自己的行动，以外在的方式培养它们。

心的七种内在状态分别是：1）察觉到念头的生起；2）在这些念头占据并控制我们的心之前，把它们阻断在萌芽状态；3）抑制生起的念头，进入平和宁静的状态；4）一点专注，将浪潮般的专注流聚焦在一个特定的对象上；5）通过约束和专注而获得的调服、净化的意识；6）分裂意识；7）纯粹而神圣的意识，这时行者独存并与万有合一。

任何明理的人都必然要问："第六种状态几乎达到最高点了，为什么却被定义为分裂的意识呢？这显然是一个消极或贬义的描述啊。"这是因为全部专注于一点的意识是把双刃剑。如果某人对于自己的成就感到骄傲，那他就会被自己的成功毒害，于是意识的裂缝爆开，我性（asmita）就被染着了。但是，如果他能跨越到刀锋的另一边，意识就能保持纯粹，他也就达到了神圣境界。没有比"manolaya"境界这个岔路口更可怕的危险了。由于小我具有复活和复原的潜能，意识会通过这种潜能复原其固有的缺陷和裂缝。尽管从外在看不见这些缺陷和裂缝，然而在小我最终消失之前，它们一直蛰伏着，一旦遇到压力或诱惑就会再度活跃。这就是为什么只有无种三摩地才能让小我最终消融，最终实现真我，并摆脱凡人化身的陷阱，抵达终极的自由。

我可以举一个琐细的例子来说明这种略带缺陷的意识状态（chidra citta）。有时候，我会被邀请参加一些大会，同时受邀的还有一些印度乃至世界各地的圣人[1]，我们都住在同一家宾馆里。我不禁注意到，这些圣人中有许多人很在意谁住进了哪间房，谁的房间最豪华、风景最好。这变成了某种对地位阶层的竞争。一个人不应该把这些看得太重，在我看

---

①此处的"圣人"（holy man）是指具有一定地位的灵性导师，比如某一修行派别的传承人，某一灵修协会（机构、道院）的掌舵人或代表人物。或具有一定地位的出家修行者。——译者注

263

来，这有点未尽完美和谦卑的意味。

这就是为什么我的修行丝毫也不能松懈的原因。让我说一个比较现实的比喻吧。想象有这么一位网球明星，正处于熠熠生辉、青春鼎盛的技艺巅峰。瑜伽讲行动（karma）、知识（jnana）和奉爱（bhakti）。它们是瑜伽中相互交织、不可分的三支。这位年轻的网球明星投身于行动之中，赢得一场场赛事，展现出惊人的技艺，就像我年轻时习练瑜伽那样。我曾是舞台上的明星，体操能力的奇迹。但现在的我呢？我已经86岁了。对我来说，行动意味着一直教学、再教学，将我的所知传递给他人。但我的身体已经失去了昔日的锋芒。1979年我遭遇了一场事故，它夺走了我非凡的身体能力，就好比那位网球明星伤到了手臂或背部。于是，我必须修习智慧，经历逆境的智慧。

我所收获的是成熟，一种引领行动的智慧，就像那位网球明星虽然在球场上的速度慢了半码，但是他学会了让自己的技术更加细腻。过去凭本能，现在要靠觉知。这就像是一名体育明星在巅峰不再的日子里，虽然能力下降，却变得更加伟大。当然，再伟大的网球冠军也有退役的一天。他不可能永远胜过那些年轻球员。然而他仍然热爱这项运动，它赋予他生命。他也许会在老年赛事中再打几年，或许就成了教练，将他的所知传给下一代，期待他们能够超越自己。他仍然忠于这项运动，忠于它的传统，致力于它的兴盛。这就是服务和奉献（bhakti）。对瑜伽士而言，没有退役一说。但对于网球运动员，确实有一个状态的变化，新的角色更谦逊，也更尊贵。也许有一天这位网球运动员不再打球，但瑜伽士却不能停下。虽然年龄带给身体许多限制，但凭着遵奉了一生的纪律，凭着日益增长的爱与慈悲，他必须继续前行。他不想要有瑕疵的意识。他渴望那个目标，渴望纯粹无裂痕的真我，此真我永远不会退转、不会背叛、不会伤害他人、不会说不真实语、不会行为卑劣或自私自利。瑜伽士投入的是一场没有终点的赛事，因为这场赛事的目标是见到自己的灵魂。

近年来有许多关于昆达里尼（kundalini）的讨论。在瑜伽里，昆达里尼是位于脊柱底部的生命力，一旦被唤醒并上达头部可以引发觉悟。很多时候，它被描述得好像焰火，一旦燃放，其璀璨夺目的效果堪比美国国庆日或印度排灯节的庆典。但别忘了，所有的烟花都必须附带严厉的安全警告，因为它们很危险，你可能因此落下伤疤甚至更糟。帕坦伽利讨论过瑜伽士体内丰沛的能量流。早先，人们称之为火（agni），后来则称之为昆达里尼，因为脊柱中央神经叫作"kundalakara"，它盘绕了三周半。昆达里尼的唤醒伴随着身体与灵魂的神圣结合。和三摩地一样，它也强求不得。它是原质力（prakrti sakti）和宇宙灵魂力（purusha sakti）的融合。这种融合创造出巨大的能量，而这些能量需要内在的能量储存地才能储存。这些储存地被称为"轮穴"（cakra）。物理的、精神的、智性的、灵性的、宇宙的以及神性的能量都在轮穴中汇合。这些不同形式的能量在可见或不可见的身体里，沿着已知或未知的通道流动，这些通道贯穿整个身体，被称为"经脉"（nadi）。通过修习瑜伽，你可以追踪这种能量流动。昆达里尼和三摩地的体验是同源的，它不是一种捷径或者机械装置，你可以通过激活它而绕过整合三身五鞘的漫长努力直抵灵魂。

我可以向你保证，人人都在追求三摩地，可大多数人都在寻找捷径。那些经过几年的扭转习练而终于稍加努力就可以将双手在背后相扣或绕过膝盖的人或许会说："三摩地跟我有什么关系？"首先，在前几章中，你应该已经理解了，如果你能够足够纯熟地完成体式，那么任何一个体式都可能让你贯通五鞘直抵灵魂。通过熟练掌握不多的几个体式，你可以比班上相邻的那个看起来能够轻松完成40个体式的人还更深入自己的内在。当然，这并不是说你就不需要努力扩展自己的能力范围了。一名作曲家或许不能完美地演奏管弦乐队中的每一件乐器，但是如果他想要谱写一曲交响乐的话，他必须要通晓每一件乐器的潜能，他必须要清楚每一件乐器——从法国圆号到不起眼的三角铁——能为整体贡献什么。在瑜伽体式中，我们也有一个三角式，我可以肯定地告诉你，在 1979 年那起严重的事故中，我失去了所有身体层面的习练能力，我需要从脚底开始重新学习三角式，而正是这个经历让我以一种前所未有的方式成为传授三角式的大师。

我说"人人都在追求三摩地"，到底是什么意思呢？人们不仅通过瑜伽这种缓慢、稳重、安全而经过验证的方法来追求三摩地，人们还试着通过药物、酒精、极限运动的危险、音乐的浪漫、自然之美以及性的激情来寻找三摩地。有上千种方法，但它们都需要超越痛苦的小我，与比我们自身更伟大的存在充满喜乐地融合。当我们在电影结尾看到有情人终成眷属，或者某个角色洗心革面并获得救赎，我们不禁感动落泪，这时我们其实是在表达自己的渴望，渴望逃离小我的限制，渴望融合于更伟大的存在，渴望通过失去已知去发现那无尽的、辉煌壮阔的未知的地平线。

有一些逃避现实的做法显然有害无益，也无法持久，比如毒品和酒精。伟大的艺术、音乐或伟大的文学作品都能开启人类心灵的转变，但我只能忠实地传授我所知道的。体式是我的中学和大学，调息是我的博士学位，正是这些瑜伽修行，让我学到了通往喜乐融合的途径。改变如果不能持续，就会导致失望。身心的转化是持续的变化，它可以通过修行达成。喜乐的载体必须强健，尤其是神经系统。至高的喜乐会产生永久的转化。也有些更低层次的梦想渴望着神圣结合，但不管志向多么高远，这种梦想都包含着幻想的元素，不见得能够持久。我们必须有灵性层面的抱负，却不能有灵性的伪装。我们也许会发现，在我们昂首阔步的舞台上有一些暗门，让我们一不留神就会像冒失的演员一样跌下去。在希腊语中，演员一词的词根是"伪装者"（hypocrite）。瑜伽是坚实可靠的。这是我知道的道路，是我走过的道路，也是我传授的道路。人人都渴望摆脱小我及其无常的限制。每个人都渴望三摩地。从人类历史之始，人们寻找过危险而劣质的捷径，也追求过高尚的道路。如果你愿意，你可以将艰难持久的瑜伽修行之路称作"漫漫长路"。但如果说瑜伽是一条"长路"的话，那么离弦之箭奔向终点的旅程也是如此。

存在诸层的最终融合终会带来灵魂的知识，并与身心的知识相结合。三摩地只是身心灵融为一体的一种体验境界而已。但是，从三摩地出发，我们必须要去到一个更高更微妙的境界，那就是恒久的解脱或行动中的自由（kaivalya）。我说过，在三摩地中，你存在却无法行动。那么在三摩地之后，要满足什么条件，我们才能再次行动呢？不再像以前那样，出于分别、出于表面而未必真实的选择而行动。我的行动能不能体现出完整的真我？我有意识的心能不能臣服于那永恒而稳定的存在？三摩地，如果它是真实的，应该揭示出人与人彼此连接（一体）的实相智慧。这种实相源于智慧，与仅仅通过心智知识而发展出的控制他人的力量截然不同。拥有这种智慧的人，以及他们与世界的互动，都是基于一种不同的见地，这种见地源自感知和实现一体所生的慈悲和友爱。Kaivalya 是行动中的三摩地，而下一章的主题是，如何带着我们的启悟度过尘世中的每一天。

第七章　活在自由中

想到自由，大多数人会认为自由就是追求幸福。当然，政治自由，正如甘地所知的那样，至关重要。因为主宰自己生活的能力对于能否充分实现自己的潜能至关重要。同样，经济自由也很重要，贫困的煎熬使人很难去想什么精神生活。然而，与政治自由和经济自由同样重要的是精神自由。事实上，精神自由需要更强大的自控力和更强大的把握生活正确走向的能力。这是终极的自由，是个体灵魂与宇宙灵魂的融合；这时我们放下了一己私欲和杂念，而去追求一个更高的目标，寻求关于绝对意志的更高的智慧。

这最后一章探讨的是自由的生活，它对应于帕坦伽利伟大作品的第四章也是最终章。他称其为《自由篇》(*Kaivalya Pada*)。实际上他是从最高的三摩地谈起的，接着在第二章又从上落回到基础，展示如何迈出第一步，走上这场向内贯穿存在各鞘的旅程。在第三章中，他再次论述了瑜伽的巅峰状态，同时警告人们在走向巅峰的路途中切勿被自己不断增强的力量所诱惑而迷途。他的最后一章也是最美、最富诗意的一章，沉浸在完成伟大成就的甘甜之中，同时还不忘特意提醒大家要脚踏实地。

他明确指出，三摩地是一种值得我们为之奋斗的境界。它具有转化和彻底净化的功效。但然后呢？三摩地是一种存在境地，而在这种状态里，你无法行动。你无法在三摩地的状态里赶公共汽车。在这种"一"的境界中，你如何分辨该上哪一辆车呢？三摩地会带给习练者永久的转变，但他还是免不了要起床、穿衣、吃早餐、回邮件。原质不会一夜间消失，只不过觉悟了的瑜伽士再也不会忽视原质与宇宙灵魂之间的真实关系。普通人说："我过我的生活。"瑜伽士则意识到是神圣的气息让我们活着，而且他也可以在其他人身上看到神圣气息。他的洞见始终穿透现象至本质。本质远比表象更真实。

梵文 kaivalya 一词既是"自由"又是"独存"，但我说过，这种独存就像无法被"一"以外的任何数字整除的质数一样，活在坚不可摧的天真和美德之中。瑜伽士体验到了这种自由，因为他们悟到，生命与无论肉体还是小我形态的"我"之延续毫无关系。在一切短暂易逝的东西消失之前，瑜伽士早已抓住机会与永恒的真我相遇，如同蛇蜕去了旧皮。

觉悟的瑜伽士继续在这世间履行职责，展开行动，但是以一种自由的方式。他们超脱了动机和欲望，不追求结果或回报。瑜伽士已经彻底地了无挂碍，但矛盾的是，他们却充满了慈悲。他活在世间，却不为世事所役。他超越了因果，跳出了行动与反应的循环。稍后，我们会看到时间在其中扮演的角色——为什么说当时间的幻觉消失，当我们不再被过去和未来束缚而扭曲了完美的当下时，我们就得到了自由。

对于精神自由的人来说，挑战在于他的生活要合乎五种品质：勇气、活力、正确而有用的记忆、活在当下的醒觉、对当下活动全神贯注的投入。

当心念和与其相伴的行动之间无差无别时才有灵性的成熟。一旦两者之间还有差别，那就说明他在自我欺骗，是在投射虚假的自我形象。如果有人让我在观众面前演示瑜伽，我的表现中一定会有某种艺术家的"自傲"的成分。但独自一人的时候，我的习练只是谦卑和奉献。如果一个人能阻止不可避免的小我中心进入他生命和行动的核心，那他就是一个精神自由的人。在这种境界里，无论他的心、智或意识如何，在存在核心的光明智慧指引下，他过着正直的生活。他真心实意地生活在实相中，并用言语表达出来。

一个精神自由的人，以他的知识和智慧能感知到自己与他人在年龄和智性上的差别，同时也从不会忘记所有人类的内在本性都是相同的。尽管他内在的知识如此的深入而精妙，他明显生活在一种高尚智慧的境界中，但他也明显生活在脚踏实地的状态里。他践行，并恰如其分地回应周围的人和他们的问题。

自由的人既富创造力又具开放性，甚至是变革性，如同我在瑜伽修行中一样；但同时他通过文化和传承沉浸在传统中。瑜伽士扎根于自己的习练经验以及他在瑜伽修行中的发现，但同时他还要保持心的开放，去捕捉修行中一闪而逝的细微发现，从而精进自己的内在发展。瑜伽士在立足于传统伦理、瑜伽典籍和其他经典的同时，他作为自由的人也具有自己的权威。我所说的自由，是指循着不执和弃绝之路走到终点，达到无条件解脱的终极自由。

对于一般的修习者而言，要记得学习在自由中生活是一个渐进的过程，因为我们要将自己从身体、情感和心灵的旧习中解放出来。随着更高技能的获得，我们一定要时刻留心，如何合乎伦理地运用我们不断增强的力量。

力　量

　　权威会带来力量，但是修习不执才能驾驭这种力量，防止它被滥用。瑜伽士习得的心理洞察力，他"读懂"人们的能力应该致力于帮助和演化。"知识就是力量"，这一说法常常被用来推销报纸和期刊，其中隐含的信念是：知识能带来超越他人的力量。而瑜伽士的知识是用来内省的，带来的是驾驭自己的力量。这种力量与辨别力和慈悲心相结合，就可以成为世间向善的力量。源于聪明才智的知识一旦缺乏辨别力和慈悲心，就会带来无法预估的后果。就拿浮士德来说吧，为了获得知识的力量，他把灵魂出卖给了魔鬼。一个聪明人既能发明治愈疟疾的方法，也能发明用于细菌战的新型炭疽热。前者显然具备辨别力，而后者则既无智慧，又无慈悲，只是大脑的聪明陷入了自我陶醉。帕坦伽利把瑜伽习练者身上这种偶然的力量称作"神通"（siddhis）。他极为严肃地警告瑜伽习练者切勿滥用这些力量。他说，我们应当把这些力量视为我们走在正道上的某种信号，然后就要彻底放下它们。否则的话，它们就会成为陷阱，让我们陷入虚荣和傲慢。

瑜伽士，顾名思义显然早已超越了这种自我陶醉。他的行动或许很微小，但如果每一项行动在时间和地点上都完美无瑕，那么累积效应会相当可观。而且瑜伽士的行动牢牢地扎根在身教中，而非停留在言谈或说教上，因此他的行动往往会被众人"雪球效应"般的仿效和加速传播。这种雪球效应出自真实而无私的行动，就像《圣经》说的那样："你想要别人如何对待你，你就要如何对待别人。"瑜伽士的每一项行动都是完美而独立的模块，不会引发任何意外的连锁反应。即使怀有良好意图，但聪明人往往不知前进的方向。青霉素的发明解救了成千上万人，让他们免于性病的痛苦乃至死亡。然而，即便在今天，我们也都清楚性放纵不可能没有恶果发生。我的观点并非道德说教。我的意思是，在凡俗世界的因果循环中，我们所谓的"好"可以迅速转变成"恶"。相反，一个自由的人，尽管他依然生活在一个因果循环的世界里，但他已经学会了步履轻盈，举止精准。

我们可以把单独使用的聪明视为一股离心力，它可能会越转越快，失去对其初心的控制。而瑜伽知识则恰恰相反，是一股向心力，永远在摒弃无关的事物，从而全力探求存在的核心，在那里找到永恒的真理。对一名瑜伽习练者而言，智性并非自我膨胀，而是像手术刀一样切除所有的虚妄，展现真实和永恒。说到这里，我们现在要直接探究最难的体式，探究人类尚未整合入意识中的那个维度：时间。

挺尸式和时间

　　很多人不理解，为什么我在《瑜伽之光》里说挺尸式是最难的体式。对大多数人而言，挺尸式是上了一堂辛苦的瑜伽课后令人愉快的回报，因为做挺尸式时，我们感到很放松，这种放松或懒散，或充满活力，或在某种程度上是明亮的。明亮指的是悦性，悦性醒觉而被动。懒散意味着惰性，我的很多学生都是忙碌一天才来上课的，对此我并不反对。这再自然不过了。课程结束时是此起彼伏的呼噜之歌，哪怕我最资深的学生也不例外。对于站立体式，我或许要求比较严格，但是我不记得曾把哪个学生从挺尸式中唤醒，除非他到点该回家了。但是，挺尸式并不是关于入睡的。否则，它就称不上最有难度的体式了。

　　挺尸式是关于蜕落的体式，正如我之前提到的蛇蜕皮一样，蜕去旧皮，显现出新生本色的光泽和灿烂。我们也有很多层皮、很多层鞘、思想、偏见、成见、想法、记忆，还有对未来的设想。挺尸式要蜕下所有这些皮，从而显现潜藏于内的那条有着彩虹七色的"美丽之蛇"，它是多么光彩夺目、平静而警觉。我们甚至像蛇一样躺在地上，让身体表面和大地有最大限度地接触。

现在我们知道了挺尸式是关于放松的，那么到底是什么让我们放松不下来呢？是紧张。紧张源于对生命的紧抓不放——它让我们被数不清的无形绳索紧紧地捆绑在已知的世界、已知的"我"和"我"所处的已知环境里。这些绳索把"我"与周围的环境绑定在一起，让我们获得了自我身份认同。我的学生们，当他们在一节辛苦的课程结束后躺在地板上时，他们仍然没有忘记自己丈夫或妻子的身份，依然惦记着回家路上的购物清单，家中等待的父母，或者帮孩子辅导功课。我的学生们很累，因为他们意识到自己是商人，意识到自己在办公室忙碌了一天。这一天过得或许还不错，也可能不怎么样。我的学生们不外乎是儿子、女儿、丈夫、妻子、工人、父母、男人或女人。在挺尸式中仰卧的时候，有上千条身份的绳索将他们牢牢捆在地上，好像《格列佛游记》里格列佛被小人国的小人们用细绳囚禁一样。

挺尸式利用放松技巧来斩断这些绳索，它要达到的效果不是禅定中的自由，而是摒弃那些身份认同。注意，我并没有说摒弃虚假的身份认同，因为就我们生活的世界而言，这些身份认同是真实的。当然，从长远来看，它们是虚妄的，甚至就连男女之别都可以被放下。

放松就是要消除紧张，消除紧张就是要砍断将我们和身份认同捆绑在一起的绳索。摒弃身份认同的目的是要看清楚我们并不是身份认同里的那个人。我不是说过，智性就像一把手术刀，切除所有的虚妄，只留下真实吗？当你以挺尸式躺在地上时，如果你的姿势是和谐而平衡的，难道你没有感觉自己处于当下，而且似乎没有了形状吗？这种既处在当下又似乎没有形状的感觉，你会不会感觉到特定身份的消失？你在那儿，但又是谁在那儿？没有人在那儿。只有当下的觉知，没有动作，没有时间。

当时间从你的意识里消失，这就是当下的觉知。

时间的问题在于，我们只能用空间的概念来把握它，比如时间像一条大河或者一根绳子。我们把这根绳子分割为十年、年、月、天、小时、分钟和秒。这些是时间的长度，而不论时间到底是什么，用空间的维度去丈量它，就像丈量一堵墙或者一个书架那样，这样做既不妥当，也不精确。另一个问题还在于，我们认为时间是空的，不存在意义，就像一个空空的木桶，除非我们用一些东西——比如我们的日常活动——把它填满。不论时间到底是什么，我们必须通过它的本来面目和本质属性去把握它；就像一朵生长在沙漠里的花无须任何观察者来实现它自身美的潜能。如果你试着不用空间概念来想象时间，你会发现这几乎是不可能的。这也是为什么我会说，我们还没有像对待三维空间那样把时间的维度也整合到我们的意识中。科学的力量证明了我们有能力把自己投射到空间中，然而没有时间的空间，就像没有了大脑的肌肉一样无用。

在我们看来时间会推移，也会流动，有跨度也有长度，因此具有空间属性。换言之，我们被时间推移的表象给迷惑了。然而，所有的灵修方法都强调活在当下的原初的重要性。那么，当下到底是什么？当下是一秒钟吗？还是更小的时间单位？从逻辑上讲，当下只能是一个无穷小的时间单位，将一秒钟无穷分。不存在这样的东西。用长度去衡量的话，当下根本不存在，那我们怎么能活在当下呢？这种自相矛盾的说法是不可能说得通的。

我们不得不用其他办法来找到当下。唯一的办法是把当下从过去和未来中分离出来。这样一来，时间就无法流动了。时间真的会停止，就像在禅定或三摩地中一样。挺尸式是帮我们理解这一点的关键。我们所有那些身份认同和社会关系都将我们与过去或未来联系在一起。除了存在本身，生活中没有任何因素将我们与当下相连。一切行动都需要空间和时间，都是一个过程。只有存在能够超越时间。要进入存在，就必须砍断与过去和未来连接的一切绳索。我生来是男的，明天仍然是男的。我能不能在挺尸式里把这个连接过去和未来的性别身份放下？我能不能处在一个互不相连、彼此独立的时间觉知里，在那里我的当下不受过去和未来的冲击或染污？挺尸式就是一种没有过去和未来，也没有身份认同的存在状态。难怪我说它才是最难的体式，它是通往非二元禅定、通往与宇宙融合的三摩地境界的大门。

一旦我们摒弃了过去和未来，那么剩下的必然是当下。假设你完成了一个妙不可言的挺尸式，花了5分钟的时间保持在当下，那只是一个5分钟的挺尸式吗？不，它是无穷多的当下的刹那，这些刹那既独立又并列，但并不彼此相连，也不持续流动。就像看一卷电影胶片，每一帧都是一个单独的画面，每到下一帧都会有一个跳跃，不管这个跳跃多么微小。这些帧不会自动连起来，除非你让它们动起来，它们才看起来好像是连续的。是我们心理上的时间流动感把我们与过去或将来的身份和事件连在一起。只要我们仍然陷在由动作序列形成的时间流动感里，我们就无法完全处在当下。因此，我们活在一定程度上被扭曲的现实中。这就是为什么我说把时间看成运动而非当下乃是一种幻觉，它限制了我们的自由。挺尸式将我们从这种扭曲的现实中解放出来。我说过，在禅定中我们打开了时间之幕的缝隙。正是在挺尸式中，通过进入无人，进入真正无物无人之境，我们变得足够小，小到可以穿越时间之幕中无穷微小的间隙。一旦习练者放下了自己所有的身份，他就可以到达任何膨胀小我无法挤入之地。

如果怀疑论者需要一个类比来理解为什么连续的变化会看上去如此天衣无缝，那么你应该举烧水的例子。水并非像我们以为的那样，是一点一点持续升温的。就像单独一帧帧的电影胶片一样，升温是跳跃的。当然，是非常细微的跳跃。水刚开始加热时有一个初始温度，然后跳到下一个温度，略微热一些。两个温度之间没有中间地带。这个现象给我们的启发是，生命是一系列独立而不连续的转变。我们起初处在一种状态中，通过我们习练、不执，然后我们进入了另一种状态。我们所体验到的成长或者演化，其实是一长串的细微跳跃。这些跳跃是瞬时发生的，也就是说，它们存在于我们所感知到的时间之外。瑜伽最终的胜利是活在自由当中，活在时间之外；或者更准确地说，是活在时间之内，活在时间的核心之中，与过去和未来毫无干系。这意味着你一直处在当下的核心里。这时我们才能将时间的真实本质整合入意识之中，而挺尸式是整合的关键。无论如何，要放松，甚至睡过去都可以。我们都是肉体凡胎，然而在挺尸式中，你已经来到了伟大奥秘的边缘，即便挺尸式是所有体式中最难的一个，至少它有一个好处，我们能躺在地板上做这个体式。

所有关于精神生活或个人成长的模式都让我们不由得相信我们正在变成什么样子，而不只是存在。存在并不是静态的，而是像我们刚刚提到的烧水比喻一样，它是当下的一个刹那，一种特定的状态或境界，如果你让瑜伽习练的热情像火焰一样保持燃烧，就像蒸馏器下的本生灯一样，那么另外一种状态会突然涌现出来，就像经历了神奇的转换魔法。我们只能在时间中观察到一系列的转化，所以我们才会陷入变化的幻觉里，看不透这一切只是一个又一个的存在，每个存在的状态都是分离的，但又是转化的，如此这般，以至于无穷，就像老式无声电影的一帧帧静止的画面，直到故事的终点和大结局——希望它是个大团圆的结局。

人们普遍喜欢把习练比作攀登阶梯，尽管这种说法是有毛病的，它会导致习练者带着嫉妒心互相攀比，或者非要排出个高低座次来。瑜伽可以避免这种现象，因为瑜伽所有花瓣都要同时修习，并且构成了一个整体。

我相信，瑜伽是助人走向最终觉悟的完善的体系。同时，我也支持印度板球队。生活把我们抛入一个特定的时空之中，我们必须从这个起点尽我们所能地去生活。然而，如果有人向我提起亘古不变的东方神秘智慧，仿佛整个历史中的所有其他人都误入歧途、没有发展似的，我就会变得不耐烦。所有人的心都是一体的，不管到哪儿，意识机制也是相同的。一个好人，只要眼望星空、行事端正，脚踏实地、恪尽职守，这样的人到哪里都是好人。而如果有问题到哪儿都还是问题。在某种程度上，瑜伽所提供的理解以及行动的蓝图，是普世的，属于所有世代所有人。瑜伽传播不能通过说教或劝导，只能通过人们的接受和采纳。瑜伽成功地在世界范围内被广泛地接受，并非表明瑜伽有什么狡猾的销售技巧，而只能证明瑜伽实用有效和目标崇高，而这是全人类都能涉足的领域。

　　为了开始在自由中生活，我们必须理解瑜伽如何在生命的四个阶段里让我们实现人生的四个目标。

人生的四个目标

帕坦伽利在他的倒数第二节经文中说得很清楚，觉悟和自由只会光临那些完满生活过的人。充分而完满，但不过度，也不上瘾。如果你过度贪恋世间的繁华，你就无法攀上原质之峰的顶点。不过，你也不能完全背离世间。在本书的开头我提过，我年轻的时候，有机会成为一名弃绝者。我拒绝了，并选择了入世。但我并不想吞下整个世间，而只是活在尘世中，全然属于尘世，经历世间所提供的成长的不同阶段。

帕坦伽利说，人生必须要完成四个目标，梵文分别是达摩（dharma）、阿闼（artha）、卡玛（kama）和摩诃萨（moksa）。dharma 意为"正当生活，履行责任"，常常被理解为宗教责任；artha 意为"自食其力"；kama 意为"爱的愉悦和人生享受"；moksa 意为"自由"。这四个目标要以特定的方式相辅相成，否则我们的生活就会混乱无序。

可以把人生的景况想象成一条流淌的大河，河水的流向受到河道两岸的约束。一边的河岸是达摩，即宗教学，我把它理解为高举、维系和支撑着人性的正义职责。我说的宗教指的是遵守普世或道德的准则，而不受限于文化、时间或空间。另外一边的河岸叫摩诃萨，即自由。我说的自由并非对于未来解脱的幻想式的概念，而是以不执的态度面对此时此地各种鸡毛蒜皮的小事——比如别把最大的那块蛋糕放进自己的盘子里，或者不要因为无法控制他人的言行而感到愤怒。

在两岸之间流淌着一条爱、愉悦、繁盛和财富的河流。个人的爱也包括两性之爱，是通往神圣之爱的美妙学徒期。通过爱上一个女人，我们学会去爱所有的女性气质，以及整体的女性本质。你不可能在爱你妻子的同时厌恶所有其他女人。我并不是说所有女性气质因此成为某个男人的盘中餐，相反，个体是通往整体的大门。父母，尤其是母亲，通过爱自己的孩子而学会拥抱整个人性。我说过我拒绝了出家，是因为我想活在世间，面对世间的一切动荡和挑战。我还说过，我并不想吞下整个世界。那是一种疯狂的贪欲。你无法消费"无尽"。你能做的只是通过某个个体来体会全体的本质。这时候，达摩和摩诃萨就能帮到我们了。

我在前面提到过，年轻时我长期在外授课，其间不免有一些女学生会对我有所青睐。我祈请内心的达摩来维持礼节，防止河水漫过得体的堤岸，通过一种金刚怒目的姿态来保护自己。就像相斥的磁铁，这让我跟人们保持一定的距离，避免滑入轻易的亲昵表达中。

我的旅程中也不乏其他人生享受，例如，美丽的风景、刺激有趣的电影和戏剧。我尽情地享受这一切，正如帕坦伽利所期望的那样，但自由中的不执让我保持客观。不管看到什么，听到什么，我都会去思考："这和瑜伽对世界的理解有什么关系？我能怎样用所学来精进我的习练和教学？"

在人类之爱方面我很有福气，娶到了完美的人生伴侣，爱情的河流顺流而行。但在阿闼方面则完全是另一回事——湍急的河水汹涌直下，险象环生。我年轻的时候常常忍饥挨饿——因为没有钱买吃的。我还没有稳定下来就结了婚，而孩子们又接连出生。我拼命工作，甚至借债度日，然而缺钱一直是我巨大的焦虑之源。每个老师都知道，最有钱的学生不一定会及时付费，或者给的最多。有时候，我也难免被人在学费上占些便宜。即便到了 20 世纪 70 年代中期，我成立了自己的瑜伽学院，可经济状况仍然没有很大改观。不过谢天谢地，餐桌上总算不缺食物了。但是，房子又出现了结构断裂，紧接着又遇到政府来收税。其实直到最近，生计的河流才变得平稳。我的生活一如既往的简单，吃相同的食物，只是年纪越大，吃得也越少。不过，我再也不需要为钱发愁了，所有的盈余都被用来资助百勒尔村的学校项目和灌溉工程。百勒尔村是我的出生地。早在 1925 年，我就离开了家乡。

最终我可以说自己圆满了生命之阿闼（生计），通过瑜伽老师的工作养活了家人，组建了一个家。我始终虔诚如一，也总能峰回路转，但这么多年来确实经历了无数坎坷。说来我或许也可以讨好一些富有的赞助人，像有些"圣人"那样成为一个寄生虫。但这样做既不是阿闼，也不是达摩，更不是摩诃萨。我唯有庆幸自己的严厉让人退避三舍，我的生命之河才不至于决堤。经济保障至关重要。我的经验是，只要你对神全然虔诚，彻底臣服，神自会保佑你的生计。

我想可以这样总结人生的四个目标，如果你能够一方面合乎道德，一方面臣服于神，其余的人生就尽情去爱、去劳作、去欢笑吧。

我曾说过，摩诃萨是我们每天实现的上千个小自由——把原本想吃的冰激凌放回冰箱，或者把原本要骂人的话放在肚子里。当然，只有训练自己达到不执的最高境界，我们才能获得终极的自由或解脱（kaivalya）。

然而，虽说终极自由是庄严而永恒的，但我们千万不要轻视日常生活中自由的小小胜利。这些小小的胜利来自人们坚定而持久的意志，一种想要获得更多自由的意志，想要斩断捆住我们的无数绳索的意志，我们之前讲过，这些绳索将我们和挺尸式中那些与紧张和束缚有关的东西捆绑在一起。任何事，无论多小，只要限制我们行动的自由，让我们无法从源头、从我们的核心发起行动，都会造成紧张和压力。自由是一点一滴日积月累得来的。

我们必须回到达摩的话题。如果把它翻译成"宗教职责的科学"，会立即引出下面这个问题："责任就是遵循某种宗教信条的指令吗？"当然不是。达摩不属于某个教派或团体。它是普世的。接着又引出第二个问题："达摩就是做一个有道德的人吗？"对此我的回答是，我们所谈论的道德价值会随着时间变化，并因不同的文化、地域和环境而不同。达摩更应该是对永恒的道德伦理的追寻，是在身体、道德、精神、心理以及灵性层面培养正确的行为。这种行为必然与以精神的觉悟为目标的个人成长有关。否则，行为就不免会受到文化的局限和扭曲，那就不符合达摩的定义了。修行（sadhana），是瑜伽习练者向内的旅程，在个体、文化、种族或教派之间没有障碍。达摩也同样没有。经由个体灵魂的实现来发现宇宙灵魂，是一种打破一切边界的体验，这是它的定义决定的。我并不反对使用"宗教"一词——我已经习惯了——但有些人反对。那么我们只需要记住，这个词最早的拉丁语词根 relagere 的意思是"有觉知"，而在绝对觉知的眼里，不存在任何差异或冲突。只有片面的觉知才会如此。因此，大部分宗教人士的宗教认知是片面的。也就是说，不管他们的意愿多么美好，他们仍然需要更全面、更包容的觉知。

我一直都是一个追寻道德的人，将来也不会变。我所过的灵性生活是出于神的恩惠，但恪守道德伦理也是我们为人的责任。只要我们在生活中遵循某些普遍的原则，那么神就会一直照料我们，为我们铺平道路，帮我们度过艰难岁月。我的瑜伽是建立在道德伦理基础上的，但我必须承认，我接受了多年的养育和训练才过上了有道德的生活，就像一匹赛马为了速度也要接受训练一样。我的生活并非总是一尘不染，只是我内心有股强大力量不断把我引向道德完善。这是我体式习练的基石，也是必须守卫的阵地，就像国王镇守他的山巅城堡那样。

　　我承认，我深深沉浸在我的祖先传承给我的传统之中，但同时我也是一个革新者。我研究传统，想要找到最原初的方式来看待传统，找到它的本质，为此我一直带着觉知和智性不断钻研。传统就好比一尊美丽的雕像，日久年深，逐渐变回了一块未见雕琢的原石。我们的职责就是不断雕琢它，重塑它内在原始形态之美。这也是我一直在做的事。所以，我会说我是一个努力再现原始传统的革新者。我既是原初又是由原初演变之新生；既是新的又是旧的。在追求生活的四个目标的同时，我也经历了生命的四个阶段。这是我们所有人的必经之路。

生命四阶段

人生的四个目标和我们所说的生命四阶段（ashrama）密切相关。如果我们幸运地活到足够的岁数，我们就都能体验到生命的四个阶段，这是我们生命简单而自然的发展趋势。我们可以把它们想象成庇护所，帮助我们实现人生的四个目标，并让生命的河流在保护着它的堤岸之间流淌。

在第一个阶段，我们经过童年和青春期，直到即将进入成年。在这个阶段里，我们需要去上学，学习世上人们的想法，尽管有时这些对世界的看法可能是错误的。同时，我们还从父母和师长那里吸收传统知识。我们还要接受某种训练（如去学校学数学），对此我们不总是喜欢，也不明白这有什么意义。这个阶段被称为"梵行期"（brahmacaryasrama）。brahmacarya意为"自控、纪律和节制"，生命这个阶段的智慧包括耐心、善良、敬爱师长，哪怕对于他们的传授我们并不能真正掌握其中的价值。最起码，他们说的一些话会在我们日后的人生里体现出重要性，到那时我们会庆幸自己当初没有把它当作耳旁风。在这个时期，要对孩童的能量加以温和的引导，而非残酷的束缚和压制。直到有一天，我们发现自己也在传承这些传统，只是用自己的方式做了点改变。而重要的是，作为成年人，我们应当试着言传身教这些传统。

我还想说说能量的问题。小孩子精力充沛，就像一股湍急的河流，很容易决堤，以自我毁灭的方式耗散掉。比较睿智的成年人或导师会帮助孩子们建立明智与责任的堤岸，让他们学会理智而合理地负担起责任，让青春洋溢的激流不会流失到荒漠沙地之中。

这就是为什么父母要尽量避免孩子们性早熟，或者禁止我们和同龄小伙伴在外面玩得太晚，因为这些伙伴往往会引发我们最坏的习气，而非激发良好的志向。正因为如此，长辈们才会努力抑制我们过早品尝这世界无度的欲望。因为这种不成熟是对能量的消耗。孩子们有着杰出的头脑。他们学习计算和数学、拉丁文和梵文的本事，令成年人望尘莫及。如果把青春期都挥霍在早恋上，只有性的懵懂却没有爱的深度，那么他 / 她就是在浪费自己的天分。节制绝不是压抑。它是对能量的因势利导，让它能等到合适的时候以更成熟、更美好的方式流淌。

生命的第二个阶段被称为"居家期"（grhasthasrama）。在这个时期，人们要谋生，并且体验世间的快乐。grh 代表房子，你成了一家之主，有了自己的居所，有了一定程度的自由，和一个夜晚相伴的枕边人。你不用再在大清早爬起来背着满满一书包的书去学校，或许还有没写完作业的隐隐的恐惧，而是被家庭生活的乐趣所取代。当然这一阶段的生活也包括半夜爬起来哄孩子，睡眼惺忪地开车去上班，努力讨好你觉得不够看重你的老板。你还有各种各样的担心，比如交不起房租，还不上月供，孩子感冒发烧，夫妻偶尔不和。你在青少年时代心心念念的汽车在高速路上抛了锚。我并非要刻意描绘一番惨淡的人生景象惹你不快。我只是想说，这是一个大杂烩。在第二阶段，人们要用到在第一阶段学到的技能。

就我自身而言，我非常享受这个阶段，并真心地认可它，我并不想出家成为一名僧侣或者斯瓦米（swami）。我除了有从旅行和成功中回到妻儿身边的喜悦，也有艰难和忧虑的时候。换句话说，作为一家之主，尽管有机会拥有财富和感官享乐，居家生活也可能是非常艰难的事情。

如果我们没有在第一阶段汲取达摩的知识，想要坚持日复一日的辛苦工作几乎是不可能的。首先，你会缺少一个评判尺度，来将自己的苦乐与别人、与过去的世代相比较。这些古老的为人类共享的传统智慧帮助我们继续前行。在第一阶段，我们还学到了人类的共情。正如有位哲学家在一部关于道德形而上学基础的论文中所说的那样："用道德的行为对待他人的前提是我们要尊重他人本身，而不是把他人当作我们获取名利的手段。"没有了宗教义务的指引（这里提到宗教是因为所有的宗教都探寻关于自我的知识），居家的生活很快就会落入贪婪和争吵的炼狱之中。

还记得吗？充满了财富和感官享乐的生活之河还受到另一边河岸的约束，那就是摩诃萨。这是日常超脱的自由，是在生活的挫折和失望中艰难赢得的自由。对孩子来说，自由就是毫无顾忌地吃冰激凌吃到恶心为止，或者守着电视机大半夜都不睡觉。对青少年而言，自由是一种叛逆的冲动，总是抗拒父母和老师的告诫。叛逆并非一无是处。我也曾称自己为叛逆者，但是，有一种叛逆是自我毁灭性的，那是一种极端的执拗，死活不愿听从或者配合家庭生活或者政治社会的约束。等到后来我们就会发现，国与国之间的礼让，来自不同国家、不同文化、不同政治体制的人们之间的友谊，是建立在宽容协作的基础上的。这也是世界和平的基石。

这个阶段帮助我们培养爱、宽恕、喜爱、慈悲、宽容和耐心，让我们适应不同的情感和社会环境，帮我们成为文明人。这一切都是建立在慷慨、友善与平等交换的基础上。所以，这是所有生命阶段的最高峰。

　　我们告诉年轻人，自由就是学着"不执"于生活中各种出乎意料的变化和失望。面对一个小孩子，不执就是向他解释：之前说好去动物园或游乐场玩，但是下大雨，我们只好下回再去；以及为什么爸爸妈妈不是总买得起最贵的玩具。再后来，不执就是安慰他没有考上理想的大学也没有关系。有时，教孩子不执的办法就是向孩子承认成年人也会犯错，并能为此谦卑地道歉。有成千上万种途径训练自己不执于日常生活中的痛苦，从而筑起自由的堤岸。为了不执于痛苦，我们通常先要承认和面对痛苦。反过来，当我们享受过上千次成功时，应该有雅量分享，把荣耀让给别人，也就是说，不要把这些荣耀都归功于自己，归功于小我，而是要谦卑地把我们的命运奉献给更伟大、更高尚的目的，把自己看作命运的经手人和受益者，而非命运的最终缔造者。这就是自由，这个甜蜜而芬芳、有时带着悲伤的河岸，指引着生命的河流。

　　履行职责会变成一种本能。不执则总要经历一番挣扎。这也是为什么人生的第三阶段是一个慢慢放下的过程。这一阶段被称为"林栖期"（vanaprasthasrama）。在这个阶段里，我们开始放下执着，但仍然生活在家庭的怀抱中。对一个商人而言，这意味着把生意交给子女，这样他们才能彻底进入居家期。放下还意味着放弃控制，但千万不是放弃自控，而是放弃对当下环境直接的掌控，放下这世上你认为由自己打造的一切。如果你的小我主宰了你的生活，那么你该放下的是将自己与自己的成就混为一谈的执念，哪怕你创建了一个商业帝国、一个社会服务机构或者一个部队里最机敏、最勇敢的军团。你的继任者做事的方式肯定和你不一样，对此你通常都不会太喜欢，你感觉自己被冒犯了，内心有一种失落，甚至觉得失去了自我和自我价值感。在生命的第三个阶段，你要逐渐学会与这一切讲和。毕竟，岁月不饶人，衰老是迟早的事，死亡某天也会来敲门。还是早做准备为妙。

不同于西方概念里的退休，即停止一切生产性的工作，这是个灵性的阶段，我们要不断成长和学习。在这个阶段里，不执让我们与小我的关系变得越来越松散。我们能够更容易地放下自己曾经深深依赖的身份认同，更轻松地在我们向内的旅程中前行。随着我们放下一切束缚和干扰，我们可以更加深入地向内。在我的学院里，我会在医疗课上帮点忙，至于其余的工作，在这些年里已经由我的孩子们和学生们逐渐接手。我退居幕后，帮忙处理疑难问题，分享我的经验。其他人可以教授常规课程，但医疗课最需要我的经验，需要我分享多年来对每一寸皮肤、纤维和身体器官的探索成果。

自从 30 年前我的太太拉玛玛妮去世后，神就选择了我成为遁世者，这是我年轻时曾经拒绝的状态。这是生命的第四个也是最后一个阶段"自在阶段"，人们在此获得终极的不执、自由和纯净，并为死亡做好了准备。传统上，哪怕是夫妻也要彼此分离，各自走进森林深处，以赤裸的灵魂独自谒见他们的创造者。现在这种传统已经不复存在。首先，森林已经不够多了，而现代医学让我们"相信"，无论身体多么虚弱，我们总可以逃避死亡。但是瑜伽士会以仆从、战士和圣人的姿态直面死亡。作为仆从，他至死都要继续用奉献和行动来侍奉神；作为战士，他慷慨赴死，以贪生怕死为耻；作为圣人，他已经成为"元一"的一部分，并认识到这个"元一"就是至上的真实。瑜伽士不畏惧死亡，因为他已经把生命带给了他身上的每一个细胞。我们怕死，是因为担心自己还没有活过，而瑜伽士已然活过。

这就是我们必须完成的人生目标与人类生命循环的演化自然结合的

方式。在印度有一句祝福："爷爷没了，父亲走了，最终儿子也去了。"①
这句祝福的意思是生命自然而然的循环没有被灾难打乱，每个人都得享
天年，完成自己的人生使命。

　　我之前说的一直都是要把生命活得圆满，要享受并超越原质，以及
最终与神圣的内在相遇。这一切都要建立在伦理道德的基础之上，存在
于伦理之中，而伦理道德的完美无瑕则是一切成就的唯一真实的证明。
一个人的灵性（精神）成长只能通过他在世间的行动来体现。瑜伽之花
的前两支是制戒和内修，即普世的和个人的伦理准则，对此我在前几章
中已有涉及。现在我们要回过头来完整地谈谈它们，因为，到了这一步，
它们才真正开始引导我们生活在更大的自由中。

---

　　①从前，有一位富人为了家族永远幸福，请仙崖禅师写些祝福语，并打算作为传
家宝代代传下去。仙崖禅师展开好大一张纸，写道："父死、子死、孙死。"富人看了，
立刻发起火来，说："我是请你写些祝福我家世代幸福的话啊！你怎么开起这种玩笑
来了？""我没有开玩笑的意思。"仙崖禅师不慌不忙地说。富人急了，说："那你到
底是什么意思？""如果你的儿子在你的前面死，你将悲恸欲绝。如果你的孙子在你
儿子前面死，那你和你的儿子都将悲恸欲绝。如果你家的人一代一代照我所写的次序
死，那就叫作享尽天年。我认为这是真正的幸福。"——译者注

道德准则：普世和个人

我们都知道，对瑜伽士而言，灵魂和原质是分不开的。我们在向内的旅程中所获得的成就，无论"演化"或"归元"，必须在我们的身体和生活中有所体现。事实上，一个人如果不能提升道德伦理意识，绝不可能实现灵性的成长。我们必须渐次地转化身心，让我们既可以积极入世行事，又不为世间所羁绊或玷污。

这就让我们想起本书最开始提到的说法。对于普通人而言，有三种类型的行动，白色的（悦性，sattvic）、黑色的（惰性，tamasic）和灰色的（动性，rajasic）。它们相应地带来好的、坏的和有好有坏的后果。然而，众所周知，行动的后果不可能得到无限的控制，随着时间的推移，哪怕是好的行动也会以好坏参半或坏的结果告终。大多数行动都是灰色的，因为我们不免会掺杂着一些自私的动机，于是，行动的后果马上会打折扣，或者是因为我们目的不纯，或者是因为执行不力。瑜伽士是三德之主（gunatitan），早已超越了原质三德（guna），因此能完全"中道"行事。他不会刻意追求行动的结果是否合乎世人眼里的道德。他自始至终都脱离了善恶、好坏、荣辱的二元。他成为一个正义之人（dharmi），一切只是在履行他的职责，行动本身既是目的又是自身的实现。这让他纯洁无邪，脱离凡俗困扰。但我之前说过，不执是一个持续努力的过程，一个瑜伽士不能躺在他的荣誉上放弃修行，不能退转到某类精神王公的那种懒散、放纵的恶习中。

制戒是一套道德行为准则，调节我们对自己、对内外环境的行动。制戒是瑜伽的根基。制戒的原则对于任何层面的演化都至关重要。作为根基的制戒原则也是支撑整个瑜伽大厦直至穹顶的承重支柱。其实瑜伽哪有什么穹顶，有的只是无尽的天穹之上。

既然我们学会了清理自我的居所，并发现神性原来就居于其中，那么我们该怎样根据这个洞见来改变自己的生活方式呢？日本的大圣人铃木大拙说过，凡夫都飘在空中，离地两米；而瑜伽士则双脚扎根于大地。我建议大家想象的画面是，瑜伽士一足踏于大地之上，一足立于神性之中，当然神性并非脱离现实。只不过神性之足立于"一"，而世间之足则应对那些看似矛盾的多样性和复杂性。

瑜伽，正如其英文派生词所言，意味着结合、连接、驾驭、联合、集合。它意味着将身体的智性提升到心意层，再将身心结合并与灵魂合一。身体就像地球一样充满了多样性。作为精神的灵魂就像头顶的天堂。瑜伽是连接这一切的工具，将繁多融入"一"。

道德伦理是将天与地合一的黏合剂。一仆不侍二主。人类要想调和原质与灵魂的需求之间的两难矛盾，唯一的办法就是遵循道德伦理准则。

在讨论制戒和内修的具体细节之前，我想说，尽管道德有一定的灵活性，并由不同时空中的文化所塑造，但是伦理是出于全人类的需求，人类需要敬重我们独特的"元一"的起源和终极的神圣融合。与此同时，在这个差异和分别被当作真实的世界中，道德伦理让人们有可能快乐地生活。因此，一旦伦理道德和社会礼法崩坏，冲突就会体现在几乎所有的关系里，不论是婚姻关系、家庭关系，还是部落之间、国家之间、不同的意识形态和文化之间的关系。我们往往以为只要有爱，不需要伦理也可以，然而尽管爱是有用的，但任何有关人类需求的协调，都要有一套伦理准则才行。瑜伽观念认为人类在根本上是众生一体的，拥有原初的同一性，因此也支持这个说法。从人类潜在的相似性来看，在人类演化的每一个层面，是合作而非冲突，才体现更高的真实，符合绝对的真理。

道德伦理是人类的一种努力，就像在体育运动中，我们越像运动员，越能提高竞技水平，也越接近我们最崇高的理想。欺骗者总是会出局，总是会被揭穿，因为他们显然不诚实、自欺欺人，没有尽到做人的基本责任。尝试合乎伦理的生活，会让我们彼此更靠近，也更接近神。此外，没有捷径可循。毫无疑问，欺骗总会导致恶果，也让我们远离自己的灵魂。伦理原则是一种折中的手段，我们通过它来寻求最好的办法，然而在现实中，我们很清楚并非每个人都遵循同样的规则。

瑜伽让真诚的习练者形成完整的人格。合乎伦理的生活有助于身心的和谐发展。它发展出一种人与自然之间、人与人之间、人与其创造者之间的合一感，这让人们能够体会并认同世间万有共同蕴含的灵性（精神）。因此，行动比言语更能反映一个人的人格。瑜伽士已经学会在他所有的行动中体现出对神的奉献，因此他的心就自然反映了神性。融合依赖于正直，没有了正直，破碎就会发生。我之前提到，我们的良知直面我们的灵魂，因此映照出灵魂的实相。那么，为了更加靠近我们的灵魂，我们就应该在生活中越来越多地听从自己的良知。

道德伦理的设计是为了让生活变得可以承受。它们并非某个专制的神的指令，但它们的原理是基于某种绝对的真理，能够调和"一"与繁多。事实上，与其一边信神一边却我行我素，仿佛神不存在，还不如不信神，但行事仿若神存在。

道德伦理是一种实践的哲学，从给顾客找对零钱到不浪费食物都属于伦理的范畴。没有一个伦理的框架，精神上的提升是不可能实现的。在瑜伽中，信不信神并不重要。通常当我们问别人信不信神的时候，我们就把神归结为某种物质的东西了。只有把神降格到物质层面，降格成某种可以相信的存在，这时才会成为信仰的问题。宇宙超越了我们意识的理解范围，因此对于我们是未知的，而"神"的实体也超越了我们意识的理解范围，因此同样是未知的。我们能感受到"神"的存在，却无法用语言来表达。帕坦伽利所描绘的神摆脱了烦恼，超越了因果。祂是至上的大我（Purusa Visesa），这是一种人类必须知晓的特性。"神"永远纯净无染，直至永恒。

要相信神，我们首先要相信自己。我们的意识（citta）有它的局限性，我们需要打开意识的视野才能瞥见"神"的实体。帕坦伽利知道我们的弱点，知道我们的意识困在心念的波动（vrtti）和固有的烦恼（klesa）里。因此，我们——更具体地说是我们的意识——感受不到神的存在。然而一旦意识得到了净化，它就能感知到宇宙力量的存在。当一个人越来越多地感知到神性的存在和召唤，他的行动就更容易与绝对真理之伦理律动相契合。

制戒：真正的道德生活

　　真正的道德伦理不是从外界的约束中学会的。例如，一匹马或一只狗先天的忠良源自他们的天性，虽然一些训练和引导是必要的，尤其在它们小时候。道德和伦理出自我们的本心，是意识的反映。然而，这些本性后来可能因为社会接触而被扭曲了。社会接触不仅扰乱了意识，还扰乱了良知。我们已经知道，良知的位置靠近灵魂，在良知的眼中，世界是一个整体，而非只有凭借最野蛮的兽性才可能幸存的战场。瑜伽训练我们远离自私、野蛮的动机，向我们展示如何履行自己的责任。瑜伽训练就像一个铰链，让我们通过自我教育达成内在的转化，从追求自身享乐转向自我解脱，从耽于世事走向自由的大我，从向外寻求知识的力量转为向内靠近心与灵魂的智慧。

　　这种自我化育的努力就是真正宗教性的开端，也是派系林立、信仰僵化的世俗宗教的终结。灵性不是扮演圣洁，而是一种自我实现的热情和冲动，一种以追寻存在为终极目的的内心需求。制戒是对自我约束能力的修养。帕坦伽利通过制戒原则向我们展示了如何克服人类心理和情感上的弱点。yama(阎魔)的另一层意思是死神。如果不遵循制戒的原则，我们就是在刻意谋杀自己的灵魂。作为初学者，起初我们可能只是想改变坏习惯。但是随着时间的推移，制戒的律令就成了心灵的脉动。

制戒的第一条戒律是不伤害、非暴力(ahimsa)，第二条是真实(satya)。我把这两条放在一起讲，是因为它们向我们证明，瑜伽任何一支的完善都会修正我们的整个瑜伽习练。瑜伽是合一的，无论你是在习练三角式还是在说真实语。甘地吉是我这个世纪的伟人，他在非暴力和真实这两支达至完美，从而解放了印度，改变了世界。他的非暴力不合作运动非但让英国压倒性的武装力量全无用武之地，而且极大地缓和了被压迫的印度民众内在的愤怒和压抑已久的暴力冲动。他能做到这一点，完全是因为他所有的言行都基于真实。真实是绝对惊人的力量。《吠陀经》告诉我们，凡不真实都不会结出果实或带来好的结果。真实是灵魂与良知的交流。当良知将真实传递给意识并转化成行动时，我们的行动仿若有了神性，因为在灵魂的见地和行动的实行之间，不再有任何阻碍。

甘地吉达到了这种境界，并证明了它的伟大效验。当然，我们中的大多数人都还在一个相对的、妥协的、自我欺骗和细微逃避的世界里挣扎。但随着瑜伽习练的精进，以及妨碍我们习练瑜伽的烦恼和障碍变得越来越少，我们就会开始对真实的荣耀有所察觉。我们之所以会对暴力和对他人的伤害感到羞愧，是因为这是对人类内在一体性的破坏，因此是一种违背真实的罪行。虽然如此，我还是应该指出，甘地吉的一些极端苦行，如长期禁食，也是一种针对自己的暴力(himsa)。他想以此来唤醒世人，让人们看清彼此伤害的现实。

很多圣人都提醒过我们，哪怕在人类的差异和分别之中都存在着"一体"。10世纪或11世纪皈依于毗湿奴的圣者罗摩奴阿查尔亚

（Ramanujacharya），他号召所有人类，无论何种肤色、民族、性别和种姓，都来念诵种子曼陀罗"唵南无那罗延那亚"（Aum Namo Narayanaya），这一看似简单的种子曼陀罗打破了人与人之间的区隔，让人们意识到，在与神的关系上，每一个人都是平等的。这一曼陀罗的意思只是"那罗延神保佑"，那罗延是神的一个名字。几个世纪之后，正是圣雄甘地通过奉行真实和非暴力——瑜伽制戒中的两瓣——将印度联合成一个整体。

　　我们不能把真实作为打人的棍子。道德并不是成天盯着他人的短处，从中获得优越感。真实需要社交礼仪来调和。我们恭维别人的新衣或新纱丽时都应该感到愧疚，因为对方显然因此而沾沾自喜。或许当我们达到绝对真实的时候，就不会这么做了，然而在一个相对的世界里，我们是不完美的观察者，偶尔也需要作出让步。有一个跟随我修习多年的学生从不说不真实语，她总能在她遇到的所有人身上找到积极的一面，同时又能人性化地看待他们的缺点。她有如此博大的同情心，因为她认识到自己也有很大的缺陷，并对苦苦挣扎的人心怀慈悲。所以，她会强调对方拥有积极的潜力，而不会死死揪着别人固有的消极面不放。你可以说这是专注于事情的光明面，但这么做确实能激励人们展现最好的自己。

　　真实不是可以滥用的武器，它是一把双刃剑，所以要小心行事。修习制戒，即外在的道德原则，不可以超过修习者的文化和素养。比如说，如果我表现出来的德行超出了我的真实状况，我就是在矫揉造作，我的行为就是伪善的。所以，在生命的每一个阶段，我们都要努力制戒，遵守外在的道德规范，但是，只有通过不断完善自我，我们才能真正提高自己的道德水准。我们希望等到了人生晚些的阶段，尽管坚持讲了一辈子真话，从不偷盗或侵占他人财产，但随着我们的进步，我们还能从这些道德原则中体会到更深邃、更精微的含义。这些原则会更加内化于心。

举个例子，年轻的时候我们认为偷盗就是从商店里偷东西，但随着年龄增长，我们可能会克制自己对他人恶语的冲动，以免盗走他人的名声，因为对他人名誉的损毁就相当于偷盗。所以道德有着不同层次的精微，我们只有通过"找到自己"才真正配得上更高层次的道德表达。道德的分量不是某种可以虚张声势的东西，我们一定要让自己配得上它。

同样，我们也不能把自己的真实强加于人，我们要始终确保自己的行为不会对他人造成暴力。让我举一个日常生活中的例子。如果我想戒食巧克力一年，这是我对自己的一种苦行，可能会改善我的健康。然而，如果我强迫全家跟我一起一年不吃巧克力，那么对他们来说这就是暴力，很有可能引发家人的怨恨和冲突，而不是和谐，不管这是否有益于他们的健康。再说一遍，以身作则就够了，如果你的身教展现出了真实，那么真实的力量就能够改变他人。

不偷盗，或者不侵占他人合理拥有的物品（asteya），是制戒的第三条。当我们还是孩子时，我们学会不去拿或偷别人的玩具，但是，不偷盗还有很多其他含义。过多的消费，超出自己应有的份额，这难道不是偷盗吗？世界上少数人口却消费了绝大多数的资源，这难道不是偷盗吗？正如我前面刚刚提到过的，还有一些更微妙的形式，其实也是在剥夺本该属于别人的东西——比如荣誉和名声。

在讲述制戒的第四条之前，我先来说说第五条，它和第三条的不偷盗有关。第五条是不贪婪、生活朴素（aparigrahah）。它意味着生活不可无度。很明显，这条戒律包含着两层含义：一个人的无度也许就意味着对另一个人的剥削，而且无度本身就是一种令人腐化的力量。它让人被感官享受所束缚，并且通过占有财物导致一种让小我膨胀的渴望。"这是我的，这也是我的，这些全是我的"所体现就是"我！我！我"。假如这就是你的人生态度，那么你向内的旅程从一开始就沦为了一场闹剧。这并不是说创造财富本身是罪恶的，而是说不要像守财奴一样贪恋财富。财富如果不能重新分配，就会淤滞在那儿，会毒害我们的身心。财富是能量，而能量就应该循环。就拿你的车来说，一个蓄电池能存多少电？不会很多，只够早晨把车启动，打开车灯。如果把车停在车库，电力会越来越低，能量就耗散了。然而，车一旦行驶起来，就会产生巨大的能量，给电池充电，满足汽车行驶的所有功能需要，不管是加热器、空调、雨刷还是电台。能量需要流动，否则它的源头就会枯竭。对贪婪和吝啬的执着，会阻断能量的流动和创造；由于违背自然规律，我们会因为在生活中囤积财富，最终变得贫困并遭受毒害。

最后，我来说说制戒的第四条：节制或禁欲（brahmacarya），因为它引发了大众的强烈反应。对大多数人来说，brahmacarya 意味着如果你想要成为一个灵性之人，就应该永远保持独身。然而，全世界的人都想变得有灵性的话，这可能是件好事，但我们很快就会有一个只住着狗狗猫猫和牛的星球了。如果神有祂的意图，我不相信这会是其中的一项。

节制性欲是另外一回事。我一直想要一个妻子，一个家。同时，我也想成为一个瑜伽士。在所有的印度传统中，这两者并没有矛盾。我妻子在世的时候，我的节制表现为对她的忠诚。她去世之后，我的欲望枯萎，节制让我成为独身主义者。在我生命的第一阶段，我遵循着真实原则，在第二阶段，我依然遵循。因为这两个阶段都建立在真实和正直的基础上，它们都结出了果实。

我说过，性爱是普世之爱的学徒期。如果没有拉玛玛妮的爱、支持和陪伴，我这一生能有什么成就呢？恐怕不会很多。我会节制，就是说我做到了克制自己。在什么之间？我的生命之河在两岸之间流淌，一边是达摩，一边是摩诃萨。如果我的生命河流冲出了任何一边堤岸，失去了自控，我们管这种情况叫作欲望恣肆，那么我也无法追寻到真我了。我违背了自己对真实和德行的认识。我千疮百孔的良知也已经遮蔽了我的灵魂。

但是，并非每个人都能从原点走上向内的旅程。许多新人或初学者缺乏纪律。实事求是地讲，我不能要求他们一开始就自律，就像我不能强求他们在第一堂课上就能做到神猴哈奴曼式。我会一直引导他们。我纠正他们的体式，并试着让他们在体式中唤醒制戒和内修的原则。我试着引导他们进行更高级的修习，但是这没法一蹴而就。不过，最终他们开始懂得，缺乏自律在任何领域都是一种能量的浪费。举例而言，浪费食物是对食物生命力的侵害，而在另一方面，暴饮暴食是对你自己生命力的侵害。任何不合伦理的行为，完全不会妨碍初学者，但在灵性的层面却会造成极大的破坏。如果我们只把性看作一个道德问题，那我们会对禁欲表示抗拒。制戒并非要与我们的欲望背道而驰，而是要培养正确的认知，从而仔细审查我们面对的问题的真实和可能的后果。

制戒是对我们内心善的培养，而不只是去压抑我们认为邪恶的一面。倘若我们这样简单化地看待制戒，就注定要失败，失败不在于我们不懂得如何扬善，而在于我们只能在善恶的两极之间弹来弹去，徒增痛苦，却对世界产生不了任何有益的变革效应。培养积极面，戒除消极面。一点点慢慢来，总有成功的一天。

呼应第三章中对莎士比亚的引用，我只想说真爱是投资，色欲则是浪费。这也是莎翁的意思。色欲导致隔离和孤独，是灵性的荒漠。节制意味着自我克制，意味着控制自己的能力，不管这是出于对他人的尊重，还是为了在体式里体验完整和圆满（wholeness）。它不是完全禁止性行为。

它是对一种强大的自然力的伦理控制。控制的程度取决于习练者的演化程度。自制和恒心是其中的关键，但也别忘了，独身的拉丁语词根是未婚的意思，它并没有不道德的暗示。

我们可以通过习练体式学习制戒。让我举个例子。在习练时，如果你身体的一侧过于激进，那么你就是在伤害这一侧的细胞。通过恢复更弱、更被动那一侧的能量水平，你就是在学习寻求暴力与非暴力之间的平衡。一旦体式的形态展现出自我的形态，而没有任何强求、欺骗或扭曲，那么你就在体式中学会了真实。如果你愿意的话，请记得在你走出教室时带走这些伦理上的收获，去丰富你自己的生活。在体式中，当习练者感到他的智性充盈了他的整个身体，遍及了身心所有的层面，那么他体会到的是自足的圆满和存在的完整。他感到自己超脱了外在的依附，这就是行动中独身的品质。

通过体式中的观照，你可以征服哪怕最根深蒂固的烦恼——对生命的贪恋。即便是最有智慧的人也会执着生命，这种执着既是身体的，也是本能的。但是，在死亡那一刻"放下"对后续的任何状态都很重要。放下也让我们释放了此生潜藏的印记，给自己未来的任何状况一个洁净的开始。完整的体式习练带给我们智慧，消除我们自我保护的野心。对生命的贪恋的升华，会帮助那些追求灵性的人从恐惧的障碍中解放出来。这样一来，在死亡的那一刻，我们就能从容不迫。这真的有用。没有恐慌，没有对过去的执着，没有对未知未来的恐惧。举个例子，甘地被狂热分子击中，在他倒地濒死的那一刻，他一心持诵着神的名号：罗摩（Rama）、罗摩。那就是洁净的终点，也是全新的起点。

制戒的准则应该源自我们存在的核心，由内向外发散出来。否则，它就只是各种文化习惯的大杂烩。内修直接而即刻地观照我们内在环境的问题。如果制戒是瑜伽的根，那么内修（个人的德行）就是树干，它建立起自我实现所需的身心力量。对制戒和内修的奉行，让我们从沐浴净身行至与神相遇。因此制戒和内修可以说是瑜伽的根基、支柱和至高体现，是瑜伽的真实性证明。

内修：净化自身

　　内修或个体的伦理规范有五项准则，它们分别是洁净、知足、持续习练、自我研习以及对神虔诚的臣服（Isvara pranidhana）。洁净是通过体式习练所获得的。培养知足是为了让心成为适于禅定的工具，因为知足是禅定境界的种子。持续习练时要满怀热忱、奉献和虔诚，以获得身体的力量。自我研习是对纯熟的智性（kushalata）的追求，行动中的自我研习是获得修习所需的才智和清明。说到自我研习和关于自我的知识，摄感和专注这两瓣的修习扮演了主要角色。对神虔诚的臣服是奉爱，意味着全然地臣服于神，这样的臣服只能发生在身体力量和智性都达到顶峰之时。这时，禅定和三摩地合为一体。

　　我应该在此说明，Isvara 是普遍意义上的神，和各种一神教的神是完全同源的。Isvara 囊括和涵盖了所有其他神性的概念，无论其形式或性别。Isvara 就是神，这是为什么我说尽管印度教看上去有很多神，但最终这些神结合起来形成某种一神概念的至高存在。印度人并非偶像崇拜者，而是以各种不同的形态敬拜主神①；相比之下，基督教徒倒有可能会就某个特定的问题向某个特定的圣人祈祷。

　　从沐浴净身出发，到最终与神相遇，这是一条漫漫的长路。所以，让我们首先看看大多数人是如何以及为什么在内修的前两项准则上止步不前的。

---

　　①印度教并非多神教，而是主神教，即神的谱系里面有个主导群体。因而 worship the One 即指敬拜主神。——译者注

净化和洁净

我们可以通过沐浴洁净身体的皮肤，而体式习练则可以净化血液和滋养细胞。当我们习练时，我们就是在净化我们的内在身体。通过留意我们摄入的食物，我们可以让身体保持得更加洁净。饮食在很大程度上受到地域的影响。气候和其他因素也影响着人们的食谱。尽管如此，有一些饮食的基本原则还是能够帮到每一个人。如果食物送到面前，嘴里却没有唾液分泌，那么就不要吃。其次，如果你的大脑仍在思考到底吃什么好，那就意味着身体并不需要食物。这时即便你去吃，食物也不会滋养身体。这是对食物的浪费，会导致暴饮暴食，反而造成了身体的染污。

精微诸鞘也可以被净化。当我们停止观看色情和暴力的内容，不再做噩梦，而变得更自觉时，就说明心得到了净化，意识的透镜变得更洁净了，我们会自动进入内修的第二项准则，即知足。因为知足来自我们与直接的环境相协调的能力。

通常，让我们生气、烦扰和不快的都是日常琐事，比如，被老板吼骂、和伴侣发生口角、考试没能通过或者遇到轻微的汽车剐蹭。所有这些发生在直接环境里的琐事让我们失去平衡。纯洁的心必定是和谐的心。和谐存在于我们之内也存在于我们之外。只要我们的意识、力量和能量能互相配合，我们就能从容地应对日常的小烦恼，如它们所是的样子——真实却有限——然后一一放下。当我们接受了作为凡夫本就是苦乐参半时，知足的心境便会回来，甚至我们当天本来心满意足的那部分也不会受到怨恨的腐蚀和毒害。

如果我们能够保持内在的洁净和宁静，我们就能与周围的环境和谐相处。我们自身处在平衡和洁净中，所以日常生活中的变化、烦扰和各种事件都不会让我们失衡，我们都能够适应。我们敏感而有弹性，我们安度这一切而不受创伤。当你的车出了点小事故，你明白这没什么大不了的，你是有弹性的，你适应了这种状况。

这种与周围环境和谐相处的能力有着巨大的回报。通过自身的净化，我们可以平顺地应对身边的环境，面对那些不可避免的挑战和困扰时，内心波澜不惊。这会带来知足。这就是内修中的知足境界，它让我们有能力去处理更深层的自我渗透和自我转化。因为如果想要发生身心的转化，我们首先要清洁和净化自身，需要内在的宁静、弹性和乐观，然后我们才能进入意识更深层的转化，而这正是瑜伽的追求。

大多数人都在内修的前两个准则——洁净和知足范围内习练瑜伽。不管是参加课程，或者只是在家练一练，他们都从习练中得到了直接的回报——健康水平的提升（洁净），一种深层的健康，有机的健康，心智清明，安康舒适，有放松和休息的能力，更好的呼吸的滋养。于是，他们进入了更好的洁净状态和更深的健康状态。随之而来的是更大的满足感，能更好地融入周围的环境，更好地处理人生的起伏。这是大多数人瑜伽生活的两类循环，伴有快速而美妙的回报。那为什么不满足于这样的状态呢？难道体面快乐的美好生活的定义不就是如此吗？通常，一旦你停下脚步，安于暂时的安宁，那么新的麻烦就会不请自来。也就是说，当你感到体面、快乐、洁净、知足的时候，自满就会乘虚而入。"我已经很不错了嘛。"这可能会导致虚荣和自傲，一种自鸣得意的优越感，于是那些损害我们的智性缺陷就会再度显现。又或者，对自己的习练志得意满会让我们变得倦怠而停滞。

我们是一种生来就需要持续挑战的生物。我们必须成长，否则我们就开始死亡。止步不前会导致停滞和不满。因此，保持原地不动从来就不是一个真正的选项。我们必须不断前行，否则烦扰就会纷至沓来。我们已经学会如何应对外在的烦扰，如被解雇丢掉工作，然而当我们虚荣、自傲和自鸣得意的时候，这些被我称为心灵疾病的内在干扰，就会深植于我们的内心。于是，原质（自然）给了我们一个新的挑战。我们每天都在处理日常的麻烦，但是我们是否在处理虚荣、傲慢和自鸣得意这些日益增长的心灵疾病呢？这是一个我们必须面对的新的挑战，然而如果我们的瑜伽习练只是为了获得愉悦，只是一种"我不错，而你真是一团糟"这样的利己主义瑜伽，那我们就无法应对这个挑战。因此，我们坚持不懈的必要性来自这样一个事实：如果我们停滞不前，就会出现新的问题，让我们陷入困境。这才是我们必须精进的原因。

内修的第三、四、五项准则组成了一个单元。首先是热情、持续的习练（tapas），它是所有瑜伽的核心。我曾在之前的几章中反复指出，持续的习练是将整个瑜伽修行串起来的线。它的字面意义是热，从炼金术的角度来看，热能够带来转化。这是一种永远也不能放弃的习练，是人类演化的持续应用。

如果缺少了强烈而具渗透性的洞悉（自我研习，svadhyaya），即内修的第四项，那么持续的习练就只能带来力量，却无法向内穿透和整合。它只能产生能量，却没有方向。持续的习练给我们能量，而自我研习则是智慧之光。自我研习无疑是向内渗透的，这样，持续习练产生的转化之火才能渐次地进入我们存在的不同层面，并以自我研习照亮我们。起初，自我研习可能是认识到我们很难控制自己的渴望，哪怕是克制着不吃冰激凌，然而，随着自我研习的深入，它开始看到人类的表里不一，自私自利，渴求权力，希求赞美，傲慢自大，而最终它会看清我们希望置身于永恒神界的渴望。自我研习并不总是让人感到舒服。如果我们不喜欢我们的这些发现，那么老实说，我们必须得作出一些改变才行。

内修的第五项准则是虔诚地臣服于神（Isvara pranidhana）。这是瑜伽所有方面中最具有神学意味的概念。Isvara指的是广泛意义上的神性，不涉及宗教派别。它绝不意味着用小我去推测神的意志。恰恰相反，通过禅定和奉爱，我们的小我要彻底臣服于神。这是对个体小我的绝对摒弃。所以，人们关于神想做什么或不想做什么的个人看法，与此无关。相反，每个人都应该把自己、把自己的所有行动，不管多么微不足道，从烧晚饭到点蜡烛，都奉献给普世的神。至于神性的意愿如何，也与我们无关。我们要做的就是全心全意地去敬畏那个原始状态的、原初的、永恒的"一"。神存在，正是祂的存在照亮我们的所有行动。这就是对至上存在的臣服和奉献。

内修帮助我们建立一个正确的程序，摧毁烦恼的种子（dosabija）。现在，让我们来考察一下内修的全部五项准则，将它们与我们存在的五鞘以及瑜伽八支的其余各支更紧密地整合起来。只有通过制戒、内修以及瑜伽其余六支的习练，才能让从皮肤到灵魂的渗透贯通成为可能。

我们已经了解到，洁净远不只是身体的沐浴清洁。洁净是通过体式习练达成的，同时清洁我们外在和内在的身体。通过体式获得的洁净，能征服那种支配着身体的外在惰性，给身体注入动性（rajas）的活力，为我们更高品质的生活提供了一块跳板。

　　知足（santosa）在瑜伽意义上是持久而稳定的和谐，通常可以在调息的修习中体验到，而调息能够调服心境的活跃属性即动性，让习练变得既热情又持久。在知足的体验中，你的躯干就像一个容器，充盈着以吸气形式摄入的宇宙能量。而在我们体内的某处，某物会给承载着宇宙智性的宇宙能量腾出空间，让宇宙能量能够进入并启动运行。这感觉就好像某种美好而吉祥的事物进入了体内。但实际上，这正是演化与归元相结合之处。出于知足的善行实际上就是灵魂在从我们存在的核心向外盈满整个躯干。没错，我们让全身上下充盈来自外在的宇宙能量，是的，但在这一点上，我们的内在核心也不再被阻隔，它也同等地由内向外将我们充盈。这是一种空间充盈饱满的知足，但呼气时，灵魂会扩展并填满气息呼出所留下的空间，并向我们灌注某种满足，这种满足不是充满普拉那能量，而是灵魂的内见（insight）。尽管这种交替的状态是二元的，但它还是安抚和平息了心念的起伏波动。具体来说，这意味着，有事发生时，我不会脱离正轨；无事发生时，我不会迷失方向。

　　内修的第三项准则即持续的习练，对应的是摄感。摄感是瑜伽习练在内外层面之间的转换枢纽。它意味着，认知的觉知转而向内以获取自我知识。它使人转向存在的核心，如同铁匠的风箱，它必须持续不断地给修习之火的核心加热，否则通过极热导致的炼金术式的转化就永远不会发生。火也许会欢快地燃烧，但铅不会变成金。

　　内修的第四项准则，即自我研习或自我的知识，很难。我们太容易地把知识与学习所得联系在一起。在现实中，无论是通过学习还是自我分析，自我研习是专注之道，这是一条残酷而无情的知识之路，它会引导我们抛掉虚伪或自命不凡的小我及其所有的缺点和伪善。自我研习所得的回报是一条智慧之路（jnana marga），此智慧将我们从自我幻觉中解脱出来，于是我们准备好迈出了不起的下一步。

下一步就是臣服于神，它通常被认为等同于奉爱瑜伽，即至高的奉献和无私。小我好像连着一条弹力绳，总会把你拉回来。只有禅定的修习才能最终消解掉小我和自我身份认同之间的吸引力。

臣服于神只能发生在已经摒弃小我的人身上，不管这种摒弃是出于际遇，还是因为遭受了逆境和羞辱。为了让这种臣服能够持续，必须达成最高阶段的禅定。臣服于神并非臣服于你所以为的神的需求，也不是臣服于你所理解的神的意志。这些并不是神给你的指令。只要你的小我仍然存在，你对神的意图的解读就必然被小我的棱镜扭曲得支离破碎。只有在无我的境界中，神的声音才不会被人的弱点所阻隔。这是无种三摩地的境界高度，在这种绝对自由之中（kaivalya），神会告诉你什么呢？祂会告诉你，继续入世生活，但要永远铭记神的存在。

有这么一个故事，讲的是一位僧人为了求得解脱，苦行多年，然而无论他怎么努力，却始终无法如愿，为此他深感绝望，于是决心去攀登住所附近的一座大山。他怀着要么一死要么觉悟的决心，把不多的行李放入背包出发去登山。快要登顶的时候，他遇见了一位正在下山的老者。当他们四目相对之时，僧人顿悟。僧人的背包掉落在地。在片刻喜乐的寂静之后，僧人望着老者，问道："现在，我该做什么？"老者一言不发，指了指地上的背包，示意他把背包重新背上，而后又向下指了指山谷的方向。于是，僧人默默拾起背包，朝山谷的方向下山而去。这是山上的觉悟，接下来便是下到山谷里的自由（kaivalya）。

我也生活在山谷里，为的是服务于我学生们的需要。我活在瑜伽修行之中，总是与"我在"（asmita）相接触，此精微而个体性的"我"（I）摆脱了小我或傲慢之增长。我还是一名哈他瑜伽士，也就是说，我希望我的学生们见到太阳，并体验他们自己的太阳、他们自己的灵魂。我的学生们称我为他们的古鲁（guru）。gu 意为"黑暗"，而 ru 意为"光明"。作为一位修行者，我或许应该完全遁世，然而，我始终觉得作为一个用光明驱散黑暗的古鲁服务他人是我的天职。这是我一辈子的责任（dharma）。对于那个驱使着我不断向前的神圣的不安之心，我必须心存满足。

年轻的时候，我想成为一名瑜伽艺术家。当我第一次看到耶胡迪·梅纽因美丽的双手时，我就想："我也想拥有一双如他这般质感的艺术家的手，而不是我自己这双粗糙的手。"随后我在我的双手上发展出了不可思议的感知力。我的动机不仅仅是提升瑜伽，也是为了满足我在艺术上的夙愿。正是这股艺术冲动让我的瑜伽表演大放光芒，广受欢迎，而我也乐在其中。当时作为一个迷茫的年轻人，我既想取得艺术上的成就，又想通过瑜伽找到自己的灵魂。这两者就这么相辅相成。直到后来，我的全部身心都放在了瑜伽上，对艺术的追求反倒成了次要或附带的。

生命即学习

这整本书都建立在一系列的区分或划分之上——五鞘、五大基本元素及与之对应的五大精微对应物。这种方式对原质的探索和对灵魂的发现都很有成效。然而，在内心深处我们不应忘记，所有的鞘和元素、一切明显的区分，无论粗钝身或精微身之间，其本身并不存在。在意识里，所有这一切都相互交织密不可分。所以说，瑜伽最终的成就是意识（citta）的完全转化，完全转化的意识遍及我们的整个存在，而不知边界为何物。

我的愿望是，消除哈他瑜伽是身体瑜伽、与灵性生活完全无关的偏见。人们将体式习练等同于身体锻炼，而我一生的工作都是在向人们展示，瑜伽即便始于卑微的起点，却是一条引领虔诚的习练者走向身、心、灵整合的道路。

关于体式，我竭尽所能想要告诉大家的是，体式的姿势应该舒适而稳定。只有当我们不再刻意努力的时候，稳定才会实现。所以，你必须要用"把看起来的复杂变得简单"的方式来训练身体。在我的体式中，我全身无有一处压力，因为我早已无须多余的努力了。正因为我无有努力，所以我才能将我的习练作为给神的奉献。我就这么在习练中走进了无尽，与神相遇。

我们认为自己迟钝而懈怠，这种想法是错误的。如果你身心的火焰真的熄灭了，那你就不会活着了。瑜伽之火（yogagni）以一种潜藏或原始的状态存在于每一个人。瑜伽之火充满了我的一生，但是没有任何成就是永世不败的。一旦我的习练变得漫不经心、傲慢自大或者松松垮垮，就像把冷灰盖在燃烧的火焰上，那么瑜伽之火必然会失去其转化身心的热力。我还没有退休，也永远不会退休。我要让自己内在的火焰一直燃烧下去。

这就是为什么说修行不能停止。当然，在某些层面随着我日渐衰老会有所退步，但我的身心仍然是灵魂的仆人和追随者。身、心、灵这三者的圆融让我有资格称自己为瑜伽士。尽管我已到达了灵性层面，但我绝不会说我不再需要习练了。

我已经老了，死亡不可避免地行之将至。然而，出生和死亡，都不为人的意志所左右。生死都不是我的范畴，我从来不去想它。瑜伽教会我只关注如何通过自己的努力去过有用的人生。心念生活再纷繁复杂，人生再多的喜与悲，在死亡面前都戛然而止。如果早已从这种纷繁复杂中解脱出来，那么死亡的到来将是自然而平静的。如果你人生中的每一刻都过得整全同一，并如瑜伽所教导的那样，连小我都已湮灭，那么我不会说"在死亡来临之前就已经死去"，而会说"在死亡到来之前好好活着，如此一来，死亡就成了生命的庆典"。

伟大的日本艺术家葛饰北斋在古稀之年说过，如果老天再给他十年，他会成为一个伟大的艺术家。我向他的谦卑致敬。让我引用西班牙艺术家戈雅（Goya）的话作为本书结语，时年 78 岁的他既耳聋又衰弱，但他说："我还在学习。"对我而言也是如此。我不会停止学习，而且我已经努力把自己的所学与你们分享。我真心祈祷我的终点会成为你们的起点。向内的旅程所带来的巨大回报和无尽祝福正在前方的人生路上等待着你们。

附录：情绪稳定的体式习练

　　以下体式能帮助你建立起情绪的稳定性。按照序列来进行习练，习练者可以获得全面的放松。图中的箭头显示出体式中正确的伸展和扩展方向。想要获得体式更细致的习练步骤指导，请参考我早期的作品《瑜伽之光》。我还建议你跟随一位有经验的、合格的老师来学习这些体式。正确、精准的习练至关重要，这样，你才能获得期待的成效，避免受伤。

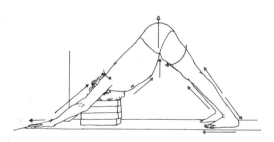

　　1. 下犬式（Adho Mukha Svanasana，头在支撑物上休息）：保持 2—3 分钟。

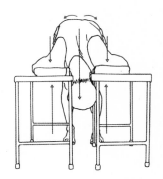

2. 加强伸展式（Uttanasana，头放在凳子之间，头向下，双肩置于两个高凳上）：保持 3—5 分钟。

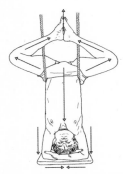

3. 头倒立（Sirsasana，使用墙绳）：在舒适的状态中尽可能保持。

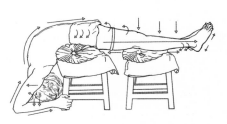

4. 双腿内收直棍式（Viparita Dandasana，用两张方凳）：保持 3—5 分钟。

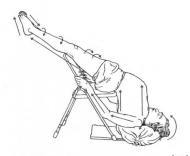

5. 肩倒立（Savangasana，一把椅子）：保持 5—10 分钟。

6. 无支撑肩倒立（Niralamba Savangasana，双肩下方用支撑物）：保持 5 分钟。

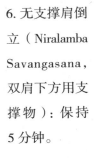
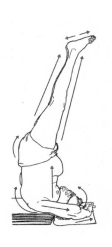

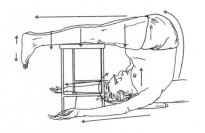

7. 无支撑犁式（Niralamba Halasana，膝盖或大腿放在凳子/犁式盒上）：保持 5—10 分钟。

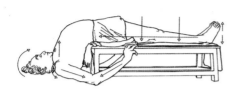

8. 桥式肩倒立（Setubandha
Sarvangasana，在长凳上）：
保持 10 分钟。

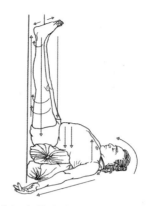

9. 肩倒立中的倒箭式（Viparita Karani
in Sarvangasana，此处的展示用了两个
抱枕）：保持 5 分钟。

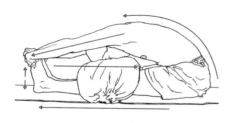

10. 双腿背部伸展式
（Paschimottanasana，
头放在抱枕上休息）：
保持 3—5 分钟。

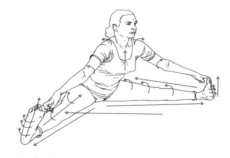

11. 坐角式（Upavista Konasana，如果抓
不到脚趾，可以躯干坐直，手掌放在臀
部后方的地板上）：保持 2 分钟。

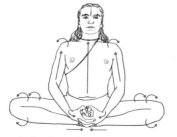

12. 束角式（Badhakanasana，为
了更为舒适，卷一张毛毯分别放
在膝盖下方）：保持 3—5 分钟。

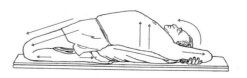

13. 仰卧英雄式（Supta Virasana，在抱枕
上）：在轻松的状态中尽可能保持。

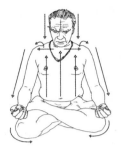

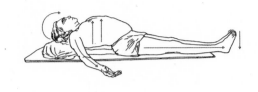

14. 间断式调息（Viloma Pranayama，间断式呼气习练，可仰卧亦可坐立习练）：如果选择坐姿，进行5—8分钟。

15. 胸腔下方有支撑的挺尸式（Savasana，可以把几个抱枕或重物压在大腿上，以获得迅速的身体放松。眼睛上缠上绷带，帮助大脑的放松。大腿上的重量能打开肺部）：根据自己的时间，可以随时习练挺尸式，甚至饭后都可以。

注意事项：

　　在习练椅子上的肩倒立（体式5）的时候，如果感觉太阳穴有压力，可以做无支撑肩倒立（体式6）。在最初的习练阶段，可以先习练无支撑肩倒立，然后再习练肩倒立。

　　无支撑肩倒立、长凳上的桥式肩倒立（体式8）和肩倒立中的倒箭式（体式9），对偏头痛患者大有帮助。

体式 1—3，按序列进行，能平心静脑。

体式 4—10，能够平衡大脑的智性（智力中心）和心的智性（情感中心）。

体式 11—12，激发大脑的积极思维。

体式 13，给身体带来安静。

体式 14，让你体会到内在的寂静。

如果你没有足够的时间，那么可以跨过调息（体式 14），直接进行挺尸式（体式 15）的习练。如果时间允许，挺尸式进行 5—10 分钟。